小説みたいに楽しく読める

解剖学講義

村上 徹

羊土社

はじめに

さて皆さんと解剖学を学びましょう。今こうして本を読むのにも、あなたの体の至るところが働いています。縦書きの文字を追っている眼を動かす筋は、特に忙しいはず。そんなしくみがわかったら、自分の体が愛しく思えてきます。

解剖学を学ぶのに一番いいのは、人体を実際に解剖してみることです。脳も五感もフルに使いますから。

まあ本当に解剖するには、医学生か歯学生になって、教科書を１０００ページ読み、２００時間の実習と6時間の試験に耐えないといけないんですが。あ、医者にも歯医者にもならないから、やめとく？　ごもっともです。いや、そうはいえないかもしれないです。

解剖学を知っておくと、ヒトや世界のいろいろなことが、少しよくわかるようになります。自分なりに考えたり検討したりできるようになります。それは誇らしく、よろこびでもあります。私などがいうより、車寅次郎（くるまとらじろう）氏に言葉を継いでいただきましょう。

満男　伯父さん、質問してもいいか？
寅　あんまり難しいことは聞くなよ
満男　大学へ行くのは何のためかな？

寅　決まってるでしょう。これは勉強するためです

満男　じゃ、何のために勉強すんのかな？

寅　ん？　そういう難しい事を聞くなって言ったろ、おまえに…つまり、あれだよ。ほら、人間長ぁい間生きてりゃいろんなことにぶつかるだろう、な？　そんな時、俺みてえに勉強してない奴は、この振ったサイコロの出た目で決めるとか、その時の気分で決めるよりしょうがない。な？　ところが、勉強した奴は、自分の頭でキチィンと筋道を立てて、はて、こういう時はどうしたらいいかなと、考える事ができるんだ。だから、みんな大学へ行くんじゃねえか。だろ？

『男はつらいよ』第40作「寅次郎サラダ記念日」より引用

だれでも病気や怪我をします。いずれ最後は死ぬので、逃れるすべはありません。「自分の体のことは自分が一番よくわかっている」なんていいたくなりますが、やはり「キチィンと筋道を立て」られるようでありたい。解剖学はそういう、キチィンとしたものなのです。あ、医学生さんでしたか。これから解剖なんですね。先生のおっしゃることをよぉく聞いて、余さず勉強してくださいね。たいへんだけど勉強したら楽しいですよ。この本はまあ、参考程度にもなれば。

目 次

第1章 解剖学をはじめよう

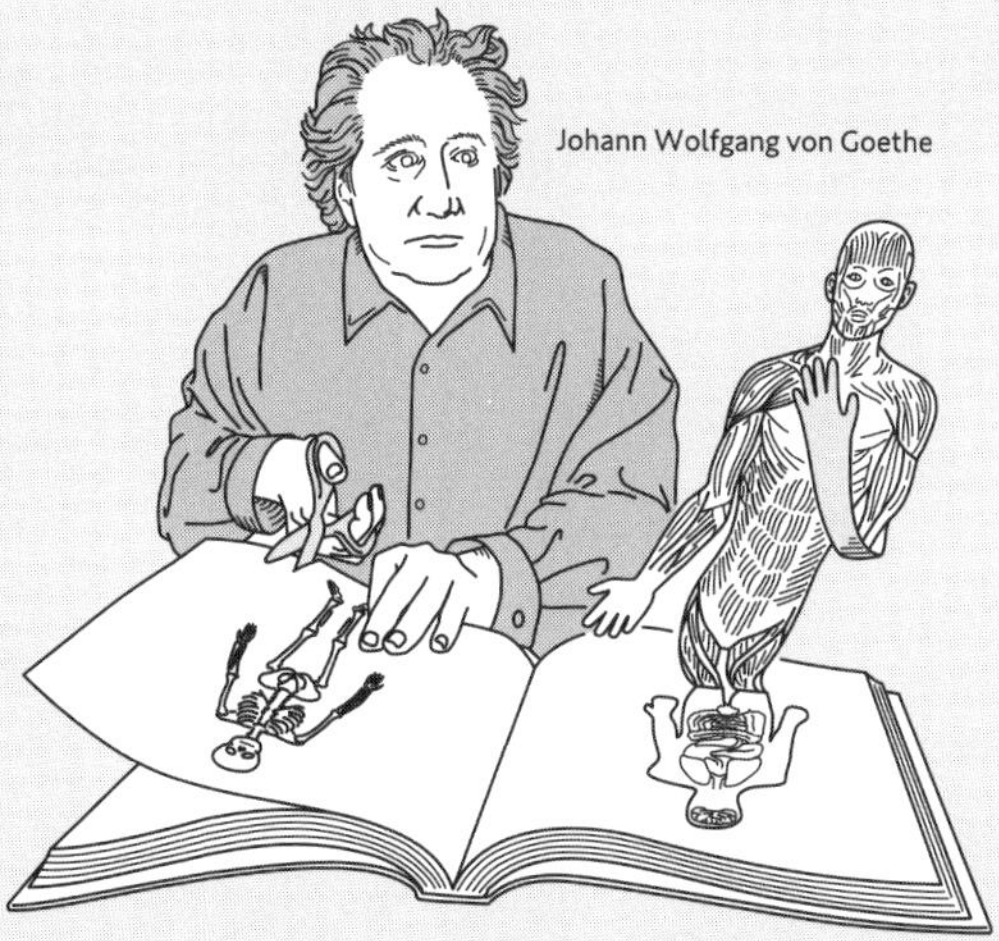

本書では、実際の解剖学実習と同じ順で、解剖の説明をしていきます。でも、解剖の詳細に進む前に、解剖学全体をざっと見渡しておきましょう。解剖はとかく「微に入り細に入り」になりがちなので、おおまかな絵を描いておいた方が道に迷わなくていいのです。

それってどのタイプの解剖？

生きものの体を切ったりほぐしたりしながらしくみをよく調べることを「解剖（dissection）」といいます。そうやって得た知識をまとめて学問にしたのが「解剖学（anatomy）」です。

ヒトを扱う解剖には目的別に4通りあります。それにかかわる人々も法律も異なるので、まずハッキリさせておきましょう。

まず、**系統解剖**。これは医学生と歯学生が人体の正常な構造を学ぶためにやる解剖です。正常解剖ともいいます。本書で扱うのがこれですね。この授業が「解剖学実習」です。大学で系統解剖を担当するのが、医学部や歯学部の解剖学講座です。

次が**病理解剖**。剖検ともいいます。病気や怪我で亡くなってしまった人がどうして亡くなったのか、その死因を診断するための解剖です。大学には病理学講座、病院には病理部というのがあって、そこが対応します。また、これらの部署では「病理検査」というのもやっていて、病理検査は、患者の病変部を顕微鏡で調べて、病気の種類や進行度を判定することをいいます。むしろこっちの仕事の方が日常ですね。

3つ目が**司法解剖**。犯罪性のある遺体の死因を調べ、警察の捜査の助けにするための解剖です。大学の法医学講座で行われます。マンガやテレビドラマで取り上げられていることが多いです。どれもミステリー物で、法医学者が事件捜査までやっちゃったりしますが、ホンモノは解剖までです。

これに似ているのが4つ目の**行政解剖**。こちらは、犯罪性のない遺体の死因解明のために行います。これを担当する医師を監察医といいます。東京都、大阪府、兵庫県に監察医の機関がありますが、他の地域では大学の法医学教室などが担当しています。

これらの解剖にはそれぞれ根拠になる法律があります。系統解剖、病理解剖、行政解剖は、**死体解剖保存法**に定められています。司法解剖だけ**刑事訴訟法**が根拠になります。

解剖に許可はいるの？

医学生が系統解剖をできるのは、医学部や歯学部の解剖学実習室で、教授や准教授の目が光っているときだけです。死体解剖保存法（昭和24年）で決まっています。この条件を外れれば、死体損壊を問われます。

系統解剖が職位で自動的に許されるのは、大学医学部・歯学部の解剖学の教授・准教授だけです。なかなか特別感がありますね。条文上は病理学や法医学の教授・准教授でもいいのですが、専門を超えてやれるかというと、普通はまあナイです。

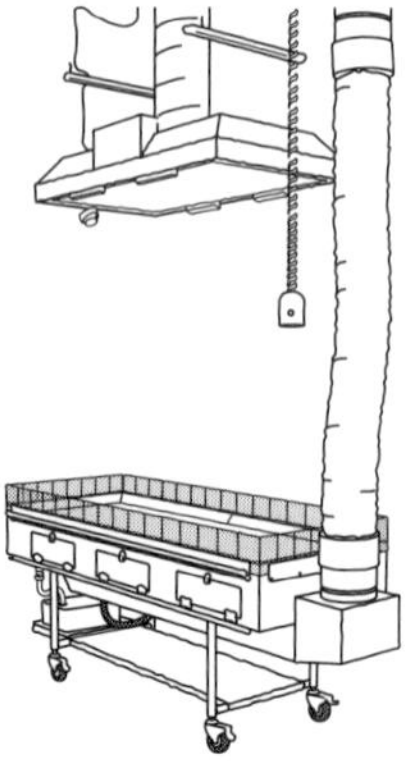
図1　解剖実習台

その他の人は「死体解剖資格」の認定を厚生労働大臣から受けないといけません。これには相当のスキルと経験がないと申請さえできなくて、年単位の教育研究経験、解剖学講座への在職経験、数十件の解剖経験などが求められます（医師・歯科医師かそれ以外かなどにより具体的な年数・件数は異なります）。

ん？　解剖学実習の学生は？　死体解剖資格をとるのに解剖経験が必要ってオカシクナイ？　これは、解剖学の教授や准教授の**指導の下**でなら解剖できる、と法解釈されています。

死体解剖保存法は解剖する場所も定めています。系統解剖をできるのは医学部または歯学部の解剖室だけです。解剖室には換気装置付きの専用の台があり、その上で解剖します（**図1**）。

解剖学にもタイプがあって

学問の方の「解剖学」にもいろいろあります。研究方法や対象が異なります。まず**肉眼解剖学**（gross anatomy）。目で見てわかる範囲の細かさで、せいぜい虫眼鏡程度の拡大で調べてまとめた解剖学です。それに対して、顕微鏡を使って、肉眼ではわからない小さな構造まで調べたのが**組織学**（histology）です。どちらも、医学部では1年生か2年生で学びます。

X線（レントゲン）やCTなどの「医用画像」で見えるものを実際に解剖して見えるものに対応づけてまとめたのが**画像解剖学**です。臨床の現場では、患者の体内を見るチャンスはほとんど、医用画像を通してです。もちろん手術中には体内を直接見ますが、その前に病変の目星を画像で確認しておきます。

解剖学の一分野に**発生学**（embryology）があります。これは、胚（受精卵）が胎内で育って胎児になり、産まれてくるまでの形の変化をまとめたものです。成体の形を意味づけて理解する根拠になります。

美術解剖学というのもあります。「美人というも皮一重」といいますけど、人体をリアル

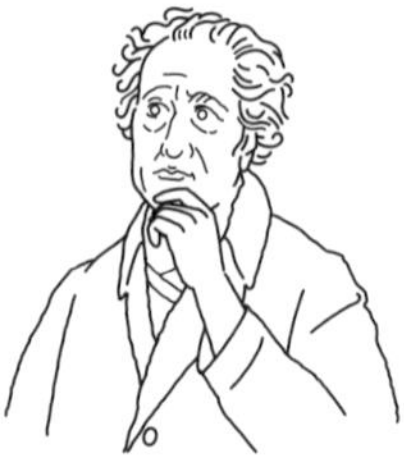

図2 ヨハン・ヴォルフガング・フォン・ゲーテ（1749～1832年）

に描こうとしたら、皮膚の下の構造まで想像して描かないとうまくいきません。レオナルド・ダ・ヴィンチは生涯に30体以上の人体解剖をやったといわれています。ミケランジェロもやはり人体解剖を探求して、ついにどんなポーズでもそらでリアルに描けるようになったといいます。形や動きの描写が目的なので、美術解剖学は主に骨格や筋を扱います。

形態学

解剖学のように、主に形を調べてまとめた学問を**形態学**（morphology）といいます。病理学や法医学も形態学のなかまです。「解剖学」ということばは古すぎて誰が発明したのかわかりませんが、「形態学」の方はよく知られています。「よく知られている」というより、その人自身が有名です。

ゲーテです（**図2**）。『若きウェルテルの悩み』や『ファウスト』などを書いた作家です。自然科学にも造詣が深く、植物学や色彩学などに業績があります。解剖学では、多様な形態の骨にはそれらのもとになる「原型」があると考えました。墓地でたまたま見つけたヒツジの頭骨をみて、それが椎骨と原型を同じにするというアイディアを思いついたといいます。

現代では、後頭骨の一部などが椎骨と同じ原基、体節からできたことがわかっています。

解剖学のテキスト

イギリス18世紀の解剖学者、ウィリアム・ハンターは「解剖体のみが、生きた体のどこを切開して調べるべきかを、自由かつ迅速にわれわれに教えてくれる」といいました[1]。形を間違いなく学ぶのに解剖学実習に代わるものがないのは、ＣＧもＶＲもある現代でも同じです。とはいえ、解剖学名のラベルが人体に付いているわけはなく、形の意味づけなど知らないと気づかないこともたくさんあるので、テキストはやっぱり重要です。

解剖学のテキストには、３種類あります。まず、解剖学を文章や図で説明した、いわゆる**教科書**。ヒトの体の形や働き、その意味づけや病気との関連などを教科書で学びます。もう１つは、解剖図だけをたくさん載せた**アトラス**。図譜ともいいます。実習中に、剖出したものの名前を調べたり、目的のものがどこにあるのか見当をつけたりするのに使います。最後に**実習書**。解剖学実習の手順書です。

解剖学的正位、面、方向

解剖学を学ぶときのルールをいくつか押さえておきましょう。まあそう大層なことではなく、前後左右を決めとこうということです。

解剖学的正位という姿勢がこのときの基準になります。自分でやってみましょう。正面を向いてまっすぐ立ちます。脚を肩幅くらいに開いて、つま先を正面に向けます。両腕を体の横に軽く開き、手を大きく開いて、手のひらを正面に向けます（**図3**）。

解剖学的正位を基準に、まず断面を決めていきます。体を上下に分ける面を、**横断面**（水平面、軸平面）といいます。前後に分ける面を、**冠状面**（かんじょうめん）（前額面（ぜんがくめん））といいます。左右に分ける面を**矢状面**（しじょうめん）といい、ちょうど左右半分に分ける面を**正中面**（正中矢状面）といいます。

面が定まったら、次は方向です。ヒトを基準にする場合の他に四足動物を基準にする場合もあります。上・下は、**頭側**（とうそく）・**尾側**（びそく）、または、吻側（ふんそく）・肛側（こうそく）ともいいます。前・後は、**腹側**（ふくそく）・**背側**（はいそく）です。このあたり大丈夫ですか？

正中面に近づく向きを内側（ないそく）、反対に、遠ざかる向きを外側（がいそく）といいます。普通の日本語の内側（うちがわ）、外側（そとがわ）は、それぞれ内（ない）・外

（がい）になります。これ、気をつけていないとこんがらがります。**解剖学で内側・外側という字をみたら、ないそく・がいそくです**。はい、10回唱えましょう。ないそく・がいそく、ないそく・がいそく、…。もう大丈夫ですね。

四肢の場合、体幹に近づく向きを**近位**（きんい）、遠ざかる向きを**遠位**（えんい）といいます。

最後に左右。これ、重要です。解剖学や医療関係では、左右の向きは、観察する人からみた向きではなく、**観察される人（診察室なら患者）の左右**になります。「向かって右」、「向かって左」とはいいません。徹底してます。そうでないと、左右をとり違えるという悲惨な医療事故につながるのです。

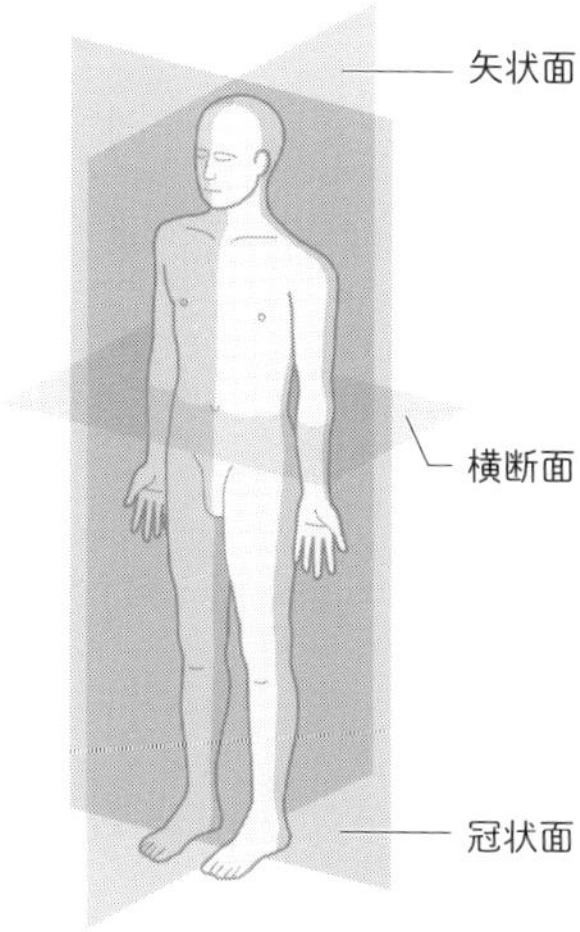

図3　人体の主要平面

解剖学用語のローカル・ルール

内側（ないそく）・外側（がいそく）もですが、解剖学の用語には、普通の日本語と違うローカル・ルールがいくつかあります。多くは医学用語でも使われます。他でみかけても間違いではないので受け流してくださいね。

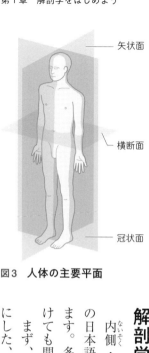

まず、難しい漢字を簡単な漢字ですませることにした、という解剖学用語。似た漢字で置き換え

ることが多いです。国語全体で易しい漢字にしようというムーブメントがあって、それに乗っかったらしいです。単に書くのが面倒だったのかもですが。

「繊維」は「**線維**」と書いちゃいます。医学関係の文章で、うっかり「繊維」と書くと「線維」に直されるくらい、普及してます。「顆粒」は「**果粒**」、「外踝（がいか）・内踝（ないか）」（踝はくるぶし）は「**外果・内果**」と書きます。「臀部（でんぶ）」は「**殿部**」になります。「頸」は「頚」という俗字を使ってもOKです。

読み方が違うのもあります。「胸腔」などに使われる「腔」は、漢和辞典では「こう」という読みしかないですが、**解剖学では「くう」**と読みます。解剖学用語に「孔」や「口」の入ったのが多いので、それと区別するためにあえて「くう」と読むことにしたようです。「頭蓋骨」は「とうがいこつ」と読み、「ずがいこつ」とはいわないです。

医学ではエライ先生の名前の付いた用語がよく使われます。そういうのをエポニムといいます。科学全体でエポニムは使わないようにしようという方針があって、解剖学もそれにならっています。例えば、女性の子宮と直腸との間のくぼみを「ダグラス窩（か）」というのですが、解剖学用語だと「直腸子宮窩」になります。でも、後者を使う臨床医はまずいません。

剖出と予習

解剖の一つひとつの操作を**剖出**（ぼうしゅつ）といいます。これ、解剖学者や教育者の気持ちがこもったことばです。ほぼ、呪いに近いです。

血管、神経、臓器などの人体のパーツ同士は、結合組織という、充填剤であり接着剤の役割もする組織でつなぎ止められています。結合組織にはコラーゲンなどからなる線維が豊富にあり、線維をつくる線維芽細胞などもあります。線維の隙間は組織液といって、ミネラルやヒアルロン酸、糖タンパク質などを含む液体で満たされています。美容に興味のある人なら萌えそうなことばが並びましたが、とりあえず美容は置いといてください。

結合組織には、場所によって脂肪を溜め込んだ脂肪細胞などもあります。ほら、美容とは違いますね。

血管や神経、臓器など、解剖しようとする「構造」は、たいてい、こうした結合組織に埋まっています。結合組織をていねいにとり除いて、構造を端から端まで丸裸にしていきます。「端から端まで」というのが重要です。苦労して全体が露（あら）わになったものをみると、とても美しく印象的で覚えがいいのです。ヒトの記憶って、そういうものですよね。

ただ闇雲に作業したのではうまくいきません。あらかじめテキストで予習して、先読みできるようにします。**予習しないでは解剖はムリ**、といってもいいです。

こんな話をすると、夏目漱石『夢十夜』第六夜を思い出します。夢で運慶が仏像を彫っている件です――

> 堅い木を一と刻みに削って、厚い木屑が槌の声に応じて飛んだと思ったら、小鼻のおっ開いた怒り鼻の側面がたちまち浮き上がって来た。その刀の入れ方がいかにも無遠慮であった。そうして少しも疑念を挟んでおらんように見えた。
> 「よくああ無造作に鑿を使って、思うような眉や鼻ができるものだな」と自分はあんまり感心したから独言のように言った。するとさっきの若い男が、
> 「なに、あれは眉や鼻を鑿で作るんじゃない。あの通りの眉や鼻が木の中に埋まっているのを、鑿と槌の力で掘り出すまでだ。まるで土の中から石を掘り出すようなものだからけっして間違うはずはない」と云った。

優秀な医学生も放任されると、予習しないので重要な神経やら血管やらを切ってしまったり、見ろといわれたものがちょっと頭を出したあたりで満足してたりします。教員にみつかると叱られます。ひどいと居残りです。みつからなかったとしても、試験になってから頓死

するわけですが。

解剖、解体、損壊

見るべきものを予習して、体に分け入りながら見て形を学びます。予想外のものに出くわすことも、それをさらに追いかけることもあります。作業の都合で遺体から筋や臓器は順次外されていきますが、医学生の脳内にそのイメージが再構成されていきます。これが「解剖」。

これに対して、とりあえず「実習書の手順通り」手だけが動いているけど、学んではいないのが「解体」。疲れるとついこうなりがちです。今の実習書はよくできていて、手順をなぞるのだけは容易なので、ついここに陥りやすいです。しかし脳に何も残らないないのでは意味がない。

さらに、手順も違えて構造をただ壊してしまうのが「損壊」。ここに堕ちてはいけません。

メスを使うな、ハサミを使え

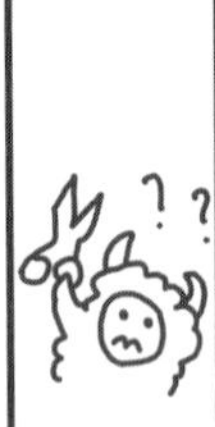

メスもハサミも刃物なのに、ナニイッテルカワカラナイ、ですね。

解剖学実習でメスを使っていると、教員に叱られます。全く必要ないわけではないのですが、特定の場面、つまり皮膚を切り開くときにだけ使います。これ、じつは外科手術も同じです。

剖出は「剥離（はくり）」の連続です。結合組織をより分け、血管や神経や臓器を引き剥がして掘り当てます。この操作を**鈍的剥離**といいます。結合組織は柔らかく不定形で、目的のものはそれより構造がしっかりしているので、密度や質感の違いをたよりに分けていきます。このときにメスを使うと、それらを区別しないうちに、まとめてスパッと切ってしまいがちなのです。いや、確実に切ります。

鈍的剥離に使うのが、ハサミです。外科では剪刀（せんとう）といいます。

ハサミは外科医のようにもちます（**図4**）。ハサミのループに母指（親指）と薬指を通し、中指を薬指側のループに添えます。示指（人差し指）をハサミのネジ（支点）のところ（届かなければその近くの柄の部分）に、「ピッ」と当てます。このようにもつと刃先がブレず

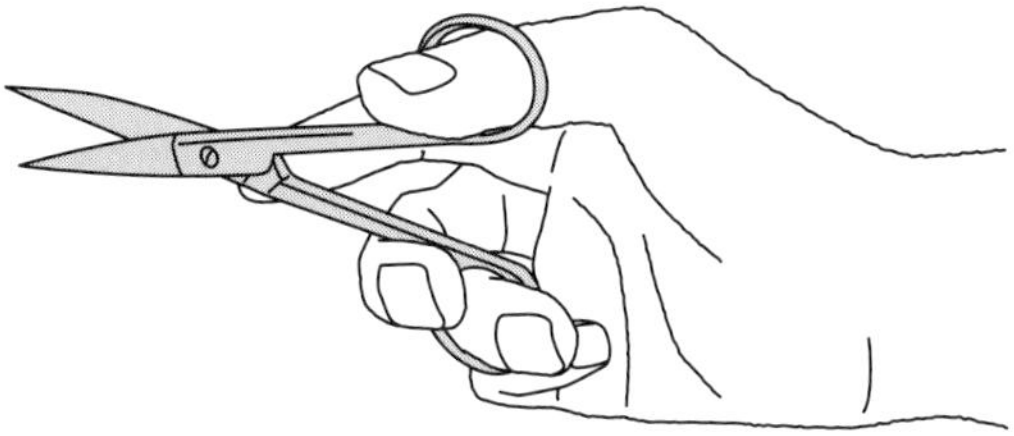

図4　ハサミは外科医のようにもつ

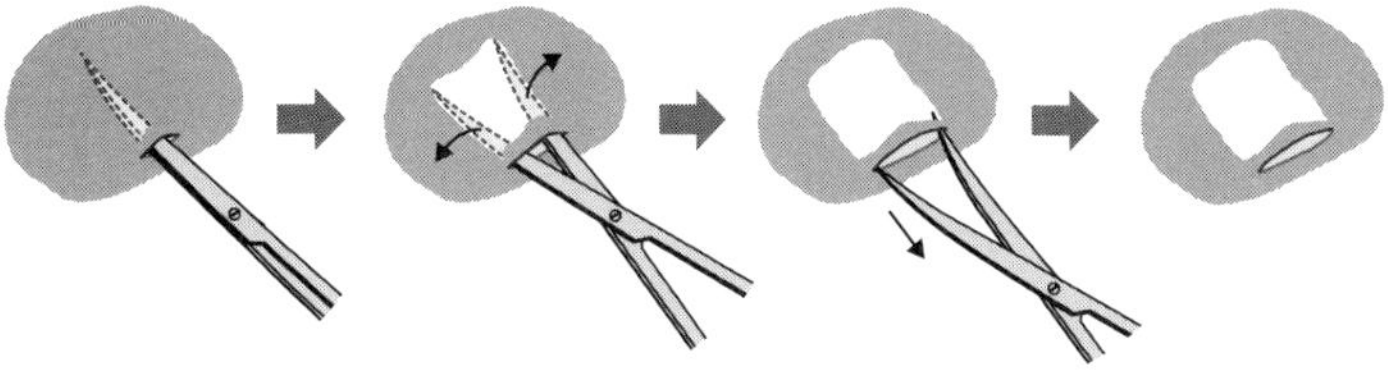

図5　剥離のやりかた

参考文献2をもとに作成

に安定します。

変なもち方をしていても解剖学実習では叱られません。でも臨床研修で手術中の指導医だったりすると…怖いのでやめときます。

ハサミを閉じた状態で、結合組織の部分にブスっと刺します。そのままハサミを開くと、峰の側で組織が剥離されます。そのまま閉じずにハサミを引き抜けば、大切なものを刃で切らずに剥離できます[2]（**図5**）。これをくり返して鈍的剥離を進めます。ハサミのよいところは、鈍的剥離して「ここにはモウナニモナイ」と確認できれば、刃の側で切除もできるところです。

剖出で使う道具があと3つ。1つはMall（モール）プローブ。長さ6インチのステンレスの棒で、先細に削られて、先端が少し曲がっています。これも結合組織に差し込んで剥離に使います。

次はピンセット。外科では鑷子（せっし）といいます。細かな部分を剥離するときに使います。2〜3種類を使い分けます。

最後に忘れてはいけないのが自分の指先。太めの神経や血管などは、指でぐりぐりすると、スピーディーに剥離できます。結合組織に深く埋もれた部分を触って確認することもできます。指の触覚は素晴らしく、間違いが起こりにくいのです。

献体

これは誤解のないよう説明させてください。「献体」のことです。

解剖学の教育と研究のために、生前の意志により自分の遺体を提供すること。これを献体といいます。遺志を敬い「**篤志献体**（とくし）」ということもあります。無条件・無報酬です。また匿名が原則で、誰が誰の遺体を解剖したかは明かされません。無条件・無報酬・匿名になっているのは、歴史的経緯があります。

18世紀から19世紀のイギリスでは、解剖学用の遺体を確保するために盗掘がさかんに行われ、売買されていました。解剖学者ジョン・ハンター（**図６**）は、そんな盗掘の指示役もしていたのです。ついに殺人によって遺体を供給した事件が起きました。「バークとヘア連続殺人事件」として今も知られています。これがイギリスでの１８３２年の「解剖に関する法律」立法のきっかけになりました。その後、各国で解剖や献体の法制化がなされました。日本では、１９４９年に「死体解剖保存法」、１９８３年に「医学及び歯学の教育のための献体に関する法律」が定められました。

現在の日本では、解剖学実習用の遺体は献体によってまかなわれています。最近では各大学に「手術手技研修センター」が設けられています。外科医の技能向上と新しい術式の開発のために、献体された遺体を用いた模擬手術がおこなわれます。各医学部・歯学部で献体を希望される方を募って登録していて、登録者が亡くなったときに遺体を引きとります。献体が行われるのは、本人の遺志はもちろんのこと、遺族の同意が前提です。

解剖後は火葬され、遺骨は遺族に返還されます。また希望により大学の納骨堂に納めることもあります。おおむね１～２年後になります。このとき、文部科学大臣からの感謝状が遺族に伝達されます。献体者と遺族への感謝をあらわすため、学生・教職員が参加し、

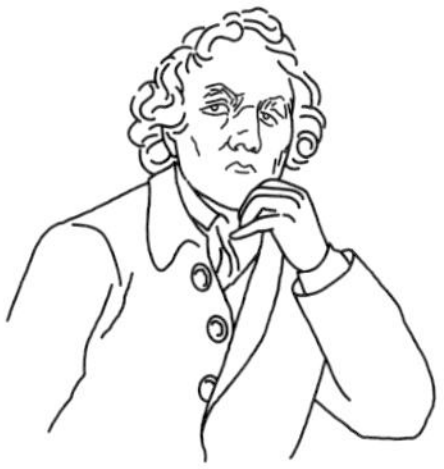

図６　ジョン・ハンター（1728～1793年）

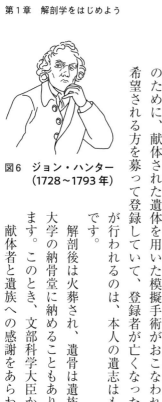

遺族を招いて「解剖献体慰霊祭」が大学主催で毎年催されます。その祭壇の奥には解剖を終えた遺骨が静置されています。皆で献花をし、大学と学生の代表が謝辞を述べます。

生命倫理と解剖学実習

ホグワーツ魔法魔術学校の第４学年を終えたハリー・ポッター。生徒らを送る乗りものが馬にひかれていることに気づくが、同乗する友人たちには見えていないことに驚く。この馬は、死を目撃した経験のある者にしか見えないという魔法生物セストラルだった。ハリーは学年末のヴォルデモートらとの戦いで学友セドリックの死を目撃していた…。

Ｊ・Ｋ・ローリング『ハリー・ポッターと炎のゴブレット』より要約

死を目撃することは人生の強烈な経験になるようです。解剖学実習では、加えて遺体の中にまで分け入るわけです。最終日の納棺では「看取り」や「みおくり」のような経験もします。実習を終えた学生たちの顔つきは、以前よりどこか精悍に凛然としたように見えます

（試験が辛くてやつれただけかもしれませんが）。

医学部には「生命倫理」を学ぶ授業が別にあります。しかし倫理を学ぶのに「体験」は不可欠。解剖学実習は医学生としての最初のそういう体験になります。

体を支える骨格系

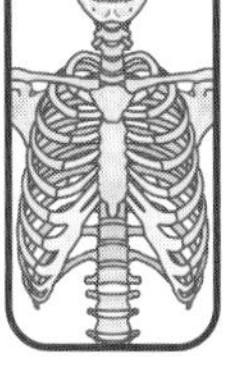

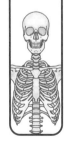

解剖学実習では、体を部分部分に分けて詳しく調べていきます。そのとき、全身に及ぶものだけ先に覚えておくと、全体を見失わずにすみます。

まず骨格系をみていきましょう。骨格系の働きは、体の軸になって支えること。筋といっしょに体を動かす役割も担います。骨髄で血液細胞をつくってもいます。解剖で骨格系を最初に押さえておくと、後でいろいろ役立ちます。

人体の目盛りになる

ヒトの骨格は、２００余りの骨でできています（**図7**）。それぞれの順序や場所が決まっているので、人体の位置をいうときに、骨格が目盛りになります。

骨格は大きく、**軸骨格**と**付属骨格**に分けられます。軸骨格は頭の骨、脊柱(せきちゅう)、胸郭(きょうかく)。付属骨格は上肢・下肢の骨ですね。

頭の骨は、解剖学では頭蓋骨(とうがいこつ)といいます。ここには脳、眼、耳、鼻、口などが納められて

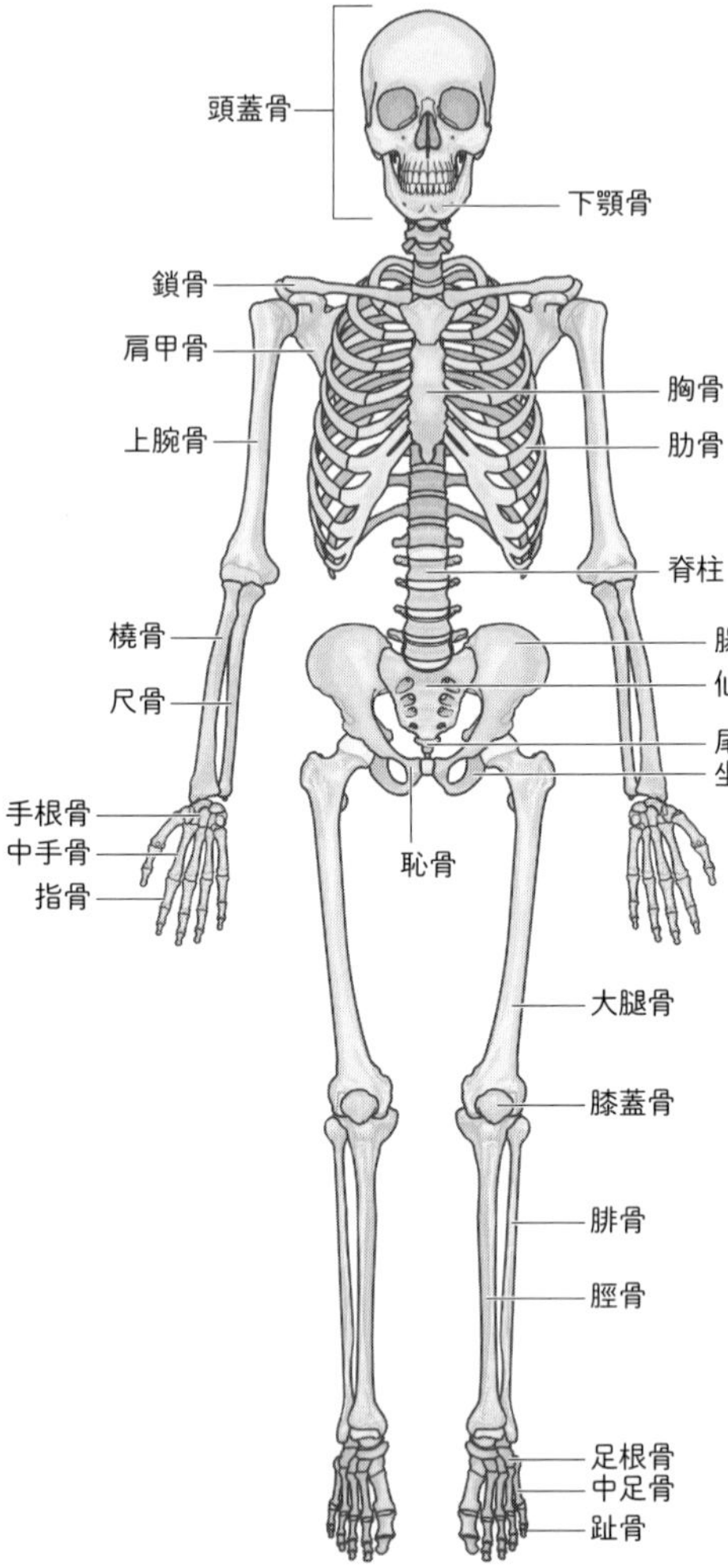

図7　全身の骨

います。頭蓋骨はたくさんの小さな骨が組合わさってできています（9章）。

脊柱が頭蓋骨に続きます。脊柱は椎骨が上下に連なってできています。椎骨をまずカウントしてみます。これらは似た形の骨がリピートしているので、目盛りに使うのにピッタリです。頸部をつくっている椎骨が頸椎で7個。これ、哺乳類はどれも同じです（例外はまあ数種あるのですが）。胸部をつくっている椎骨が胸椎で12個。胸椎の左右には肋骨が1本ずつ付いてます。12対になります。肋骨は途中から軟骨になって、前胸壁の正中で胸骨に付いています。腰部は腰椎で5個。骨盤部は仙骨という1つの骨になっていますが、これはもともと5つの仙椎が癒合してできたものです。仙骨の下には尾椎があって、これが2～3個。

なにはともあれ、この数を覚えちゃってください。

頸椎は、1週間が7日だから7個。胸椎は、1年が12カ月だから12個。腰椎は、手のゆびが5本だから5個。仙椎は足のゆびが5本だから5個です。

上肢（肩から手まで）の骨は、上肢帯と自由上肢に分けられます。上肢帯は肩甲骨と鎖骨の2つでできています。自由上肢は、上腕、前腕、手に分けることができて、上腕は上腕骨だけです。前腕は橈骨と尺骨が平行に並んでいます。手の骨は、手首をつくる手根骨8個、手のひらをつくる中手骨5本、指をつくる指骨（母指は2本、他は3本）からなります。

下肢（腰から足まで）の骨も上肢の骨と似たデザインです。下肢帯の骨は寛骨で、仙骨に付いています。寛骨は、腸骨、恥骨、坐骨の3つの骨が癒合したものです。自由下肢は大腿、下腿、足からできていて、大腿の骨は大腿骨です。下腿は脛骨と腓骨の2本。足首の足根骨が7個で、手より1つ少ないです。足の甲になる中足骨は5本です。足のゆびは趾と書き、その骨が趾骨です。親ゆびの趾骨は2本、他のゆびは3本ずつです。もう1つ、膝に膝蓋骨があります。

数なんてどうでもいい気がしませんか？　名探偵シャーロック・ホームズがいいことをいっています。ホームズが相棒のワトソンに「観察」について話す場面です。

「きみは見ているだけで、観察していないんだ。見ることと観察することとは、まるっきり違う。たとえば、玄関からこの部屋へ上がる階段を、きみは何度も見ているね」「ずいぶん見ている」「何度くらい？」「そうだな、何百回と見ているな」「じゃあ聞くが、何段ある？」「何段かだって！　そんなのは知らないな」「そうだろう！　観察していないからだ。見るだけは見ているのにね。ぼくの言いたいのはそこなんだよ。ぼくは十七段だということを知っている。見るだけでなく観察もしているからだ。」

アーサー・コナン・ドイル（日暮雅通／訳）

『ボヘミアの醜聞（シャーロック・ホームズの冒険）』より引用

後できっと役立ちますから、骨の数を覚えておいてくださいね（17段…胸椎＋腰椎ですね）。

体表の目安に使う

骨格は硬くて位置がずれないので、皮膚の上から触れられる骨を目安にすると、体表上の位置を安定して決めることができます。

自分の体で1つやってみましょう。左の鎖骨に触れて、その中点を決めてください。そこから垂直に下ろした線を鎖骨中線といいます。鎖骨のすぐ下に触れられる肋骨は第2肋骨です（第1肋骨は鎖骨の奥にあって触れられません）。そこから数えて第5肋骨を見つけます。第5肋骨と第6肋骨との間が、第5肋間です。

鎖骨中線と第5肋間との交点を触れると拍動を触れられます。そこには心臓の先端部からの振動が伝わっていて、心尖拍動（しんせんはくどう）といいます。医師が心臓の状況を確認するポイントの1つです。

解剖学名になる

骨の名前は、他の解剖学名によく利用されます。先に骨を覚えておくと、後々他の解剖学用語を覚えるときに省力化できてよいです。

例えば、頸にあって頭を動かす筋に、胸鎖乳突筋（きょうさにゅうとつきん）というのがあります。これ、その筋が付

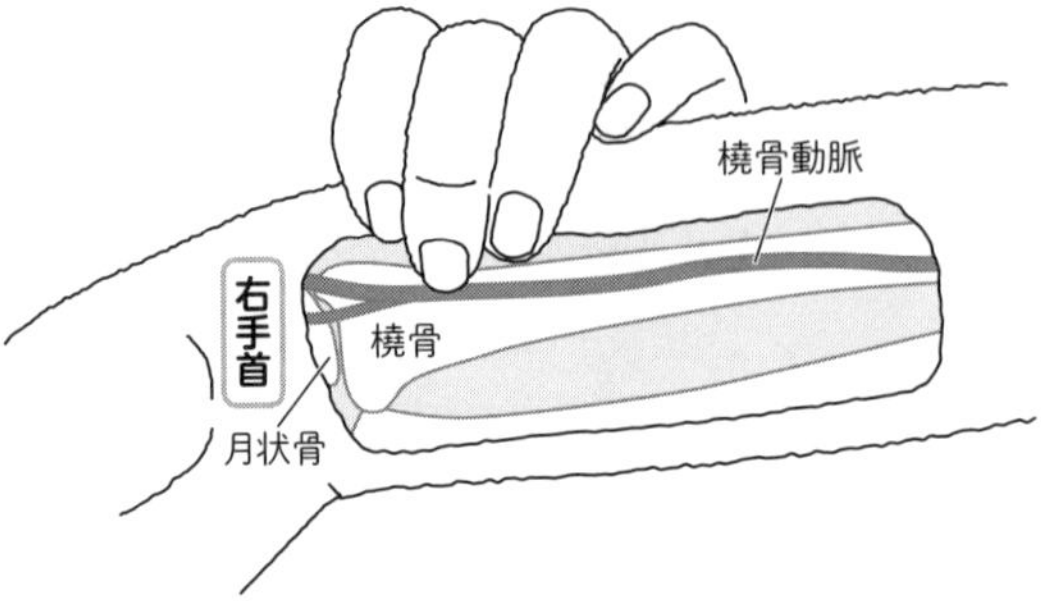

図8　橈骨動脈を指と橈骨とで挟む

いている場所、胸骨、鎖骨、乳様突起（にゅうようとっき）（頭蓋骨にある骨の突起）を並べただけです。

脈をとるときの台になる

医師はよく、患者に指を当てて脈をとります。動脈に触れて脈の速さや強さをみているのです。

こういうときに使う動脈は、どれも体表近くにあって、しかもその奥に骨があります（**図8**）。指で動脈を骨に軽く押し付けると、脈を触れられるのです。手首で脈を測る動脈は橈骨動脈で、その奥に橈骨があります。

こうした条件が揃っていれば、かなり細い動脈でも脈をとれます。指の腹のぷにぷにした部分を反対の手の母指と示指で軽く摘まんでみてください。脈拍を触れられます。

医師は体のいろいろなところで脈をとれるよう練習します。動脈が詰まるなどして血流が途絶えたときに、診断に使えるからです。

体を動かす筋系

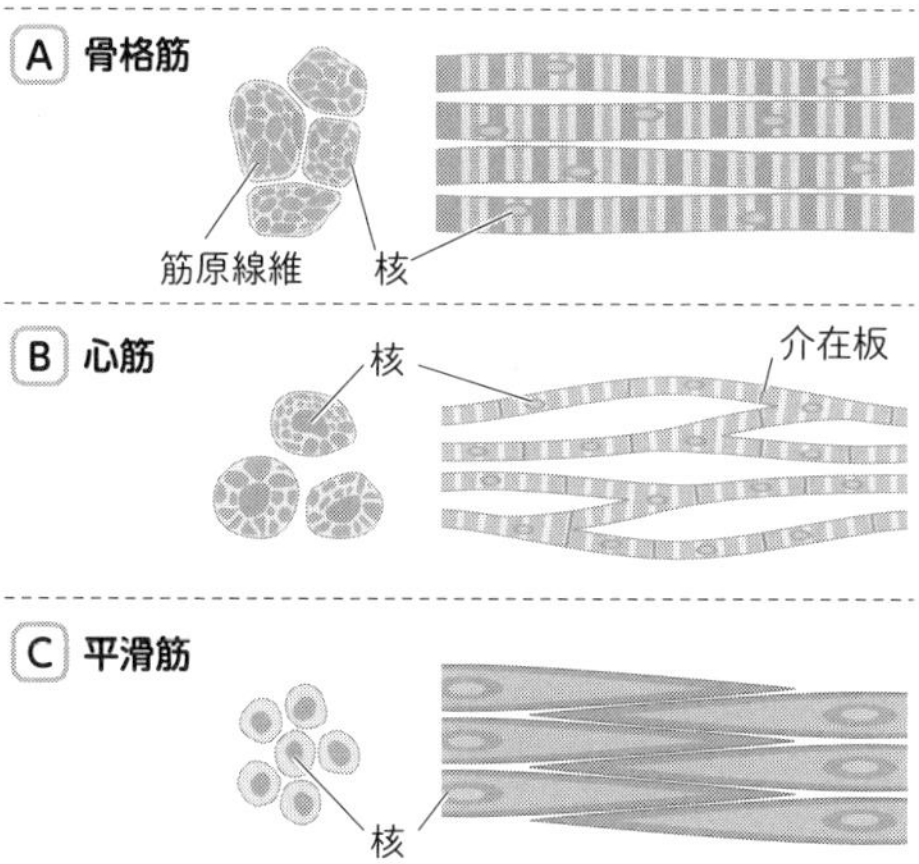

図9　筋の種類

参考文献3をもとに作成

筋系は体や内臓を動かします。筋系を担う筋細胞は、それ自身に収縮する作用がある特殊な細胞です。筋は、細胞の違いで3種類あります（**図9**）。

骨格筋は骨格に付いていて、関節を動かします。**心筋**は心臓をつくっています。骨格筋と心筋の細胞を顕微鏡で見ると横縞が見えるので、合わせて**横紋筋**（おうもんきん）といいます。横紋のない筋細胞が**平滑筋**です。平滑筋は内臓の筋層をつくっていて、内臓自体が動くときに働きます。

骨格筋は意志で動かせるので**随意筋**といいます。心筋と平滑筋は自律的に動き、意志ではコントロールできないので、**不随意筋**といいます。

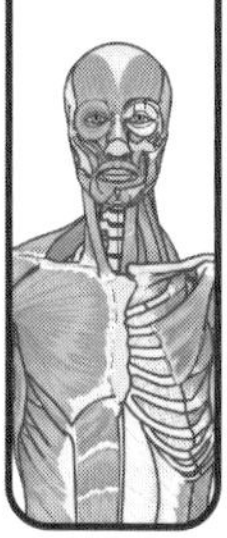

骨格筋

ここでは骨格筋についてまとめておきましょう。骨格筋細胞は数mmから数十cmにわたる細長い細胞でこれが束になって骨格筋をつくっています。骨格筋には運動神経が付いていて、収縮を司ります。筋を支配する神経には感覚神経も含まれていて、収縮状態のセンサーからの情報を中枢にフィードバックしています。

骨格筋を調べて覚えるとき、次の3つのスペックを押さえていきます。

（1）**起始・停止**、（2）**作用**、（3）**支配神経**

骨格筋は関節を跨（また）いだ2つの骨につき、収縮によって関節を動かします。このとき、相対的に動きの小さい方の端を**起始**、動きの大きい方を**停止**といいます。起始と停止を合わせて、付着といいます（**図10**）。

どちらの端が大きく動くか、決めにくいときもありますね。そういうときは、体の中心に近い方を起始とします。それでも曖昧で教科書によって違う場合もあります。そこまでくるともう、どちらでもいいですね。

起始と停止が決まれば、関節に対してどう**作用**するかがおのずと決まってきます。

最後に、おのおのの筋を動かす神経。これを**支配神経**といいます。1つの筋が1つの神経に支配されることが多いですが、2つの神経が1つの同じ筋に働くこともあります。二重支

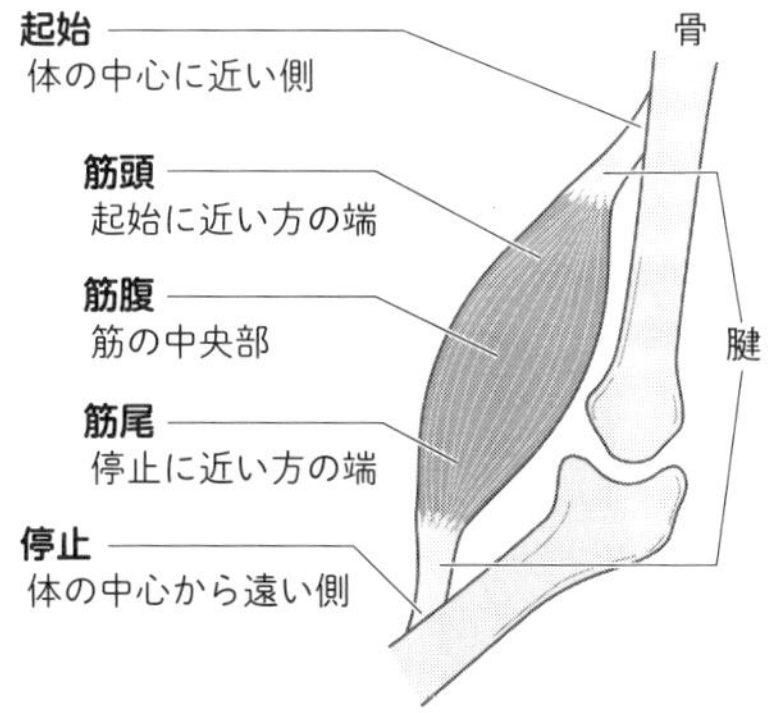

図10　骨格筋の各部の名前

参考文献3をもとに作成

配といいます。

筋が関節を跨ぐといいました。跨ぐ関節は大抵1つですが、四肢では関節を2つ跨ぐこともあって二関節筋といいます。

筋のなかには停止が皮膚になっていて皮膚を動かすのもあります。皮筋といいます。ヒトの顔面と頸部にある皮筋を**表情筋**といいます。表情筋は顔面神経が支配します。

骨格筋にはいろいろな形があります。一番多いのは、紡錘形。棒に糸を巻いたような、中央がふっくり膨らんでいて、両端が細くなっている形です。中央部を筋腹、起始側の端を筋頭、停止側の端を筋尾といいます。端は多くの場合に腱を介して骨に付着しています。腱は強靭な結合組織です。

紡錘形の他に鳥の羽のようなのとか、三角形のとか、付着部が複数にわかれているのとか、あります。形の種類を暗記するまではないですが、おおまかにみておくと、個々の筋を学ぶときに印象が深まります（**図11**）。

体の情報担当の神経系

神経は全身に張り巡らされています。神経系は、体の情報処理を担います。体中に張り巡らされているので、解剖中ずっと付き合うことになります。神経系もあらかじめ勉強しておいた方が、後々効率的です。

神経系は、中枢神経系と末梢神経系に分けられます。

中枢神経系は、脳と脊髄とをまとめていったものです。脳は頭蓋骨に、脊髄は脊椎に囲われて保護されています。中枢神経系は情報処理の場所です。何かを感じたり考えたり、体を動かそうとしたりしています。知らないうちに体の働きを調節してもいます。

末梢神経系は、中枢神経系に出入りする神経です。情報を伝える「電線」や「中継所」の役割をしています。

解剖学実習で主に扱うのは、末梢神経系と脊髄です。ここでは末梢神経系を勉強していきましょう。

1本1本の末梢神経は、神経線維がたくさん集まって束になったものです。神経線維は神経細胞（ニューロン）の突起で、そこを「活動電位」という電気信号として情報が伝わりま

表1　末梢神経のまとめ

種類		働き		信号の向き
感覚神経		感覚器からの情報を脳や脊髄に伝える		求心性
運動神経		脳や脊髄からの指令を筋に伝えて動かす		遠心性
自律神経	交感神経	脳からの体の機能を調節する情報を伝える	緊張しているときに優勢になる	遠心性
自律神経	副交感神経	脳からの体の機能を調節する情報を伝える	安静にしているときに優勢になる	遠心性

す。伝わる情報の内容と向きによって神経細胞や線維は分類されます。向きは、**求心性**（末梢から中枢へ）、**遠心性**（中枢から末梢へ）の2種類です（**表1**）。1本の神経の中には、多くの場合にこれらの線維が複数混在しています。

求心性線維は、感覚器からの情報を中枢に伝える感覚神経です。遠心性線維には2種類あって、脳からの指示を筋に伝える運動神経と、内臓に伝える自律神経があります。

脳神経

末梢神経系は、脳から出る脳神経と、脊髄から出る脊髄神経からなります。

脳神経は12対あります。ヒトの五感のうち、視覚、聴覚、味覚、嗅覚にかかわるのが8対。内臓の調節にかかわるのが4対、頭頸部の筋を動かしているのが3対など、これだけで体の重要な役割を多く担っています。合計が12にならない？　1つで複数の役割を担う脳神経があるためです。

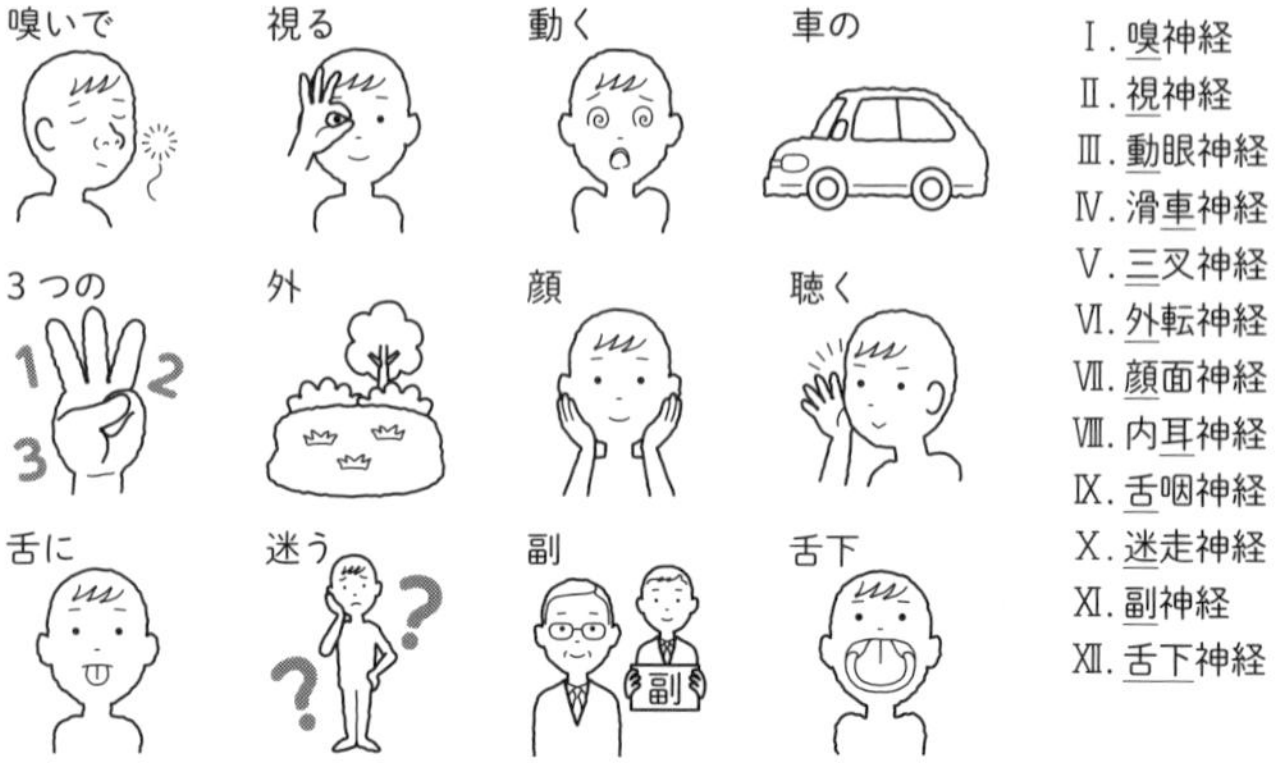

図12　脳神経の覚え方

脳神経には、脳から出る場所の前から順に番号がふられていて、名前もつけられています。いっしょに覚えちゃいましょう。脳神経は語呂のネタによく使われます。1つ紹介しますね（**図12**）。

嗅いで（Ⅰ 嗅神経）視る（Ⅱ 視神経）動く（Ⅲ 動眼神経）車の（Ⅳ 滑車神経）3つの（Ⅴ 三叉神経）外（Ⅵ 外転神経）顔（Ⅶ 顔面神経）聴く（Ⅷ 内耳神経）舌に（Ⅸ 舌咽神経）迷う（Ⅹ 迷走神経）副（Ⅺ 副神経）舌下（Ⅻ 舌下神経）

漢字の読みに注意！　嗅はきゅう、三叉はさんさです。

脊髄神経は上から、下から

さっき、椎骨の数を覚えました。さっそくここで使っていきます。

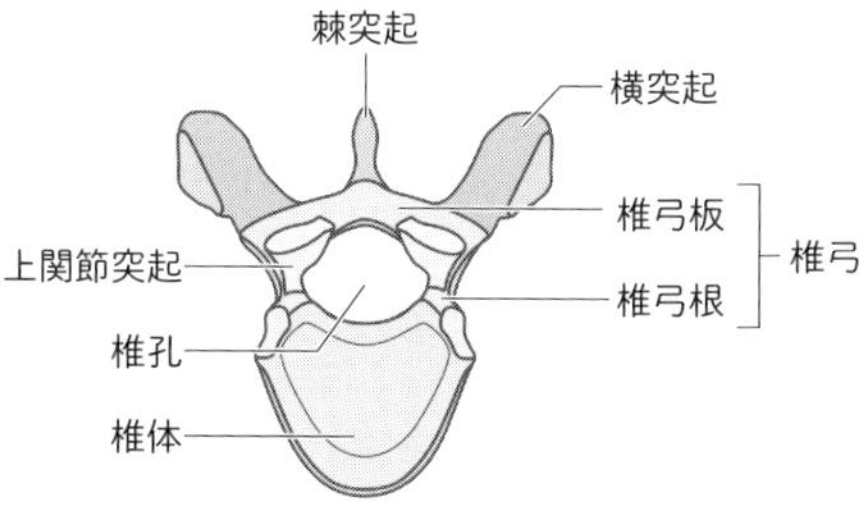

図13　椎骨

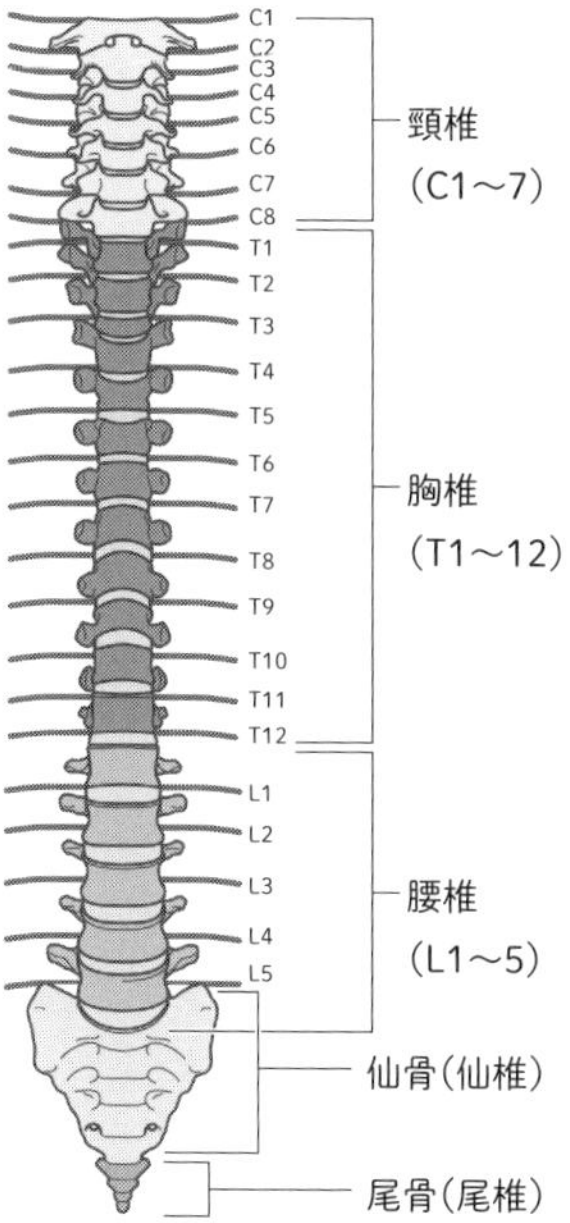

図14　椎骨と脊髄神経

椎骨には、背側に**椎孔**という穴があります（**図13**）。椎骨が縦に連なって脊柱をつくったとき、椎孔が連なって**脊柱管**になります。ここに脊髄が納められています。上下に連続する2つの椎骨の間には**椎間孔**という隙間があって、ここを通って脊髄神経が脊柱管から出てきます。つまり、椎骨と脊髄神経との数が対応するわけです。

第1頸椎の上から出る脊髄神経は第1頸神経で、C1と略します（**図14**）。第1頸椎と第2頸椎の間から出るのがC2、次がC3という要領です。第6頸椎と第7頸椎との間から出るのがC7ですね。椎骨と脊髄神経のカウントを合わせています…

はい、ウソをいいました。

第7頸椎の下から、つまり第7頸椎と第1胸椎の間から出るのをC8とします。Cが1つ多いです。

その後は椎骨と脊髄神経の数を合わせます。各胸椎の下から出る脊髄神経を、T1、T2というようにT12までカウントします。各腰椎の下から出るのをL1〜L5とします。仙骨は仙椎で数えてS1〜S5になります。尾椎のところには脊髄神経が一対しか出ないので、Coと1つだけ略記します。

脊髄神経を最初に記載したのは、ローマ帝国時代のギリシャの医師、ガレノス（129年頃〜200年頃）でした。彼がカウントのしかたを決めたのかもしれません。誰にしろ、頸椎のところの変な数え方はやめてほしかったですね。

脊髄の構造

脊髄を横断すると、蝶のような模様が見えます（**図15**）。蝶の形が灰白質で、神経細胞の細胞体があるために灰色に見えます。そのまわりが白質で、ここには神経線維が走っています。蝶なら前翅に当たるのを後角、後翅に当たるのを前角といいます（かえってややこしい

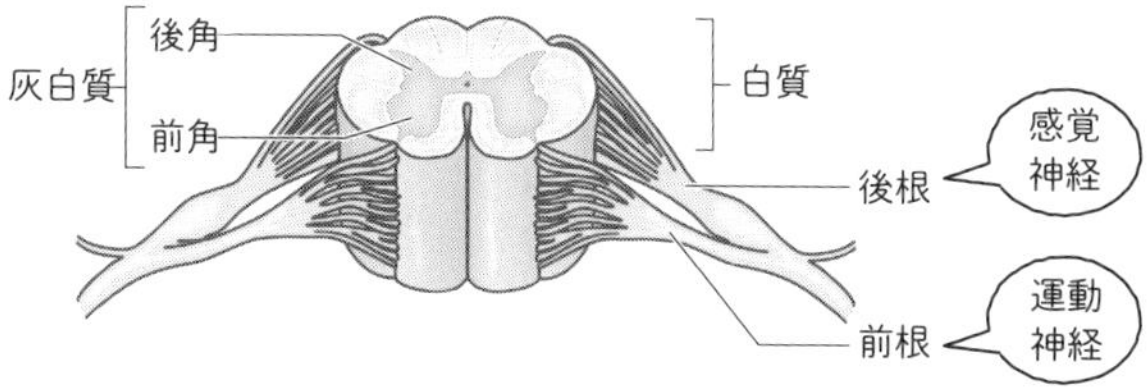

図15　脊髄の断面

たとえでしたね）。

後角に入っている神経の束を**後根**、前角から出ている神経の束を**前根**といいます。後根の神経は**求心性の感覚神経**、前根の神経は**遠心性の運動神経**です。

これ、ベル＝マジャンディの法則といいます。イギリスの解剖学者のチャールズ・ベルが前根が運動性であることを発見しました。その11年後にフランスの生理学者のフランソワ・マジャンディも、前根が運動性であることを（ベルのことは知らずに）見つけたといい、後根が感覚性であることも発見したのです。いろいろ国の威信をかけた確執があったりして（でしょうね）、ベルが亡くなってから連名でこうよばれるようになりました。

前角には運動神経の細胞体があって、軸索を前根に送ります。後根の途中に膨らみがあって後根神経節とよばれます。ここには後根を通る感覚神経の細胞体が集まっています。

前根と後根は脊柱管を出たところでいったん合流し、またすぐにわかれます。背側に向かうのを脊髄神経後枝、腹側に向かうのを前枝といいます。合流点で線維が混ざるので、前枝にも後枝にも、運動性の線維と感覚性の線維の両方が含まれます。

それぞれの脊髄神経の区分に応じて脊髄もおおまかに分けることができて、**頸髄**、**胸髄**、**腰髄**、**仙髄**とよばれます。またおのおのの脊髄神経のレベルに対応する脊髄の区域を髄節といいます。

ヒトは節々、デルマトーム

脊柱や脊髄神経を見ると、ヒトの体は分節構造（同じパターンがくり返された構造）になっているのがわかります。しかし、体表はつるっとしていて、節（ふし）があるようには見えないです。しかしそう見えないだけで、分節構造は体表まで反映されています。

皮下に分布している神経を皮神経といいます。皮神経には皮膚の感覚を伝える感覚神経や、汗腺や立毛筋を調節する交感神経が含まれます。皮神経の分布する領域を脊髄の髄節で区切ると、体表に縞模様が描かれます。これを**デルマトーム**といいます（**図16**）。肩こり・腰痛・寝違えとかで整形外科・接骨院・整体院にお世話になっていたら、こんなシマシマの図のポスターが診察室に貼ってあるの見かけませんでした？

デルマトームを解剖学的正位で見ると傾いた縞模様に見えますが、人体を四足動物にみたてると、整った「横縞」になります（※1）。ヒトが直立二足歩行をするようになっても、

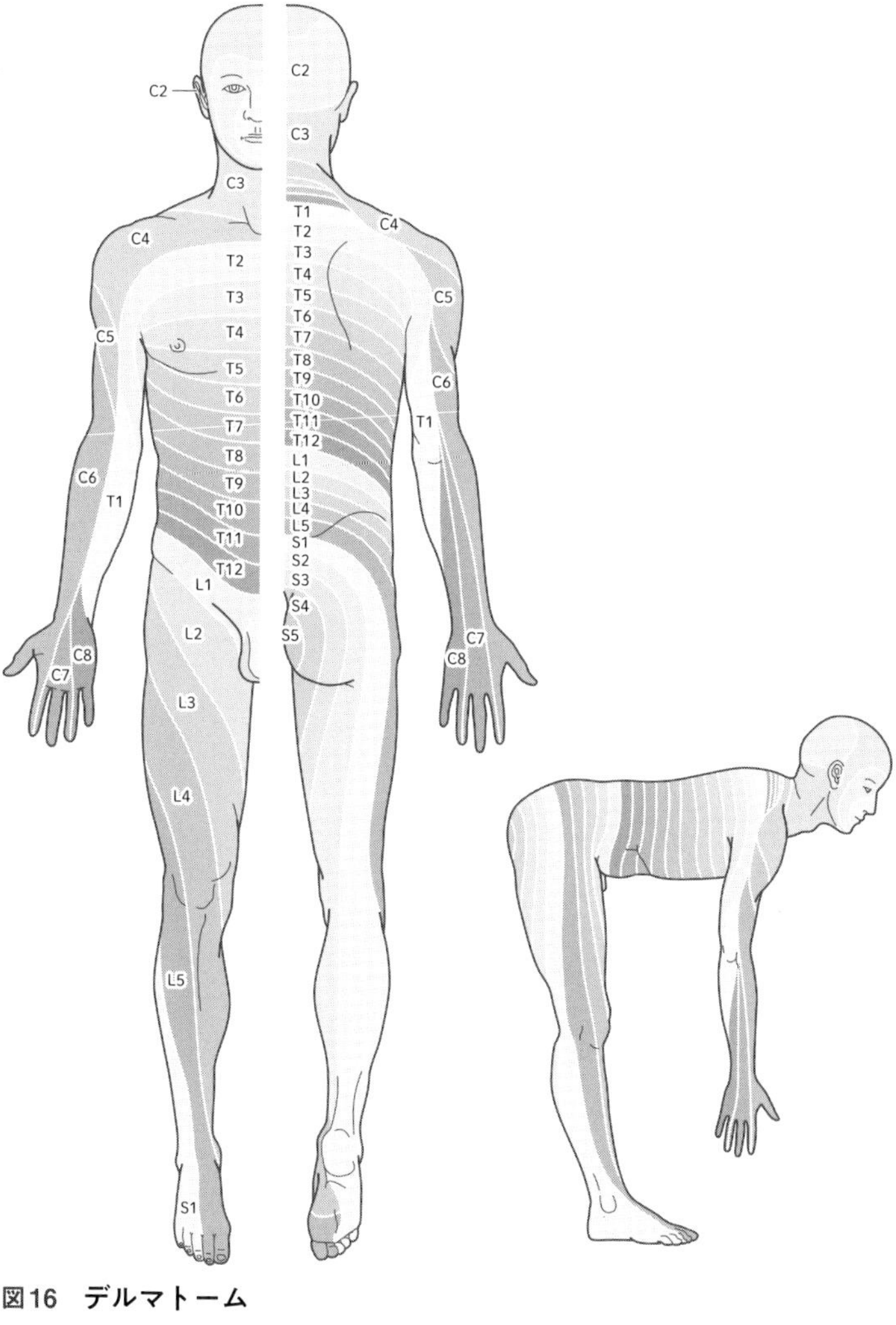
C2
C2
C3
C3
T1
T2
T3
T4
T5
T6
T7
T8
T9
T10
T11
T12
L1
L2
L3
L4
L5
S1
S2
S3
S4
S5
C4
C4
T2
T3
T4
T5
T6
T7
T8
T9
T10
T11
T12
C5
C5
C6
C6
T1
T1
L1
L2
L3
L4
L5
S1
C7
C8
C7
C8

図16　デルマトーム

体の基本的なつくりはむかしのを引き継いでいるわけですね。

デルマトームを覚えておくと、診療の役に立ちます。例えば事故で脊髄を損傷した患者を診察するとき、体表に触れて感覚の有無を調べれば麻痺している脊髄レベルを推定できます。分布には個人差があり、境界は図のようにはハッキリしてなくて重複があります。しかもテキストによって流儀が違ったりもするので、根を詰めてまで覚えなくていいですよ。

とりあえず覚えて安心なポイントを3点。T4が乳頭のレベル。「おっぱいさわっちゃだめよの4」と覚えましょう。臍（へそ）のレベルがT10。「へそにバッテンの10」。鼠径（そけい）部がL1です。「コマネチの1」ですね（伝わる?）。

顔面と頭頂部は脳神経の三叉（さんさ）神経（V）です。三叉神経はその名の通り3本の枝にわかれていて（眼神経V_1、上顎神経V_2、下顎神経V_3）、眼と口が分布の境目になります。

頸神経のC1には運動神経しかないので、デルマトームはC2からスタートします。後頭部から頸部、そして上肢の外側までが頸神経の範囲です。上肢の内側から胸神経がはじまり、胸部から下腹部まで分布します。鼠径部から下肢の前面までが腰神経。下肢の後面、殿部、会陰部が仙骨神経になります。

ときには、デルマトームが目に見えることがあります。帯状疱疹（たいじょうほうしん）です。子どものときに水痘（すいとう）（みずぼうそう）にかかると、治った後もウイルス（水痘・帯状疱疹ウイルス）が三叉神経節や後根神経節に潜んでいます。大人になって免疫が弱まることがあると、ウイルスが活動を再開して感覚神経に沿って拡がり、皮膚に水疱をつくります。デルマトームのままのパターンで水疱が拡がるので、デルマトームの図を覚えていればひとめで診断できます。

自律神経系

自律神経系は、体の働きを調節します。交感神経系と副交感神経系にわかれ、それぞれの作用が拮抗しています。おおまかに、ハッスル時が交感神経、リラックス時が副交感神経と覚えておけばよいです。

交感神経系は、脊髄神経のT1からL2の前根に含まれています。脊柱の両側に交感神経幹という神経節（神経細胞の細胞体の集まり）の連なったものがあって、交感神経はいったんそこを経由してから、全身に分布していきます。

髄節のT1からL2の灰白質には、側方に飛び出た部分があって、側角とよばれます。交感神経線維の細胞体がここにあります。この細胞から出る神経線維を節前線維といい、交感神経幹神経節か、ターゲットの臓器の近くの神経節で、次の神経細胞に情報を伝えます。この神経細胞の線維を節後線維といい、これがターゲットに分布します。神経線維が次の神経

※1　横縞？　縦縞？　動物の体で縞模様の向きをいうときは、体の軸に対する向きで表現します。デルマトームは横縞です。

に接続する部分をシナプスといいます。情報を中継するだけのことも、分岐・集約して複雑な処理をすることもあります。

副交感神経は、脳神経Ⅲ（動眼神経）、Ⅶ（顔面神経）、Ⅸ（舌咽神経）、Ⅹ（迷走神経）、それから脊髄神経のS2～S4に含まれています。脳神経Ⅲ、Ⅶ、Ⅸは頭頸部へ、Ⅹは胸腹部に副交感線維を送ります。S2～S4は骨盤部や会陰部の器官の調節にかかわります。

♫サン、ナナ、キュー、ジュー、ニイ、サン、シ。覚えましたね。

交感神経系と副交感神経系は作用が拮抗していますが、そうでないところもあります。皮膚にある汗腺と立毛筋は、交感神経だけで調節されます。極度に緊張すると毛が逆立って冷や汗が出るのは交感神経のせいです。陰茎や陰核の勃起は、副交感神経を介しています。射精や女性のオーガズムは交感神経を介しています。

心臓血管系が血液を運ぶ

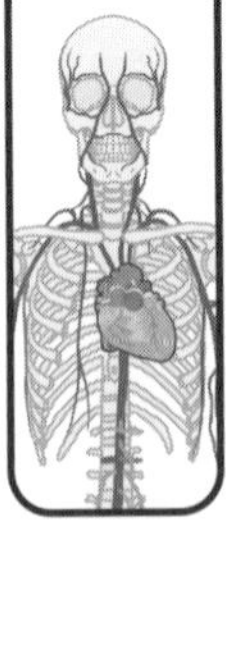

総論の最後に、心臓と血管の話をしておきましょう。

体循環と肺循環

哺乳類の循環は、**肺循環**と**体循環**にわかれています（**図17**）。肺循環で酸素を肺から受けとり、体循環で酸素を全身に送ります。

心臓は左右２つに仕切られていて、右が肺循環、左が体循環を担っています。それぞれが

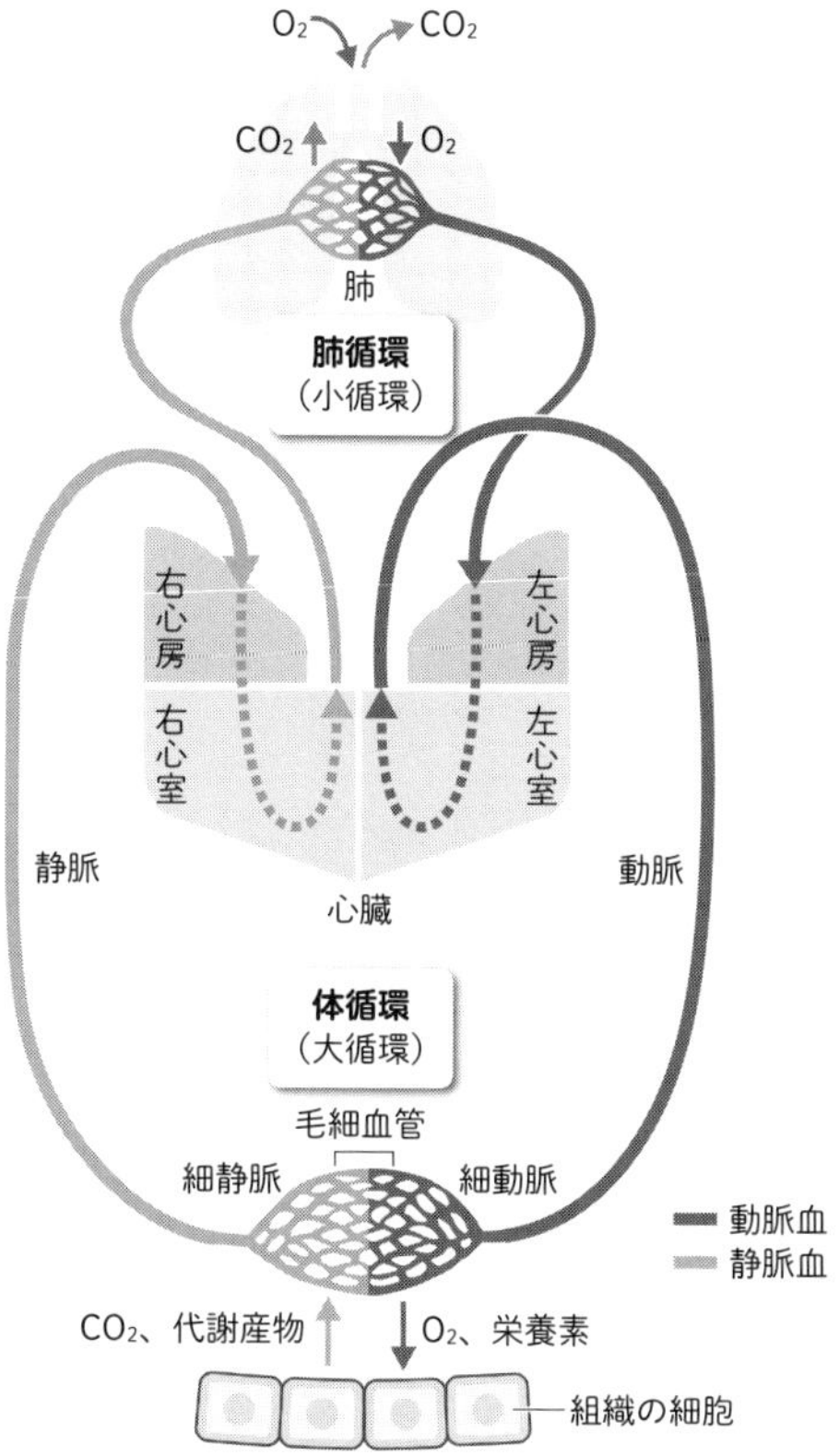

図17　肺循環と体循環

参考文献３より引用

心房と**心室**にわかれ、心房と心室との間には弁があります。心臓が収縮すると、血液が両心室から動脈へ出て行きます。

心臓から**血液を送り出す血管を動脈**、心臓に**血液を戻す血管を静脈**といいます。静脈より動脈の方が壁が厚く、丈夫です。心臓からの圧力に耐えるためですね。

動脈は分岐をくり返し、最後には毛細血管になります。毛細血管の壁は細胞一層しかなく、内腔の太さは直径7㎛の赤血球がギリギリ通れるくらいしかありません。ここで酸素と二酸化炭素、栄養と代謝産物を入れ替えています。毛細血管が合流して静脈になり、血液を心臓に戻します。

肺から左心房に戻ってきた血液には酸素が多く含まれていて、**動脈血**といいます。鮮やかな赤い色をしています。左心室から大動脈に血液が送り出され、全身に行き渡ります。そこで酸素が消費され、二酸化炭素が血液に戻されます。この血液の酸素は少なく、赤黒い色をしています。これを**静脈血**といいます。

上半身から上大静脈、下半身から下大静脈に静脈血が集まり、どちらも右心房に入ります。この静脈血が肺動脈から肺に送られます。肺は血液中の二酸化炭素を大気に放出し、大気の酸素を血液にとり込みます。この動脈血が肺静脈から左心房に戻っていきます。

はい、ここ、気づきましたか？　ポイントです。

酸素の多いのが動脈血、少ないのが静脈血でした。肺動脈を流れる血液は？　静脈血です。

そして、肺静脈には動脈血が流れています。**肺循環では、血管と血液の動脈・静脈が逆になります。**

主な動脈と静脈

詳しいことは追々学ぶとして、イラストで全体像をながめておきましょう（**図18、19**）。みどころとしては、静脈には動脈と同じところを走っているのと、別の経路になっているのがある、ということです。体表近くを通る静脈を浅静脈といい、これらは動脈とは別に走っています。

腕など皮膚に血管が浮き出て見えるところがありますね。皮下を走る浅静脈で、**皮静脈**といいます。ボディービルダーが自慢げにみせたりします。皮静脈は動脈とはいっしょに走っていません。そして、弁があって逆流を防いでいます。

また、消化管には**門脈**という特別な静脈があります。消化管から肝臓へ吸収したものを運ぶ静脈です。門脈の前後には毛細血管がそれぞれあります。消化管の毛細血管をとおして吸収されたものが門脈に集まり、肝臓の毛細血管を通じてそれが肝細胞に届けられるわけです。

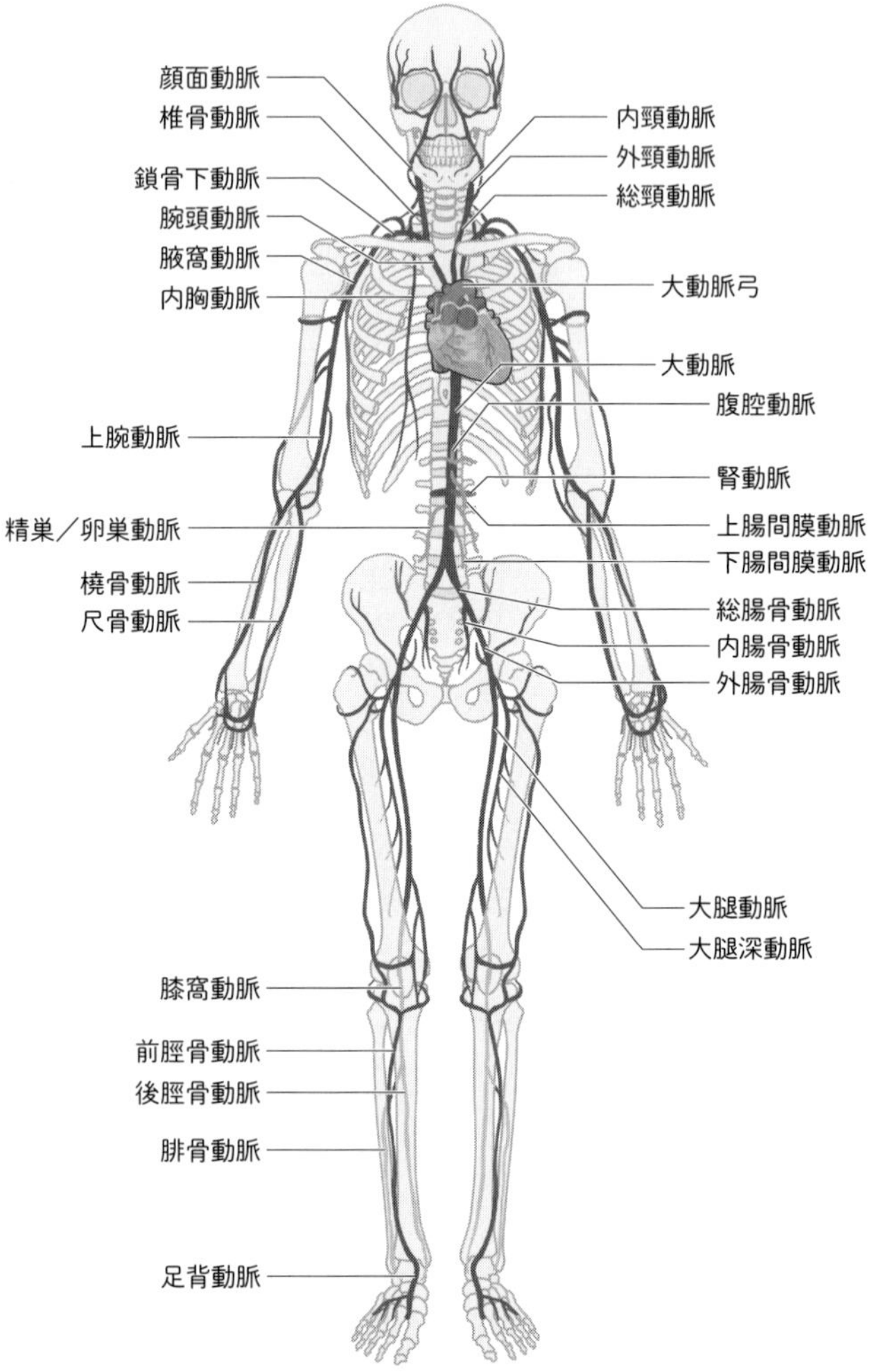

顔面動脈
椎骨動脈
鎖骨下動脈
腕頭動脈
腋窩動脈
内胸動脈
上腕動脈
精巣／卵巣動脈
橈骨動脈
尺骨動脈
膝窩動脈
前脛骨動脈
後脛骨動脈
腓骨動脈
足背動脈
内頸動脈
外頸動脈
総頸動脈
大動脈弓
大動脈
腹腔動脈
腎動脈
上腸間膜動脈
下腸間膜動脈
総腸骨動脈
内腸骨動脈
外腸骨動脈
大腿動脈
大腿深動脈

図18　全身の動脈

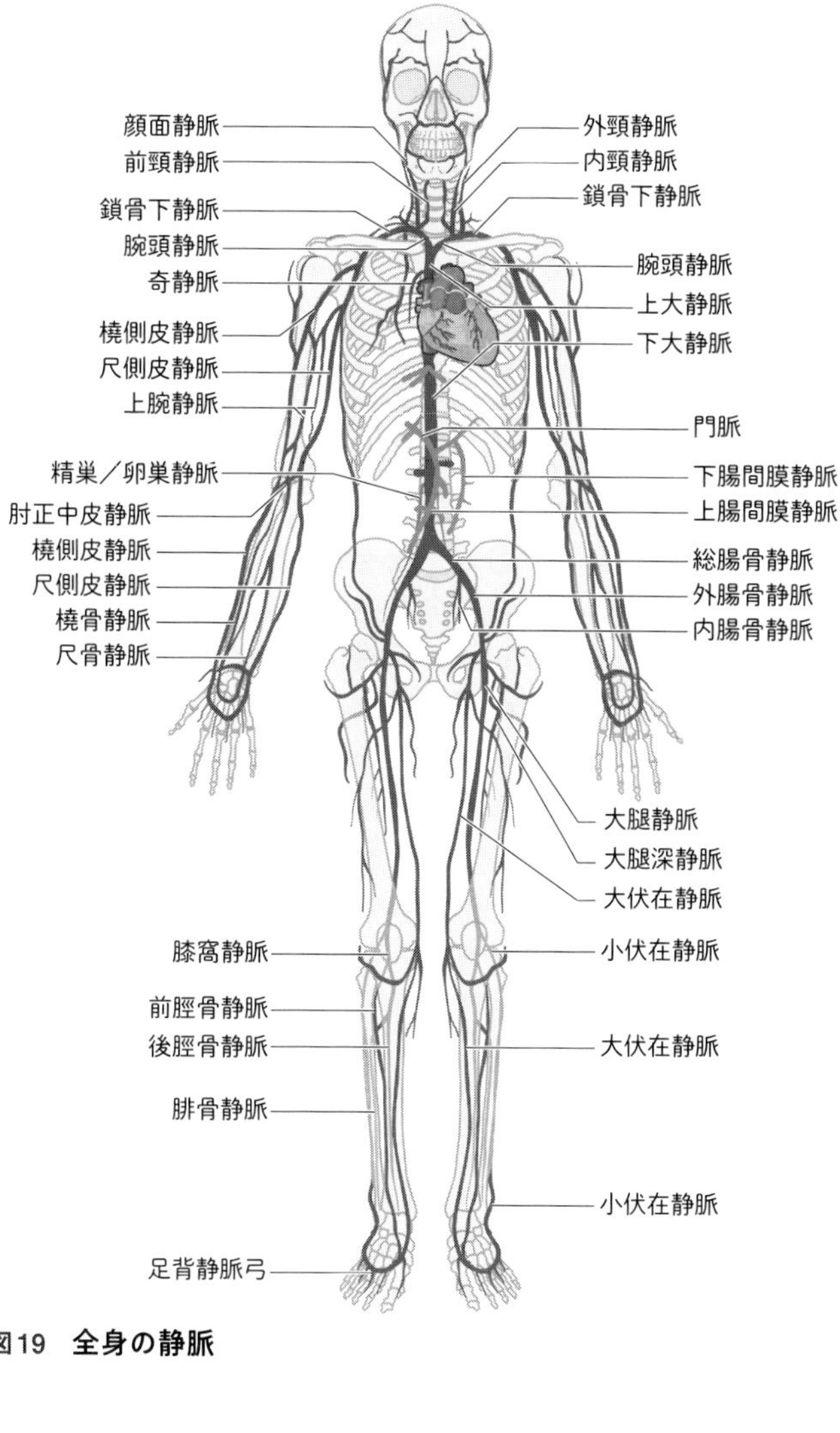
顔面静脈
前頸静脈
鎖骨下静脈
腕頭静脈
奇静脈
橈側皮静脈
尺側皮静脈
上腕静脈
精巣／卵巣静脈
肘正中皮静脈
橈側皮静脈
尺側皮静脈
橈骨静脈
尺骨静脈
外頸静脈
内頸静脈
鎖骨下静脈
腕頭静脈
上大静脈
下大静脈
門脈
下腸間膜静脈
上腸間膜静脈
総腸骨静脈
外腸骨静脈
内腸骨静脈
大腿静脈
大腿深静脈
大伏在静脈
膝窩静脈
前脛骨静脈
後脛骨静脈
腓骨静脈
足背静脈弓
小伏在静脈
大伏在静脈
小伏在静脈

図19　全身の静脈

支配する・栄養する・還流する

神経や血管の及ぶ範囲をいうときに使う表現をまとめます。

神経が特定の筋につながって脳からの命令を伝えているとき、その神経がその筋を「支配している」といいます。その筋に対するその神経を**支配神経**といいます。反対に、ある範囲の感覚を特定の神経が脳に伝えているときにも、「支配している」といういいかたをします。

動脈が一定の領域や臓器に血液を送っているとき、その動脈がそれらを「栄養している」といいます。そして、その動脈を**栄養動脈**といいます。逆に、ある領域や臓器からの血流が一定の静脈に集まるとき、その静脈がそれらを「還流している」といいます。その静脈は**還流静脈**になります。

栄養しているとか還流しているとか使い分けるのが面倒？　わかります。そんなときには替わりに「支配している」といってしまっても大丈夫です。

第3の脈管系——リンパ系

動脈と静脈の他に、体にはもう1つ、管が張り巡らされています。リンパ系です（**図20**）。リンパ系の働きにはいくつかありますが、最も重要なのは**組織液の回収**です。

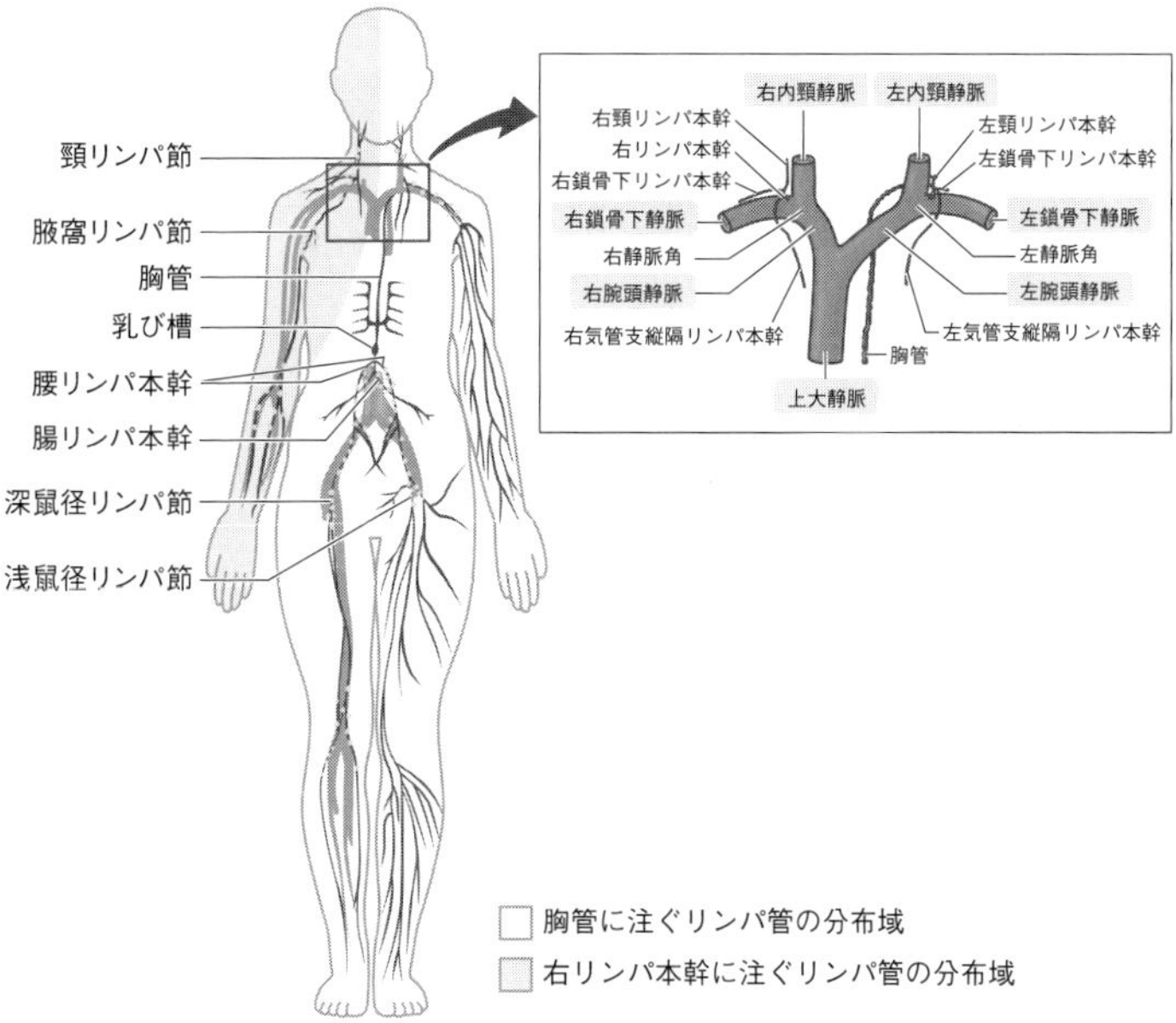

図20　リンパ節とリンパ管

参考文献3より引用

　動脈が分岐して毛細血管になると、まわりの細胞との間で酸素と二酸化炭素の交換、栄養と老廃物の交換がなされます。また、毛細血管から液体成分（血漿）が組織内に滲出（しんしゅつ）し、組織内の液体成分（組織液）が回収されます。ところがこの回収率はおよそ8割。残りは、組織内にある毛細リンパ管から回収されます。リンパ管を流れる液をリンパ液といいます。

　毛細リンパ管は合流して太くなり**リンパ管**になります。リンパ管は要所要所にある**リンパ節**に合流します。1つのリンパ節には何本ものリンパ管が接続しています。これを輸入リンパ管といいます。リンパ節はフィルターの役割をしていて、組織液といっしょにリンパ管に流れ込んだ異物（病原体など）を処理します。リンパ節には、異物の情報を伝える樹状細胞と、情報を受けとって免疫に働くリンパ球が集まっていて、免疫の働きを担っています。漉(こ)されたリンパ液は、リンパ節に1本だけある輸出リンパ管から出て行きます。リンパ管の経路のうちでリンパ節は多段階あって、ろ過を確実にしています。

リンパ管は最後に**リンパ本幹**に流れ込みます。リンパ本幹は2本あり、右リンパ本幹は上半身の右側、左リンパ本幹（**胸管**）はそれ以外からリンパ液を受けとります。どちらも最終的には左右それぞれの鎖骨下静脈に合流します。

末梢のリンパ管は静脈に似ていますが、より壁が薄くてか弱い感じです。血管系は動脈から静脈まで閉じた経路になっていますが、毛細リンパ管の端は開いています。また、リンパ系にはポンプがありません。その代わりにリンパ管には弁がたくさんあって、逆流を防いでいます。

リンパ節は体表から触れられるところにもあります。顎下部、鎖骨上部、腋窩(えきか)、鼠径(そ)部です。リンパ節は通常1㎜から1㎝くらいの大きさです。リンパ節の上流に炎症があると、リンパ節の細胞が増えて腫れてきます。がん細胞がリンパ節に転移して増えたときにも腫れます。そういうのを皮膚から触れて診察します。急に大きくなってきたり、2㎝を超えてきたりしたら、何か異常があるかもしれないです。

リンパマッサージ？

医学用語では、徒手リンパドレナージといいます。

乳がんの手術後に腕がむくむことがあります。乳がんは、腋窩にあるリンパ節にまず転移します。そのため手術では、腫瘍の摘出に合わせて腋窩リンパ節をとり除く操作が行われます（腋窩リンパ節郭清）。腋窩リンパ節には上肢のリンパ管も集まるので、郭清によってリンパ液の還流が妨げられ、組織液が溜まって腕がむくんでしまいます。これをリンパ浮腫といいます。同じように子宮がんの手術で骨盤内のリンパ節を郭清したあと、下肢のリンパ浮腫が生じることもあります。

この改善のために弾性ストッキングが使われますが、マッサージでリンパ液を流そうとする治療法も試されます。これが徒手リンパドレナージです。しかし、最近のシステマティック・レビュー（多くの論文を系統的に調べて治療効果を判定する研究方法）では、その効果は確認できませんでした。徒手リンパドレナージは、産後の会陰疼痛や、脂肪吸引後の浮腫にも試されていますが、有意な効果はみられていません[4]。

はい、皆さんの気にしているのは、エステとかで「お顔がほっそり」したり、「セルライトが消え」たりする方ですよね。どうなんでしょうね。効果を調べた論文はたくさんあるのですが、こちらもハッキリと「有効」とする研究はみつからなかったです[5]。

参考文献

（1）「臨床のための解剖学　第2版」（Moore KL，他／著，佐藤達夫，坂井建雄／監訳），メディカル・サイエンス・インターナショナル，２０１６

（2）「ねじ子のヒミツ手技#」（森皆ねじ子／著），インプレス，２０１８

（3）「ＰＴ・ＯＴビジュアルテキスト専門基礎　解剖学」（坂井建雄／監，町田志樹／著），羊土社，２０１８

（4）Thompson B, et al : Manual lymphatic drainage treatment for lymphedema: a systematic review of the literature. J Cancer Surviv, 15 : 244-258, 2021

（5）Luebberding S, et al : Cellulite: an evidence-based review. Am J Clin Dermatol, 16 : 243-256, 2015

まとめ

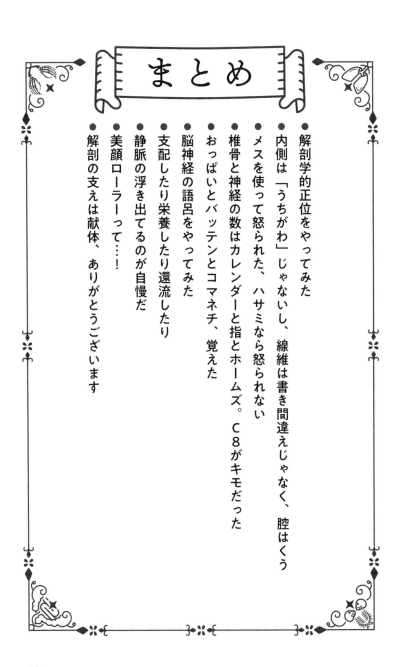

- 解剖学的正位をやってみた
- 内側は「うちがわ」じゃないし、線維は書き間違えじゃなく、腔はくう
- メスを使って怒られた、ハサミなら怒られない
- 椎骨と神経の数はカレンダーと指とホームズ。C8がキモだった
- おっぱいとバッテンとコマネチ、覚えた
- 脳神経の語呂をやってみた
- 支配したり栄養したり還流したり
- 静脈の浮き出てるのが自慢だ
- 美顔ローラーって…！
- 解剖の支えは献体、ありがとうございます

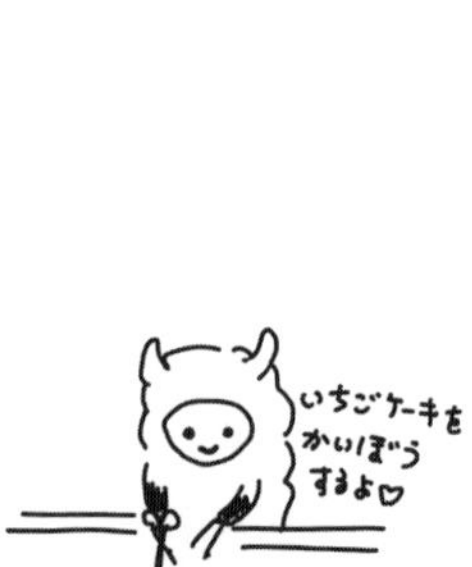
いちごケーキを
かいぼうするよ♡

第2章 背部

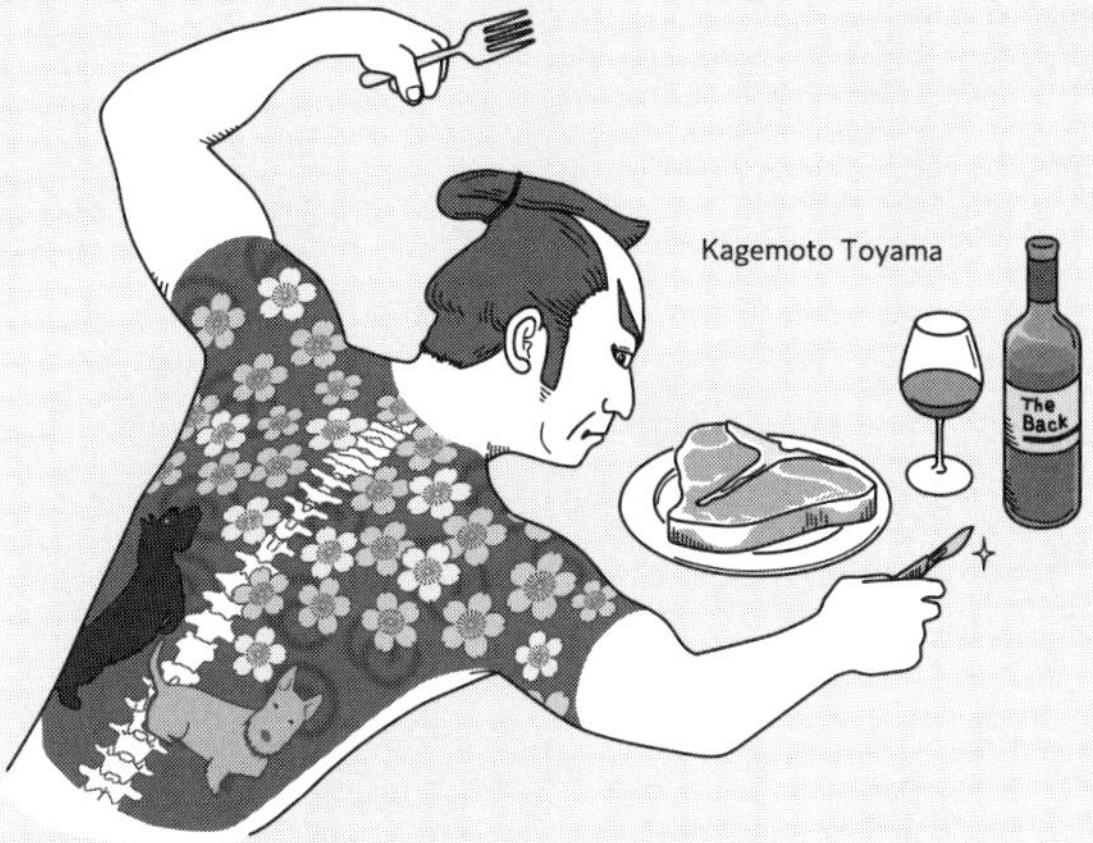

ここから、解剖学実習に入るイメージで進めていきます。1章で学んだ人体のあらましを思い出しながら、詳しく見ていきましょう。

まずは骨学実習です。ここでは骨格標本を使います。骨格標本とは、バラバラの骨が木の箱に1体1体納められているものです。手や足の骨は、片側だけ釣り糸でもとの形につなげられています。教室の隅には、ヒトの形につなげられた、交連骨格標本もあります。バラバラの骨を見ただけでは、もとはどうつながっていたのかわかりにくいことがあり、交連骨格標本を参考にします。

人体骨格標本

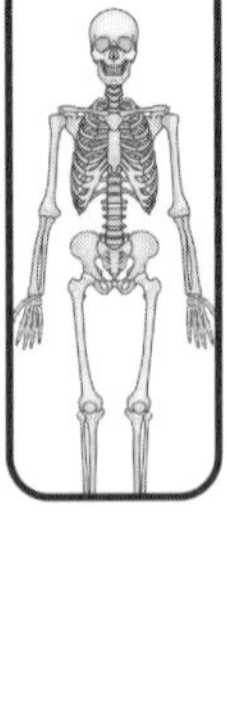

人体骨格標本は、ヒトの骨から骨以外の組織をとり除いて乾燥させたものです。この処理を「晒す」といいます。プラスチック製のレプリカが市販されていますが、大学医学部で使うのはホンモノの骨です。実物なら小さな突起や穴、細かな質感まで正しく観察できます。その代わりに、晒された骨は脆く、光が透けるほど薄い部分もあるので、慎重に扱います。現在国内にある標本は大学などにある在庫のみで、とても貴重です。

「人体骨格標本」というと即物的ですが、場所と機会によっては「遺骨」「白骨化死体」になります。なくしてあらぬところでみつかったり、コッソリ持ち帰ったりすると、死体遺棄事件になるかもしれません。医学部・歯学部で授業に使う分には「死体解剖保存法」で保護されていますけどね。

そんなわけで、骨学実習は、医学生が標本の借用書を書き、骨格標本に破損や欠損がないか自分たちでチェックするところから厳正にはじまるのです。

脊柱と胸郭

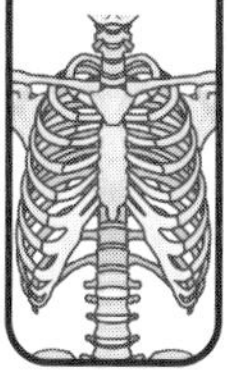

脊柱は縦に連なった椎骨からなります（**図1**）。

種類と数は、もう知っていますね。頸椎が7個、胸椎が12個、腰椎が5個。仙椎は5個で、癒合して1つの仙骨になるんでした。尾椎は2～3個です。

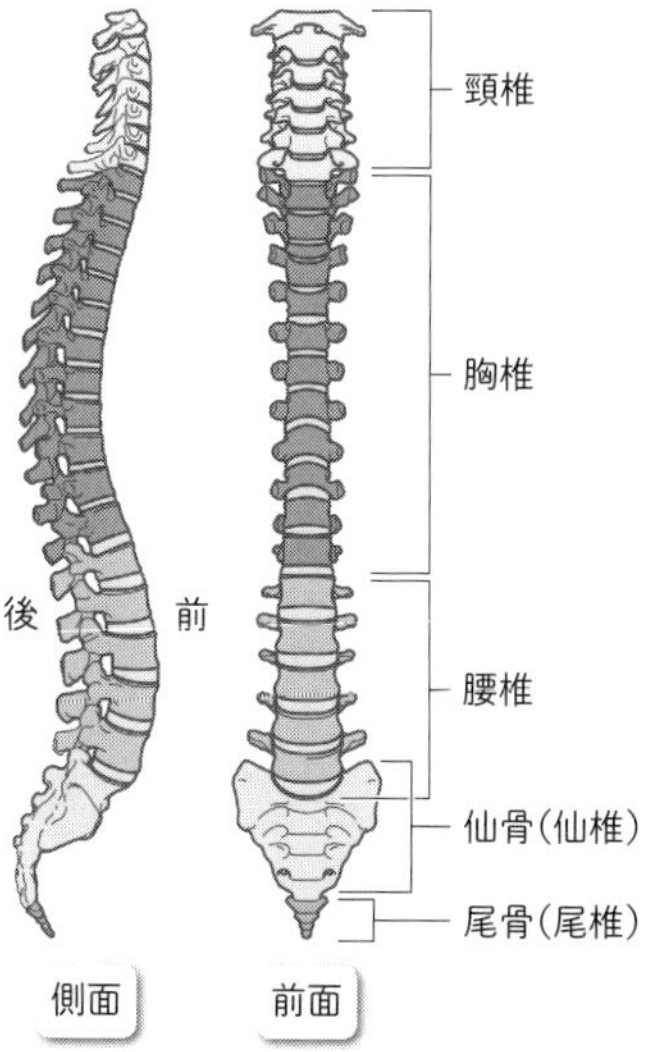

図1　脊柱の構造

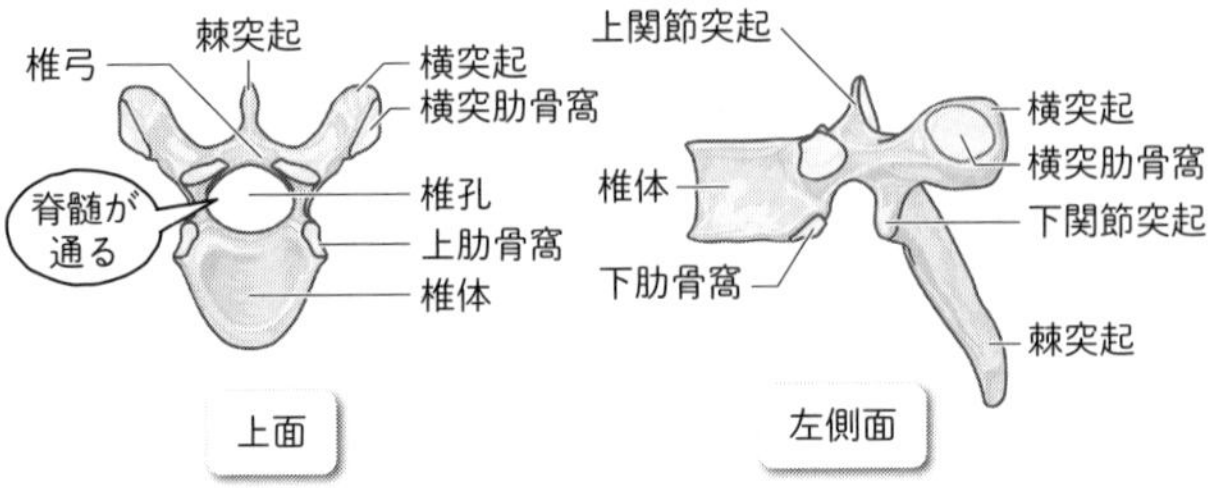

図2　胸にある椎骨―胸椎

胸椎と肋骨

胸椎（**図2**）は胸部にある椎骨で、肋骨の付くのが特徴です。胸椎には、椎骨全体に共通する基本的な形が揃っています。あとがラクになるので、これを最初にみていきましょう。

丸い柱のようなのが**椎体**で、前側です。その後方に骨の輪があって、**椎弓**といいます。椎体と椎弓のつくる穴が**椎孔**です。椎骨が縦に連なると、連続する椎孔が**脊柱管**をつくります。脊柱管には脊髄と脊髄神経が通ります。

椎弓にはいくつかの突起があります。後方に飛び出ているのが**棘突起**。体表から触れられるので、椎骨を数えるのに使えます。側方に飛び出ているのが**横突起**です。

あ、漢字の「棘（きょく）」と「刺（し）」を取り違えないようにしましょうね。

椎弓の上下に飛び出ているのが、上関節突起と下関節突起です。椎骨が上下につながるときに、これらが関節をつくります。椎間関節といいます。それぞれの接触面には関節軟骨という軟骨があって、

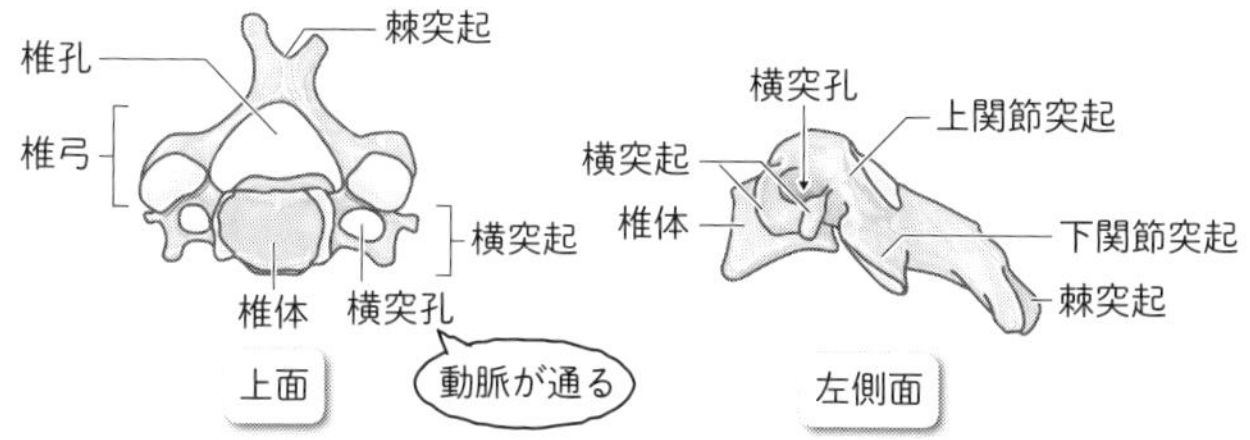

図3　頭を支える椎骨—頸椎

それが摩擦を減らし、骨の摩耗を防いでいます。

椎体の上下の面は少しくぼんでいて、ザラついています。上下に連続する椎体の間には**椎間板**という軟骨が挟まって、クッションの役割をします。椎骨が上下に連なるとき、椎間板と椎間関節でつながります。**椎間関節の面の向きが、脊柱の動きを決めます**。

椎体の側面と横突起の先端にくぼみ（上・下肋骨窩と横突肋骨窩）があります。ここに肋骨が関節をつくっています。

頸椎

頸部にある椎骨が**頸椎**です。頸椎を胸椎と比べてみましょう。

頸椎（**図3**）は胸椎より小さいです。重力による負荷の違いですね。横突起には穴が空いています。**横突孔**です。頸椎の横突起は、じつは、横突起と肋骨とがくっついてできたもので、その隙間だったところが横突孔です。ここに椎骨動脈が通ります。

棘突起は二股にわかれています。後頭骨から後頸部にかけて**項靱帯**という強靱な靱帯があって、頭蓋骨を支えています（**図4**）。棘突起

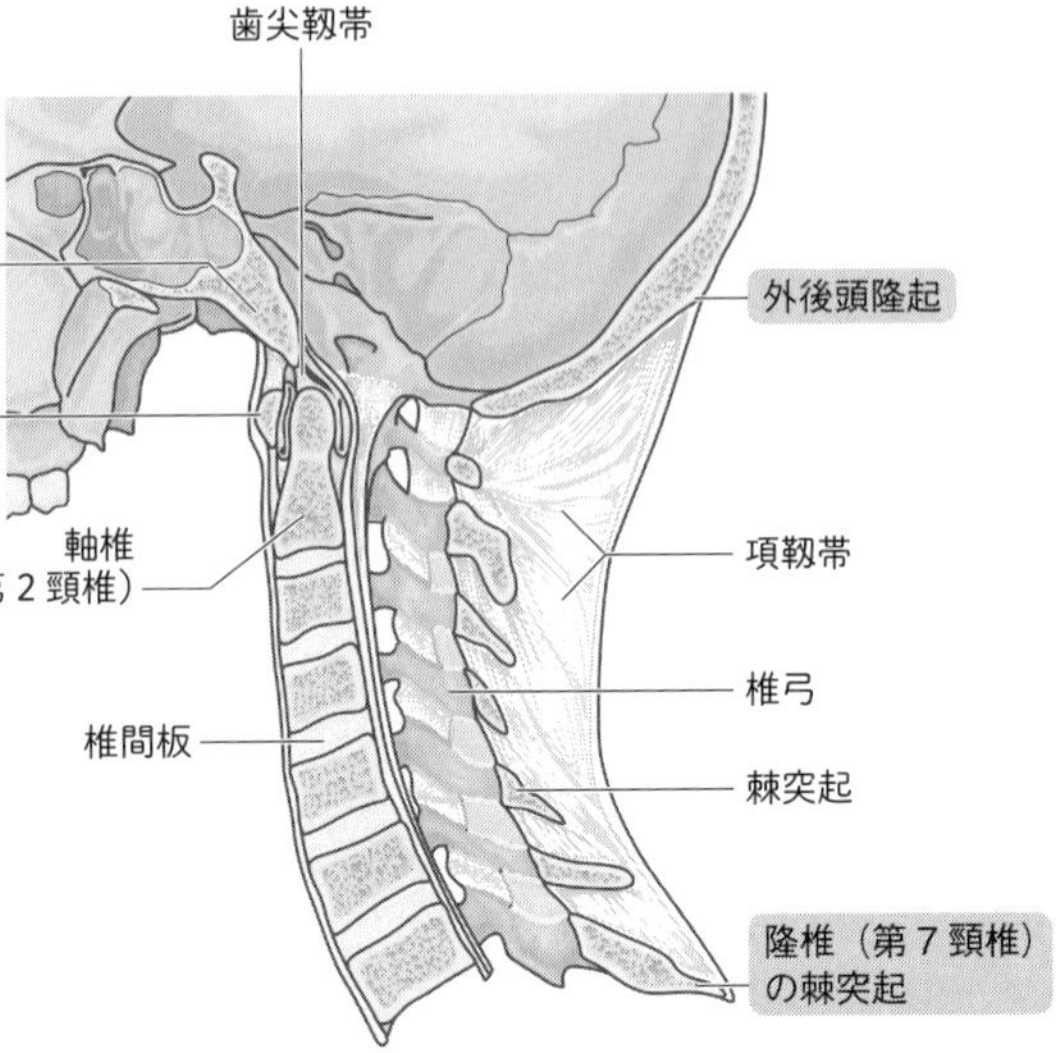

図4　項靱帯が後頭骨から第7頸椎まで張っている様子

の割れているところに項靱帯が挟まるわけです。**四足歩行する哺乳類では、頭の重さで頸が下がらないよう、項靱帯がよく発達しています**。

第7頸椎の棘突起は、他よりひときわ長くて、先が割れていません。ここが項靱帯のつく最後になります。この棘突起は体表にも目立って突出しています。そのために第7頸椎を**隆椎**とよぶことがあります。体表から椎骨を数えるときに、隆椎をスタートにします。隆椎以外の頸椎の棘突起は、触れることが難しいです。項靱帯があるからです。

第1頸椎と第2頸椎は、形が変です。第1頸椎は椎体がなくて円環状です。別名、**環椎**といいます。第2頸椎の椎体には尖った柱のような突起が付いています。歯突起といいます。第2頸椎にも別名があって、**軸椎**といい

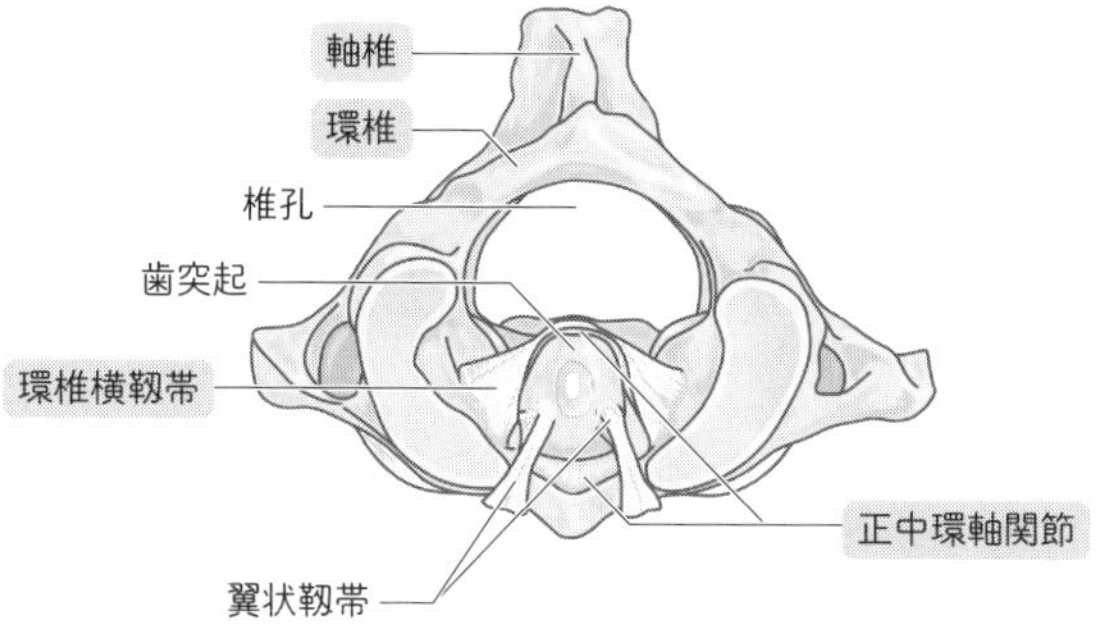

図5　正中環軸関節（重ねた環椎・軸椎を上からみる）

ます。

環椎と軸椎とを組合わせると、環椎の椎孔の前側の内面に歯突起が関節をつくります（**図5**）。これを後面から十字靱帯・翼状靱帯という強靱な靱帯がタテ・ヨコ・ナナメに支えていて、歯突起を中心に環椎が回転できるようにしています。ここを正中環軸関節といいます。両側にある椎間関節の関節面は水平に近く、この回転運動を妨げないようになっています。

はい、勉強しすぎて頸が疲れました。頭をゆっくり横に振ってストレッチしましょう。

…わかりますね。**頭部の回旋運動は、正中環軸関節で起こります**（他の頸椎間も少しは回旋します）。

このとき、環椎は後頭骨を支えています。環椎は英語でアトラスというのですが、ギリシャ神話の神アトラースに由来します。巨大な体で天空を支えています。アトラースが環椎で、頭蓋骨が天球ですね。

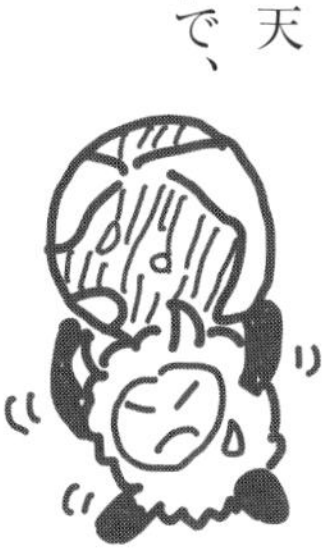

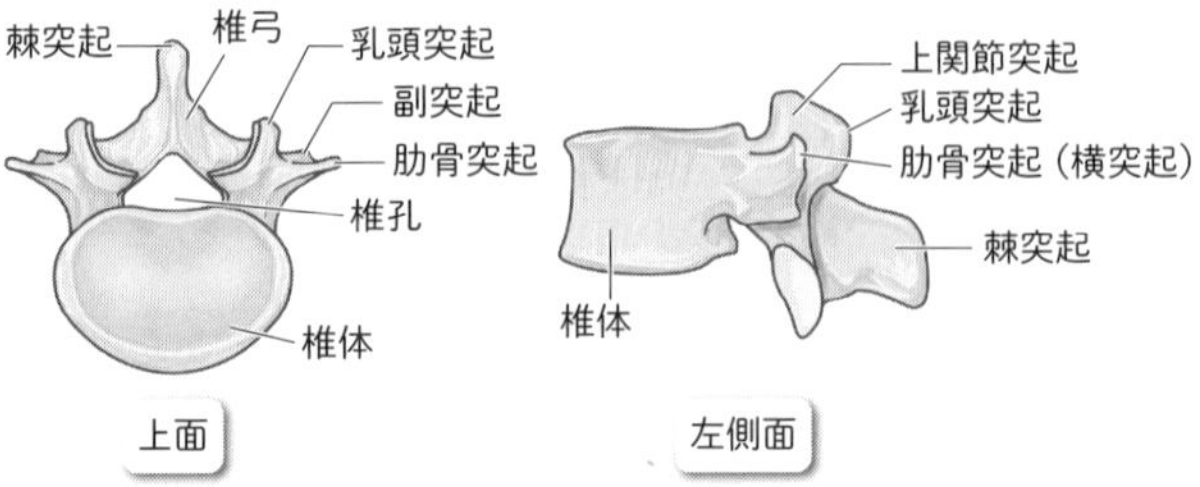

図6　腰を支える椎骨—腰椎

腰椎、仙骨、尾骨

腰椎（**図6**）は胸椎よりも大きいです。下に行くほど大きくなります。体重が乗りますからね。横突起、棘突起、上下の関節突起があるのは胸椎と同じです。…またウソいいました。

腰椎の横突起のように見えるのは、肋骨が変化したもので、**肋骨突起**といいます（見た目通り「横突起」といわれることもありますが）。上関節突起の背側端がちょっと出っ張っていて、**乳頭突起**といわれます。これが本来の横突起に相当します。

仙骨は、二等辺三角形のような形をしていますね（**図1**）。前面を見ると溝が4本あります。5つの仙椎が癒合したときの名残です。また、穴が前後に4対あります。これは椎間孔が変化したものです。後方には縦にトンネルがあって仙骨管といい、頸椎〜腰椎の脊柱管から続きます。仙骨の左右には耳のような形の関節面があって、耳状面（じじょう）といいます。ここに骨盤の腸骨が関節をつくります。

尾骨は4つの尾椎が癒合したもので、癒合の具合により2〜3個にわかれています。

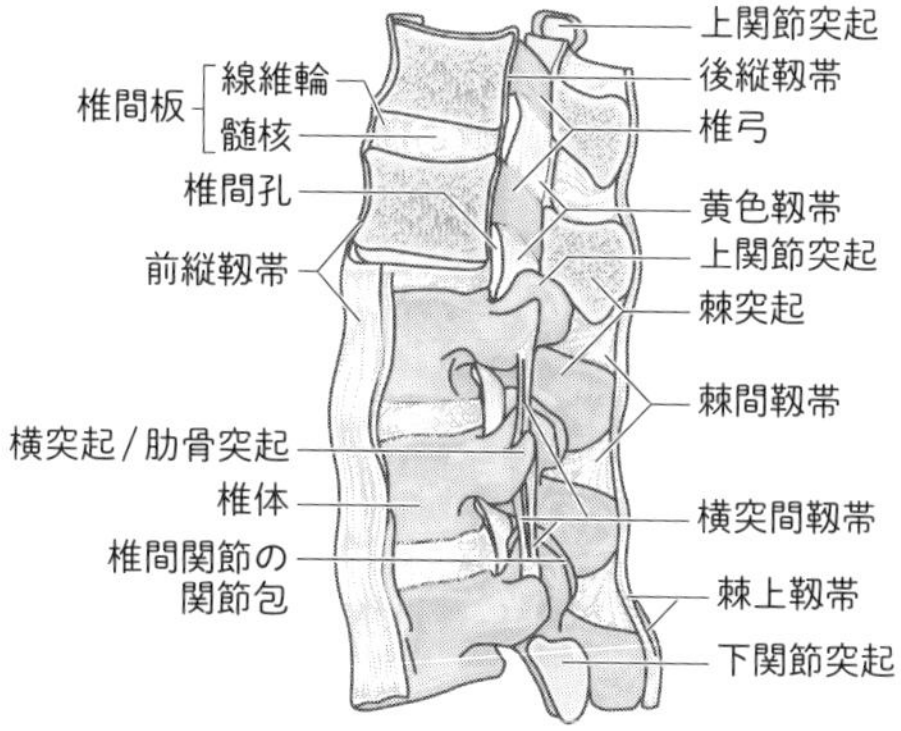

図8　脊柱を支える靱帯

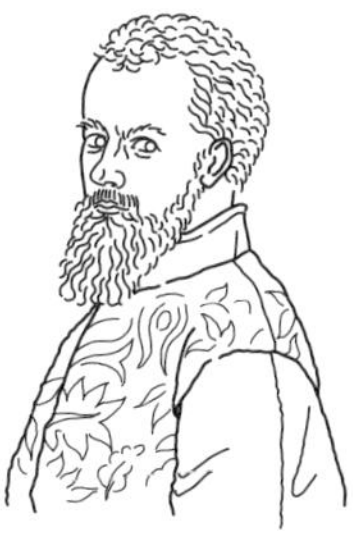
図7　アンドレアス・ヴェサリウス（1514～1564年）

椎骨の連結

ここからは想像力が必要です。骨を晒したときに失われてしまった、軟骨、靱帯、筋などを想像で補うのです。骨はこれらがあってはじめて「骨格」として成立するわけなので。解剖学の教科書やアトラスを見ながら考えていきましょう。

「骨格」という用語と概念をつくったのは、現代人体解剖の創始者といわれるアンドレアス・ヴェサリウス（**図7**）だったといわれます。彼が活躍する以前の教科書では骨は「骨」としか書かれていませんが、ヴェサリウスの解剖学書『ファブリカ』ではじめて、骨が靱帯や筋で組合わされた機能的な構造物としての「骨格」が記載されました。

まず、椎体と椎体との間には**椎間板**があります（**図8**）。椎間板は線維軟骨でできていて、**線維輪**といって線維の輪っかが重なった、湯葉巻きのような構造になっています。輪っかの中心にゼリー状の**髄核**があります。髄核の件、すぐまた話しますから、ちょっと覚えていてください。

椎体の前面には**前縦靱帯**、後面には**後縦靱帯**があって、椎体を上下にしっかりと支えています（**図8**）。上下の椎弓の間には**黄色靱帯**が張っています。名前の通りに黄色っぽいのですが、これは弾性線維が多く含まれているからです。弾性線維が黄色なのです。上下の棘突起の間には棘間靱帯があり、棘突起の先端を結ぶように棘上靱帯があります。頸部ではこれらが発達して項靱帯になります。

上下の関節突起は椎間関節をつくります。これは普通の関節のように滑って動く関節です。椎骨によって関節の向きが決まっていて、それによって椎骨の動きが規制されます。あ、前も同じことといいました。

脊柱の弯曲

脊柱は全体に弯曲しています（**図1**）。**頸椎は前に凸で「前弯」**、胸椎は後ろに凸で「後弯」です。**腰椎は前弯**。仙椎は仙骨になっていますが後弯です。交互に前後に弯曲しています。

これ、四足動物はちょっと違っていて、腰椎が後弯になっています。ヒトの新生児も同じ

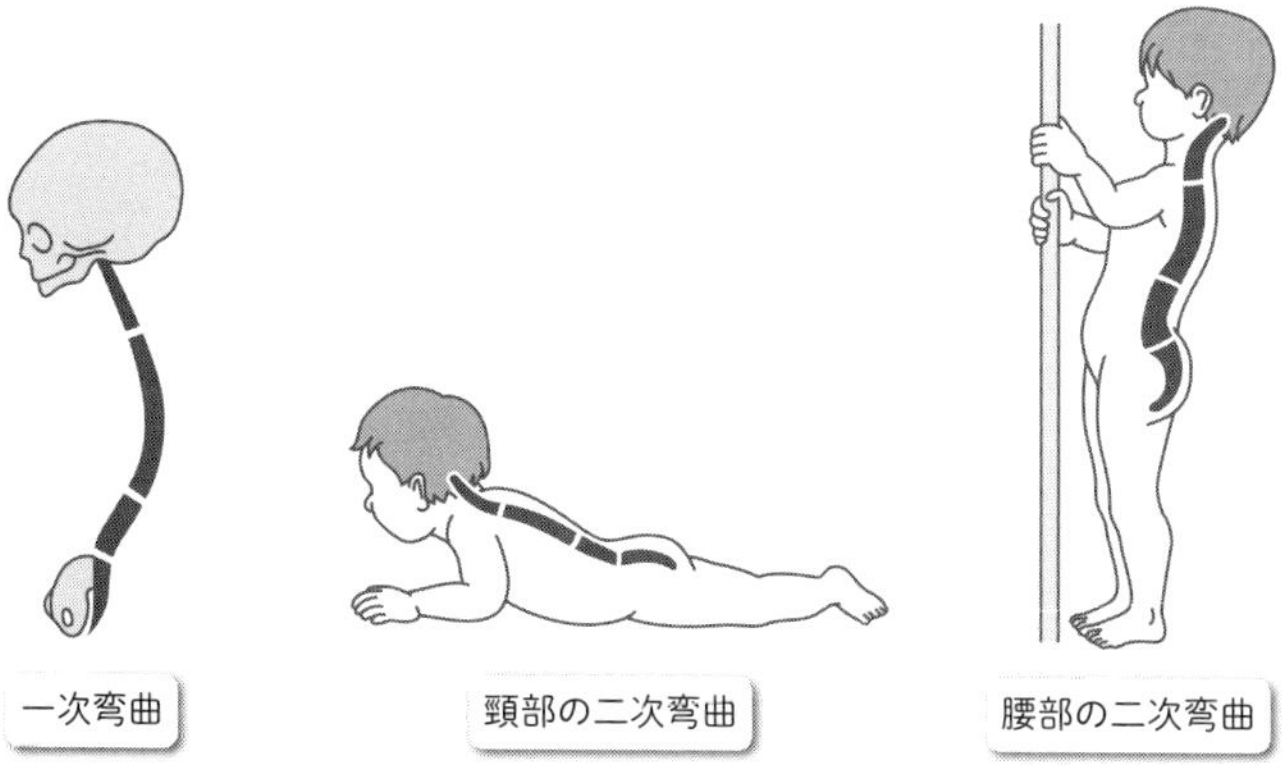

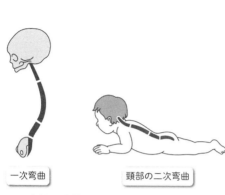

図9　脊柱の弯曲

参考文献1より引用（参考文献2、3をもとに作成したもの）

で、体が全体に丸まっています。

赤ちゃんが成長して歩くようになると、頸椎や腰椎が反って、前弯になってきます（**図9**）。胸椎は胸郭の支えがあるので、後弯のままです。脊柱の弯曲が完成すると、脊柱のまわりの靱帯や軟骨の弾力で体重を支えられるようになり、筋力をあまり使わずにすむようになります。

腰椎が前弯になると、立った姿勢では体の重心から下ろした垂線が股関節の軸を通るようになります。座位では、重心が坐骨結節の軸上にきます。座面に接してお尻を支えているのが坐骨結節です。お尻の下に手を入れてみてください。それがわかります。

デスクワークや立ち仕事が続くと腰が疲れますね。疲れると腰椎の前弯が減ってきます。こうなると体幹を支える筋力が余計に必要になって、悪循環になります。体操やストレッチをして休憩しましょう。

高級なオフィスチェアには腰椎の前弯を支えてくれ

るランバーサポートが組込まれています。リモートワークで自宅でもそういう椅子を使う人が増えました。

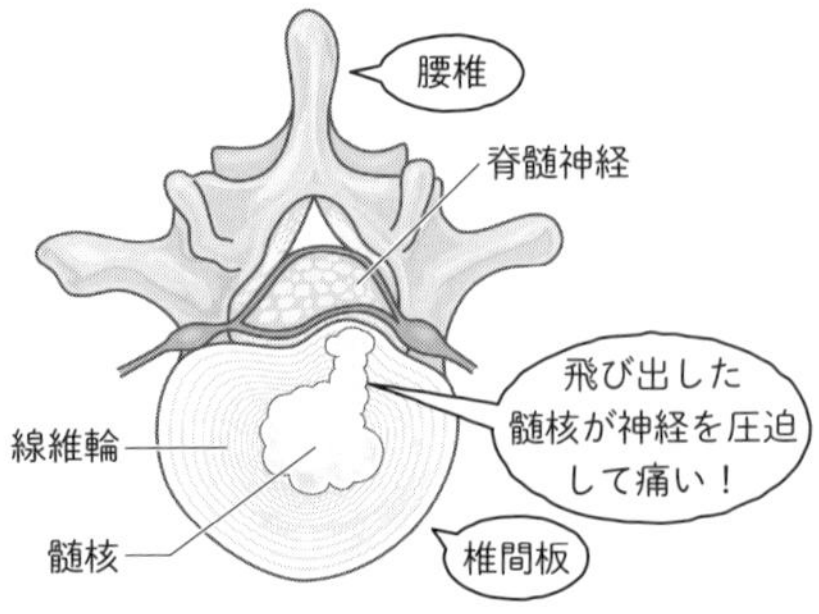

図10　椎間板ヘルニア

輪っかの中心が外に出て、腰をさけぶ

はい、お待たせしました。痛い話をします。他人の痛い話、好きですよね。**椎間板ヘルニア**です。

二足歩行はヒトの体にいろいろと不都合を生んでいます。腰椎の前弯も不都合のタネなんです。

ヒトの腰椎には体重が大きくかかります。しかも脊柱がムリっぽく反っているものですから、脊柱の前が伸ばされ、後ろが潰れる格好になります。その負荷を椎間板が担っているわけです。で、変形に堪えかねて椎間板が壊れると。

どう壊れるかというと、中心の髄核が線維輪を破って外に飛び出ます（**図10**）。これが椎間板ヘルニアです。シュークリームを不用意にかじったときを思い出したらいいんじゃないでしょうか。このときのクリームって、たいてい口の中には飛び込まないですね。

髄核はたいてい後方に飛び出ます。そして椎間孔や脊柱管を狭めてしまいます。脊髄神経が圧迫されて、痛みや麻痺が生じます。仙骨神経が影響されることが多く、下肢の後面にビリビリと痛みが放散します（デルマトームの図を見てください：45頁）。

これ、少しずつ壊れるのではなく、ある瞬間に一気に壊れます。重い荷物をもち上げようとしたときとか、体をひねったときとか、顔を洗おうとしたときとか、いろいろな場合があるのですが、突然腰に電撃を受けたようになって叫んだきり、一歩も動けなくなります。これをドイツでは「魔女の一撃」といったりします。「**ギャッ、助けて、いや、でも触らないで**」ってなります。治療はまず安静と痛み止めです。

腰椎にいるワンちゃんの苦悩

腰椎を斜めにX線撮影すると、元気に走っているワンちゃんが見えます（**図11**）。見えない？鼻先のように見えるのが手前側の肋骨突起、耳が上関節突起、前脚が手前側の下関節突起、胴体が椎弓板、後脚が棘突起、大きな三角おめめは椎弓根です。毛足の長いスコッチテリアに見えますよね。見えます。見えることにしましょう。

腰が痛いと訴える子どもでこのX線を撮ると、スコッチテリアに首輪があるように見える

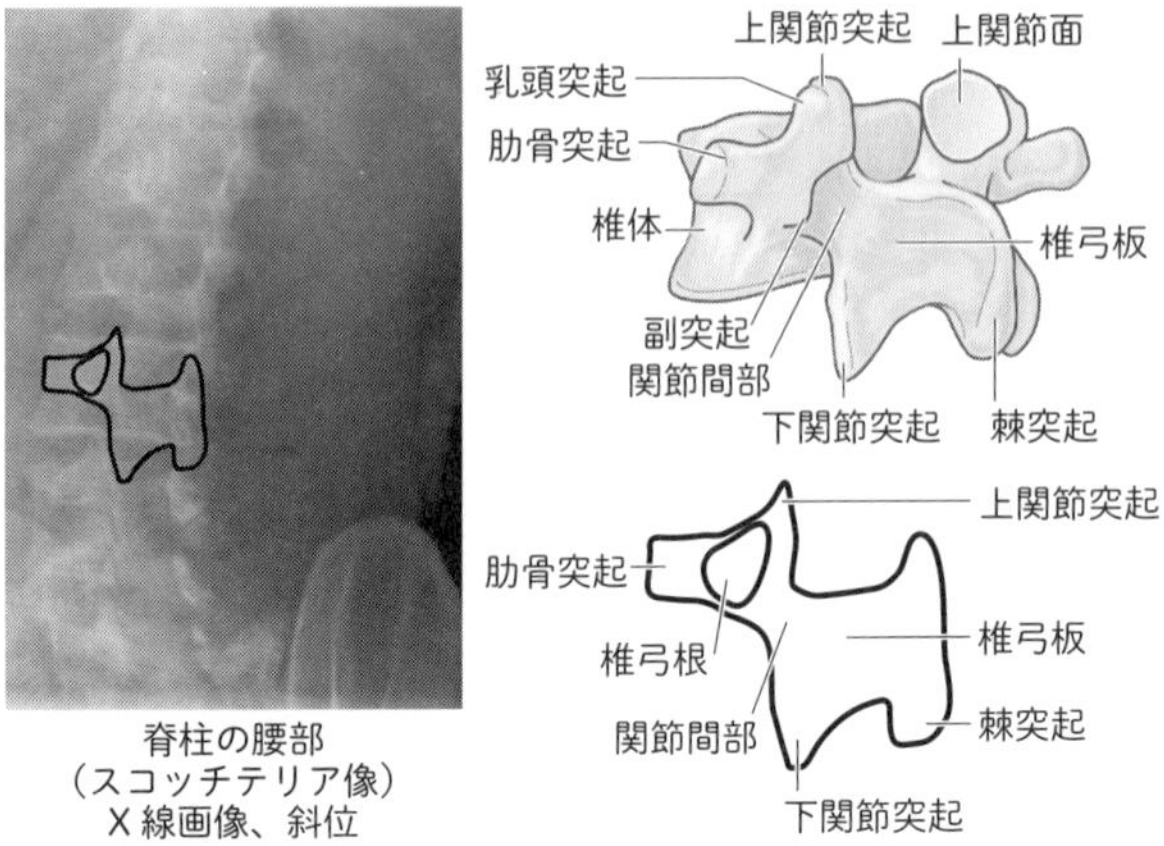

図11　腰椎

参考文献4より許諾を得て改変

ことがあります。これを「スコッチテリア徴候」といいます。

これは腰椎分離症です。腰椎の椎弓の疲労骨折で、第5腰椎に起こることが多いです。スポーツをする中学生頃に生じることが多く、腰の屈伸や回旋などのストレスが積み重なり少しずつ進行します。腰部の鈍痛を訴えることが多く、神経痛を生じることは少ないです。

回旋のストレス?という方のために、脳内実験をしましょう。あなたは腰椎（**図6**）で、体が椎体です。自分の両手を顔の前にもってきて、手のひらを向かい合わせにして肩幅くらい離しましょう。腕が椎弓で、手が上関節突起です。友人をよんで、あなたの頭の上に載せて、あなたの手のひらに友人の手のひらを合わせてもらいます。1つ上の腰椎と下関節突起です。あなたと友人は連なった腰椎ということです。そのまま骨になって固まってください。友人との間は、椎間板と椎間関節で動かせます。自分の体を軸にして、友人を前後左右に曲げるのは？　できますね。では回旋は？　手がつっかえて動かないです。椎間関節の面の向きが腰椎の動きを規定しているのです。

そういうわけで、腰椎の回旋方向の可動域は狭いのです。腰椎に回旋方向のストレスがかかると、上下の関節突起をつなぐ関節間部に負荷が集中し、疲労骨折につながります。これがX線に映る首輪です。CTやMRIを使うと、X線よりも早く椎弓の異常を見つけることができます。

治療は安静と痛み止めです。骨折部がつながるまで数カ月待つのを患者や周囲に理解してもらうのが、治療の難所かもしれません。

皮膚を剥ぐ

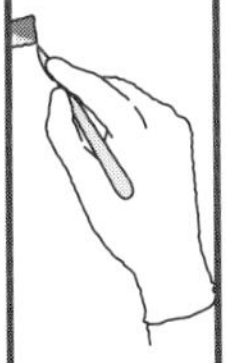

さてここから、医学部で実際に行われている解剖学実習の流れに沿って、解剖のお話をしていきます。

解剖学実習初日には、医学生の白衣は真新しく、緊張や期待や不安が入り交じって、顔は引きつり気味です。

解剖学の教授から解剖の心構えについて訓示があり、医学生が拝聴します。続いて起立して解剖体に向かい、教授の「黙祷はじめ」の合図で黙祷をします。ファンの音だけが聞こえ、実習室が換気されていることに気づきます。「黙祷止め」の声で我に返ります。

解剖体は、白いネル生地（起毛した綿織物：フランネル）にくるまれ、プラスチックの袋に納められています。ネルは希釈したエタノールに浸されていて、解剖体の乾燥やカビを防いでいます。遺体はホルマリン固定されていますが、有害なホルマリンはエタノールに置換されています。

袋のジッパーを開きネルを退けます。1人いればできる作業なのですが、班員で一瞬目配せをして、皆で手を出してやってたりします。

背部を解剖するので、まず仰臥位（あおむけ）の解剖体を伏臥位（うつぶせ）にします。大学によっては、解剖学実習前に介護施設などで体験実習があります。そこでの体位変換の経験がこのとき役立ちます。動けない人の体って、ちょっとしたコツをつかまないと、重くて動かせないんです。

体表観察

まず、体表観察からはじめます。これが診察なら、視診というやつですね。体表観察だけなら、自分や家族・友人の体を使ってあとでもできます。解剖学実習でそれをするのは、後々、体表と体の中との対応付けをするためです。

体表から触れて、骨の突出部を確認していきます。皮膚に切れ目を入れるときの目安になります。本当の診察をするときにもこれらの目安を使います。

椎骨は、**隆椎（第7頸椎）からカウント**するんでした。他の頸椎の棘突起は項靭帯があって触れられませんが、上にたどっていくと、後頭部の骨の突起に当たります。後頭骨の外後頭隆起（がいこうとうりゅうき）です。肩では肩甲骨の三角形を確認できます。肩甲棘（けんこうきょく）と肩峰（けんぽう）を見つけておきましょう。殿部で「こしぼね」に触れます。解剖学では腸骨稜（ちょうこつりょう）といいます。腸骨稜を後ろに辿っていくと、突起に行き当たります。上後腸骨棘（じょうこうちょうこつきょく）です。人によってはそこの体表がくぼんでいて、「ビーナスのえくぼ」とよばれます。魅惑的なおしりのしるしとされますが、骨の突出部なんでどうってことありません。

皮膚の層構造

次に、皮膚を学んでおきましょう。皮膚は層構造になっています（図12）。表面にあるのが**表皮**。細胞が緻密に重なってできていて、表面は角化しています。組織学

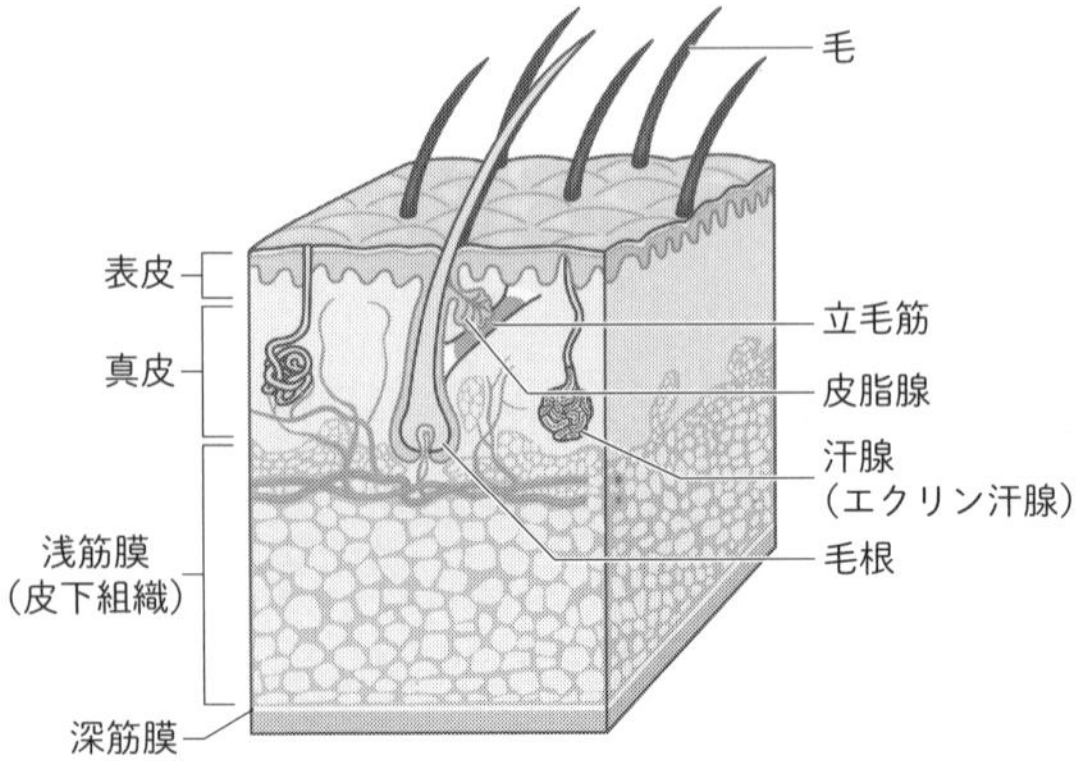

図12　皮膚の層構造

では角化重層扁平上皮とよばれます。

表皮を裏打ちしているのが**真皮**。これは緻密な結合組織で、コラーゲン線維が多く含まれるために白いです。皮膚を栄養する毛細血管や、情報を伝える神経もあります。表皮と真皮とを合わせて皮膚とよびます。

皮膚の下の層が、**皮下組織**。解剖学では**浅筋膜**ともよばれます。これはまばらな結合組織で、血管、神経が通っています。また、脂肪を含むために黄色く見えます。脂肪の量には性差や個人差が大きいです。

お菓子を食べながらこれを読んでいるあなた、浅筋膜が脂肪で厚くなりますよ。

浅筋膜のさらに下にはまた緻密な結合組織があって、筋などを覆っています。これを**深筋膜**といいます。

皮膚にはいくつか付属的な構造があります。まず、毛。手のひらと足の裏以外にあります。毛には皮脂腺が開いていて、分泌する脂が表皮の表面を潤します。寒いときなどに毛を立たせる働きをする筋が立毛筋です。皮膚には汗腺もあります。

まとめると、皮膚は表面から表皮、真皮とあって、その下に浅筋膜（皮下組織）、深筋膜と続いているわけです。**真皮は白、浅筋膜は黄色**。少しのあいだ覚えておいてくださいね。

筋膜が筋の膜とはかぎらない

日本語では「筋膜」といって、字面からは「筋」と深い関係がありそうに思えます。しかし英語ではfasciaで、単に膜状の覆いのことを意味します。筋を覆っている筋膜は確かに多いのですが、筋とは関係のない「筋膜」も少なくないです。腎臓など、内臓を覆う筋膜もあります。硬さも厚さもさまざまです。

皮切

解剖学実習で使うメスは、外科手術のメスと同じで、替え刃になっています。替え刃にはいろいろな形があるのですが、先が丸くなっている刃を使います。

メスの準備ができたら、皮膚の層構造を思い出します。表面から、表皮、真皮、浅筋膜でした。真皮が白、浅筋膜が黄色です。これから皮膚を剥いでいきますが、その深さが重要です。真皮と浅筋膜の境、「白と黄色」の境です。

まず、メスを使って皮膚に切れ目を入れます（**図13**）。場所は体表観察のときに確認済みです。

このあとの説明では、右利きの人を基準にします。左利きの人は、左右入れ替えて考えてください。

右手で鉛筆をもつようにメスをもちます。皮膚に刃を軽く当てて、スウッと引きます。切れ目の両側に、左手の人差し指と中指を当てて、切れ目を開いてみます。

開かないですか？　そのときはまだ真皮が切れていません。真皮は強靱なので、簡単には伸びないのです。もう少し深く切ってみましょう。切れ目を指で押し広げながら切り進めると、浅筋膜に刃が達した瞬間に、パカッと切り口が開きます。奥には黄色い浅筋膜が覗(のぞ)いています。この深さです。背部の皮膚の真皮はとりわけ厚いので、たぶん想像より深く切っても大丈夫ですよ。

皮膚が切れたら、十字に切れた角の部分をピンセットで摘まんで、もち上げます。強く引くと、浅筋膜が引き伸ばされて線維がばらけます。ここにメスの刃を軽く当てると、皮膚が浅筋膜から剥がれていきます。剥がれた方が白、体に残った方が黄色になるのが目安です。刃の向きは皮膚とほぼ並行に。刃を立てると刃がどんどん深く進んで、筋まで切れてしまいます。

このあたり、最初は教員総出で指導するポイントです。医学生の皆さんははじめてで加減がわからないので、やってみせたりします。

皮膚を引っ張る力は思い切り強く、メスを当てる力はふわっと軽く、というのがコツです。背中の皮膚を全部剥いだ頃には、左腕がくたびれるはずです。刃の切れ味もだいぶ落ちて、くるので、刃を交換します。

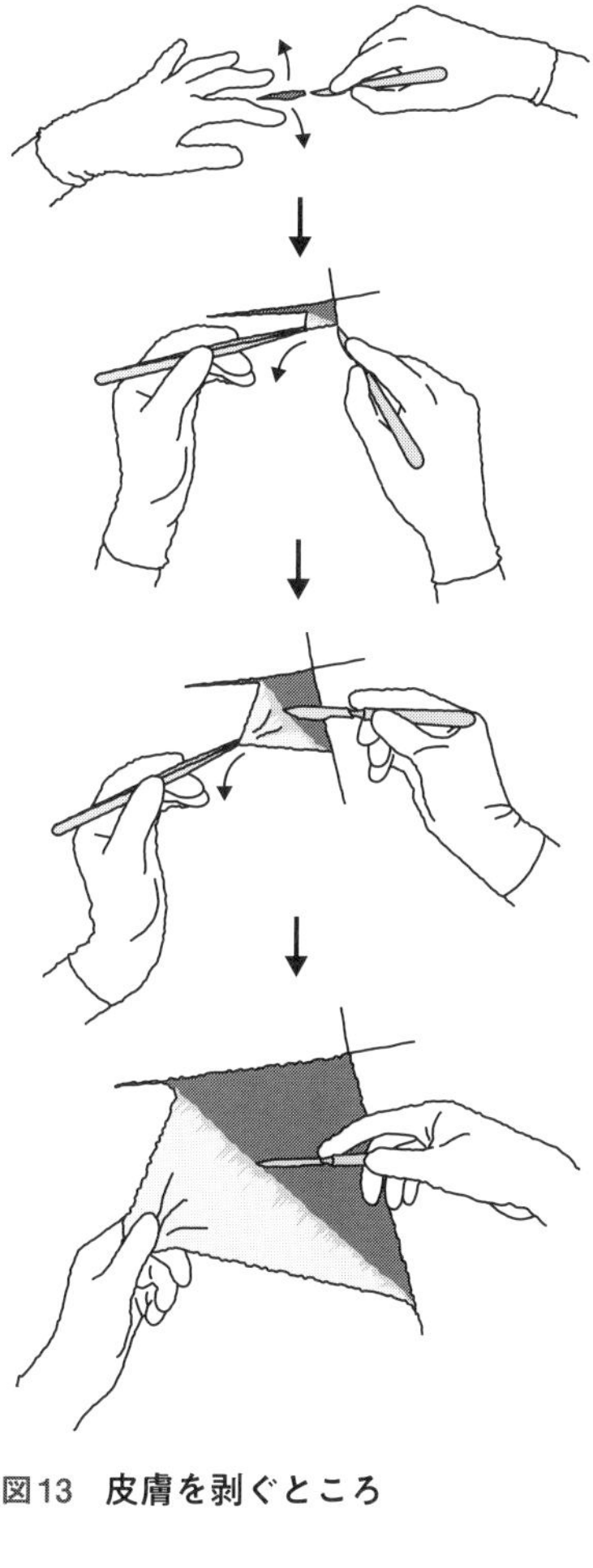

図13　皮膚を剥ぐところ

気分の悪くなる医学生は稀

解剖体にはじめて対面し、最初のメスを入れるのは、いいようのない緊張があります。毎年やっている教員でも少し緊張するので、人生ではじめて経験する医学生には心理的な負担が少なくないと思います。

それでも、解剖学実習の初日に気分の悪くなる医学生は稀です。というより、数十年みてますが失神には出会ったことがないです。初日はさすがにおとなしくしていますが、じきに活気が出てきます。医学を志望するなりの覚悟は皆もっているのだと思います。

ホルマリンやエタノールに対する過敏症や、勉強のしすぎで疲れた、作業で怪我したなど、解剖学実習に特有の一時離脱はときどきありますが。

おうおう！　この背中に咲いた桜吹雪、散らせるモンなら散らしてみろい！

「遠山の金さん」ですね。

江戸町奉行、遠山金四郎景元（とおやまきんしろうかげもと）が、自ら潜入捜査し、捕まえた犯人を白状させるときの決め台詞です。捜査のときに背中の桜の入れ墨を被疑者にわざとちらつかせておいて、奉行所にしょっ引いた被疑者が自白を渋ったときに入れ墨をみせて、ぜんぶお見通しだ～、というわけです。

解剖体のなかにときどき、入れ墨の入った皮膚をみることがあります。入れ墨をするとき、針を真皮まで刺し、傷口に色素をすり込みます。真皮にいるマクロファージという免疫細胞が色素をとり込んで、模様が定着します。

解剖のときに真皮の深さで皮膚を剥ぐと、入れ墨ごと剥がれます。桜吹雪も、まあ、散りますね。

ところで、皮革製品に使われている革はどうやってつくられるのでしょう？　皮革もやはり真皮と浅筋膜との境で剥ぐことからはじまります。これをまず固定します。専門用語で「なめし」といいます。解剖体と同じようにアルデヒドが使われることもありますが、クロムやタンニン酸が多く使われます。

皮革の表皮側には光沢があって、銀面とよばれます。これを活かした革が銀面革です。反対に真皮側を使ってコラーゲン線維の毛羽立ちを活かすのがスエードです。銀面を削って真皮の浅層をみせるのがヌバック。コラーゲン線維がスエードより緻密なので、上品に見えます。表皮に塗装してツヤを出したのがエナメルです。

触れども見えない大後頭神経

　そもそも真皮と浅筋膜の境で皮膚を剥ぐのはなぜか？　浅筋膜自体を解剖するためです。浅筋膜の中には皮神経、皮動脈、皮静脈、ときには皮筋があり、それらを剖出します。浅筋膜の結合組織や脂肪をていねいにとり除いて、神経や血管だけ残します。たいへんな作業なので、医学生には結合組織が親の敵のように思えてきます。でも、不思議とラーメンに「背脂」が浮いているのはよろこぶんですよね。ブタの背部の浅筋膜そのものなんですが。

　解剖学実習初日の難所が、その作業の１つ、**大後頭神経**の剖出です。大後頭神経は、第２頸神経後枝で、後頭部の知覚を伝えます。

　大後頭神経があるのは体表からわかります。まず、自分の大後頭隆起を触れてみてください。その約３㎝外側、やや下方を指でたどり、強く押してみましょう。いいようのない変な痛みを感じる場所があります。この位置で大後頭神経が僧帽筋の起始腱を貫いて皮下に出ます。こういう、押すと特別に痛みの出る場所を圧痛点といいます。

　大後頭神経は他の皮神経よりも太く、幅が数㎜あります。しかし剖出の難しい神経です。神経は丈夫で、引きちぎろうとしてもなかなか切れません。力を入れて引きちぎると、プチッと音がします。普通はまわりの結合組織が柔らかいので、感触の違いで容易に神経を分けられます。ところが、後頭部の浅筋膜はガチガチに硬く、神経と大差ないくらい丈夫なので、鈍的剥離しにくいのです。しかたなくハサミやメスで浅筋膜を切りながら神経を探しますが、神経もいっしょに切ってしまいがちです。

つまり、「せんせ〜、大後頭神経みつかりませーん」という質問が教員に殺到します。実習書にわざわざ「見つけるのは難しい」とあって、「出せるもんなら出してみやがれ」という学生からの挑戦な気がしますが、うまくいく気はしないです。

そんなわけで、慎重に神経を剖出する練習なのです、大後頭神経は。

背部の筋は、上肢の筋と固有背筋

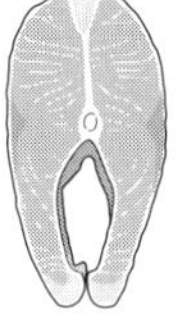

背部の筋は、大きく、上肢の運動に関係する筋と、体幹の運動に関係する筋の2つに分けられます。上肢の筋が浅層に、体幹の筋が深層にあります。

上分節と下分節

体の筋のあらましを理解するのに、鮭の切り身を買ってきましょう。鯛でも鱈でも、お好

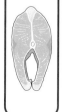

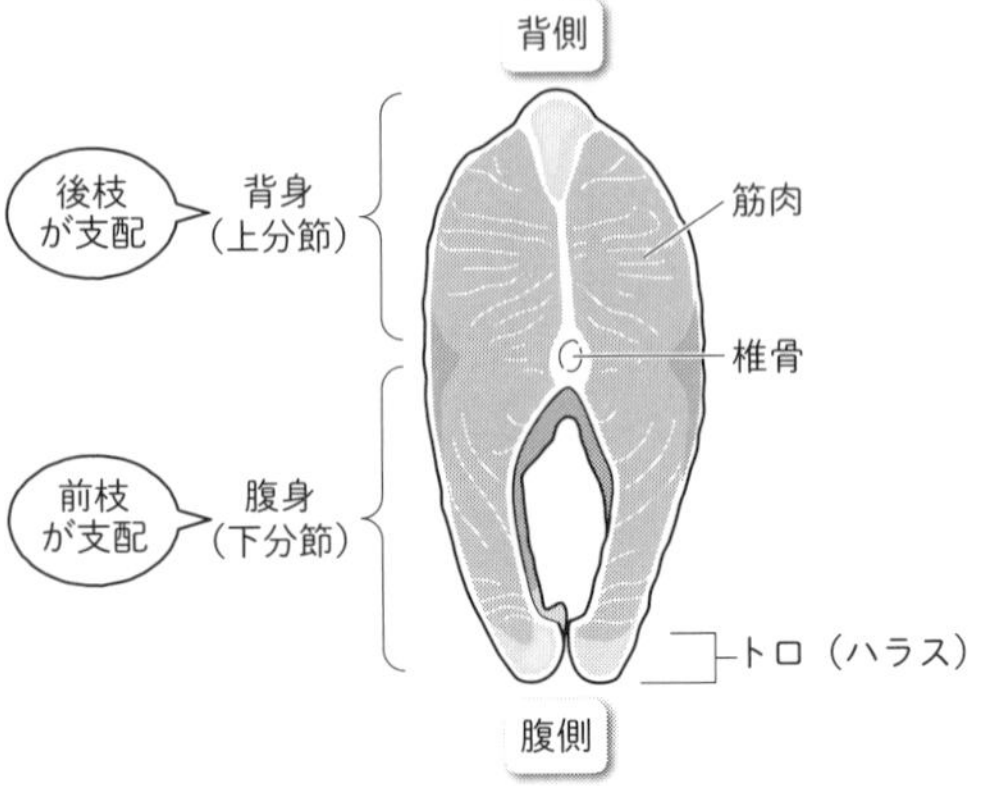

図14　鮭の横断面

みでいいです。魚の身は、骨格筋そのものです。その基本形が切り身に見てとれるので、話が早いのです。キーワードは、**上分節・下分節**です。

切り身は、鮭の体を左右に分けた半身を横断したものです。断面をみると、椎骨を境に背側の背身（セミ）と腹側の腹身（ハラミ）にわかれているのがわかります（**図14**）。背身は脂が少なくさっぱりしています。腹身は脂が豊富で、最腹側は特に脂が多くトロとよばれます。

お腹が減ってきましたが、続けます。

頸から下の骨格筋は、いずれも**体節**から分化してできます（頭頸部の一部の筋は神経堤由来です）。

体節というのは、胚の背側に現れる構造で、その名の通り細胞が節（ふし）の形に集まってできます。これが体の長軸に沿っていくつも連なります。胚葉でいうと、中胚葉になります。この体節から、骨格筋、椎骨、真皮ができます。それぞれの部分を、筋節、硬節、皮節といいます。

筋節はまず背腹2つにわかれます。背側を上分節、腹側を下分節といいます。切り身でいうと、背身と腹身です。魚類では、この上分節と下分節が成体でもわかりやすいんです。上分節からできた筋と下分節からできた筋では、神経支配もハッキリわかれています。上分節筋は、すべて脊髄神経後枝が支配します。下分節筋は、脊髄神経前枝が支配します。

ヒト（あるいは広く四足動物）の場合にこれがどうなるか？　下分節が大きく発達します。まず、下分節から体腔を囲む体壁の筋ができます。これは魚類でも同じですが、四足動物では内臓が大きくなるので、それを囲む壁の筋も大きくなります。また下分節から筋芽細胞が肢芽（四肢のもととなるもの）に遊走します。肢芽が伸びて四肢になるときに、その筋をつくるわけです。魚類の胸びれ、腹びれは四足動物の四肢と相同で、それらを動かす筋も下分節に由来します。

では、四足動物の上分節はどこに行ったのか？　こんどはステーキハウスに行ってTボーンステーキをオーダーします。

Tボーンの T は、腰椎を正中面で半切し、さらに横断して90度回転したものです。Tの横棒が棘突起、椎弓、椎体で、縦棒は横突起になります（**図15**）。

背側の肉がサーロインです。上分節由来で、解剖学的にいうと脊柱起立筋。脊髄神経後枝の支配です。サシがよく入ってジューシーでおいしいですが、硬い深筋膜（胸腰筋膜）に覆

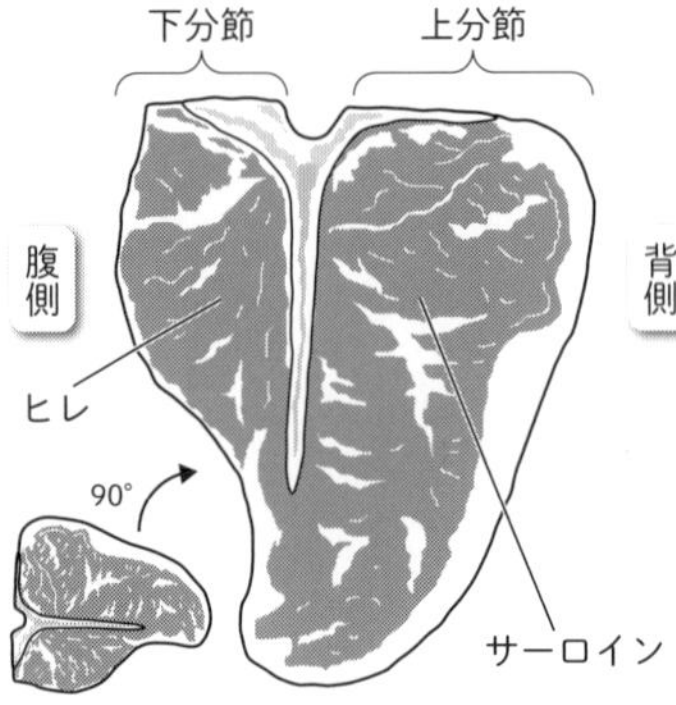

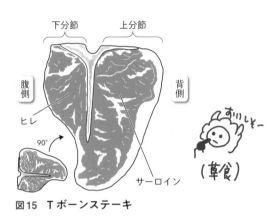

図15　Tボーンステーキ

われているのでスジ切りが必要です。

腹側のヒレは大腰筋です。これは下分節由来で、機能的には下肢に属し、股関節を屈曲させます。脊髄神経前枝のつくる腰神経叢が支配します。脂が少なく柔らかいです。横突起の端には腰方形筋の起始が付いているかもしれません。

まとめると、**サーロインは上分節で後枝支配で脂が多い、ヒレは下分節で前枝支配で柔らかい**。

お腹空いて、もうムリ?

背部でいうと、浅層の筋が上分節、脊柱まわりの深層の筋が下分節の筋になります。四足動物では下分節からできる上肢の筋が大きく発達して背部までくるのです。

背部にある上肢の筋

背中の皮膚と浅筋膜をとり除いたとき、まず現れる筋が、僧帽筋と広背筋です（37頁）。背部にありますが、上肢に属する筋です。フィットネスで、ダンベルやロープをもって上肢に負荷を乗せて鍛える「背筋」はおおむねこれらになります。

僧帽筋は肩甲骨を動かす三角形の筋です。起始が後頭部から胸椎にかけての幅広い正中線にあって、停止は肩甲骨と鎖骨です。

筋線維の走行をよくみてください。僧帽筋の上の方が肩甲棘の外側に、下の方は肩甲棘の内側に停止しています。そのため、僧帽筋が収縮すると、僧帽筋が胸壁の上で回転し、肩関節が上に傾きます。

左手で右肩を下向きにしっかり押しつけながら、右腕を外回りに挙上（外転）させてみてください。せいぜい外側90度までしか上がらないと思います。上腕骨が肩峰につかえて肩関節は水平までしか外転できないのです。肩を押さえるのをやめると、右腕はもっとあがります。このとき、肩甲骨が回転して肩関節自体を上に向けているのです。このときに働いているのが僧帽筋です。

僧帽筋は副神経（第11脳神経）に支配されていて、上肢の筋ではこれだけが脳神経支配になります。じつは僧帽筋は、胸鎖乳突筋（９章）といっしょに胚の端の方の中胚葉からできるのです[5]。例外として片付けるには大きな筋なので、いちおういっておきます。

広背筋も大きな三角形の筋で、胸椎の下半から腰にかけて起始して、上腕骨に停止します。電車のつり革につかまりながらこの本を読んでます？　電車が揺れたときに肘を引いて体勢を保持してくれているのが、この広背筋です。

デートでボートのオールをこぐとき、松葉杖で歩くとき、柔道で掴んだ道着を引くときなど、人生のいろいろな場面で活躍します。

広背筋の支配神経は、頸神経からくる胸背神経です。

僧帽筋、広背筋の深層には、肩甲骨を後ろに引く大菱形筋・小菱形筋があります。それらのさらに深層に上後鋸筋があり、広背筋の深層に下後鋸筋があります。これらは肋骨を上・下に引いています。

ここまでの筋はいずれも下分節で、僧帽筋以外は脊髄神経前枝が支配しています。これらをとりさると…やっと上分節です。

固有背筋

解剖学実習は前屈みの姿勢で作業することが多くて疲れます。小休止して背筋を伸ばしましょう。…はい、今、**固有背筋**が働きました。背部の深層にある筋で、上分節に由来し、脊髄神経後枝の支配を受けています。浅い順に大きく、「頭板状筋・頸板状筋」「脊柱起立筋・横突棘筋」「棘間筋・横突間筋」の3つに分けられます。いずれも脊柱や頭部の伸展や回旋に働きます。

このうち、**脊柱起立筋**（37頁）が最大で、棘突起と肋骨角との間のくぼみを縦に走っています。内側(ないそく)から順に、棘筋、最長筋、腸肋筋の3つにわかれています。

脊柱起立筋は、頸部から背部にかけての伸筋です。両側が収縮すると背筋が伸び、頭が反ります（伸展）。片側が収縮すると、そちら側に脊柱が曲がります（側屈）。お辞儀のときには脊柱が屈曲しますが、他の体幹の筋と協調しながら、脊柱起立筋も弛緩したり緊張したりして、体が前に倒れないよう支えています。

というようなものが固有背筋なのですが、解剖するとなるとじつは難解なのです。筋というと、両端にほっそりとした腱があり、その間にぷっくりと膨れた筋腹がある、紡錘形の筋を思い浮かべます。例えば、力こぶをつくる上腕二頭筋。こういう筋だと、起始・停止がはっきりしていて、まわりが筋膜で覆われているので、解剖しやすいです。

ところが、固有背筋は小さな筋束の集合体で、境界らしい境界がなく、筋束自体交錯しています。おのおのの筋束の起始と停止を見つけ、筋の表と突き合わせて、これは○○筋に属する筋束だなと、確認していきます。

あまり微視的に解剖していると混乱するので、遠目で見ることも重要です。その気で見れば筋膜でおおまかにわかれているのが見えてきます。それを目安に大きくより分けておきます。Tボーンステーキのサーロインの部分も、筋膜でちゃんと棘筋・最長筋・腸肋筋の3つにわかれています。

あ、もう食べちゃいました？

脊柱管と脊髄と馬のしっぽ

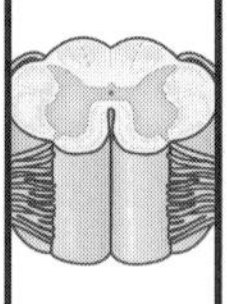

固有背筋の解剖がすんだら、筋や筋膜を脊柱から剥し、脊柱を露出させます。椎弓をノコギリやノミで切り、**脊柱管**を開きます。

椎弓を外すと脊柱管を後ろから見ることになります。まず見えるのが黄色い脂肪と青黒い静脈叢。どちらも脊髄を守るクッションになっています。これらをとり去ると、赤黒い丈夫な不織布のような膜が現れます。これが脊髄硬膜。

腰部で脊髄硬膜にハサミで切れ目を入れると、透明な液体があふれてきます。これを脳脊髄液といって、脳と脊髄はこの中に浮いた状態になっています。脳脊髄液で満ちている空間をくも膜下腔といいます。

いよいよこの中に脊髄があるはず、と、見当たりません。スダレのようなものがたくさん垂れ下がっているだけです。腰部の下の方には脊髄がないのです。脊柱管は頸椎から仙骨まで続いていますが、**脊髄は第1・第2腰椎間のあたりまで**で終わっています。それより上で探せば脊髄はすぐに見つかります。

脊髄が脊柱管の途中で終わっているのは、ヒトの発生と関係があります。

受精後3～4週目に、脳と脊髄のもとになる神経管という構造が背側にできます。それを覆うように頭蓋骨と椎骨ができます。つまり、最初は脊髄と脊柱管は同じ長さだったわけです。

このあと成長して体が大きくなっていきます。ところが、脊髄よりも脊柱の方が早く成長します。そのために、脊髄が相対的に上にずれていきます。脊髄の成長が脊柱に追いつくことはなく、新生児のときには脊髄の下端が第3腰椎付近まで上昇します。

一方で、脊髄神経は対応する椎間孔を通っているので、位置をずらすわけにはいきません。代わりに神経が伸びます。最初にみたスダレのようなものがそれです。これを**馬尾**といいます。見たまんまです。

ルンバール

ルンバールというのは、腰椎穿刺のことです。ドイツ語の「Lumbalpunktion（ルンバールプンクツィオーン）」からきています。むかしの日本はドイツから医学を学んだので、医学用語といえばドイツ語が長い間使われてきました。一部は隠語として今も残っています。

腰椎穿刺は、脳脊髄液を採取して調べたり、麻酔薬などの薬液をくも膜下腔に注入する目的で行います。脊髄や神経を傷つけるとたいへんなので、慎重にやります。

側臥位（横向き）で、冬眠しているリスのように体を丸めると、腰椎が後弯になり、棘突起の間隔が開きます。第3・4腰椎間、または第4・5腰椎間を見つけて、棘突起の間に専用の針をゆっくり刺していきます。針先が棘間靱帯を通る間は抵抗を感じますが、硬膜を越えてくも膜下腔に達すると、抵抗がなくなります。

脊髄は成人では第1・第2腰椎間、新生児でも第3腰椎のあたりで終わっています。穿刺位置をそれより低いレベルにすれば、針先には馬尾しかありません。スダレのような脊髄神経は、針が当たってもうまく逸（そ）れてくれます。

左右の腸骨稜の頂点を結ぶ線をヤコビ線といって、ちょうど第4腰椎のレベルになります。解剖学実習では棘突起を目視しながらこれを確認します。また、腰椎間や硬膜に実際に針を刺して感触を確かめたり、馬尾に針を突き立てて神経が逸れる様子をみたりもします。脊髄にも針を刺してみて、脊髄は逸れたりしないので針が刺さってしまうのも体験できます。

髄膜と神経根と脊髄

脊髄は3層の結合組織の膜に覆われています。合わせて**髄膜**といいます（**図16**）。脊柱管を開いて最初に見えるのが**硬膜**。丈夫なので切り開くのにハサミを使いました。硬膜の裏面にゆるく結合しているのが**くも膜**。その下の空間を**くも膜下腔**といって、脳脊

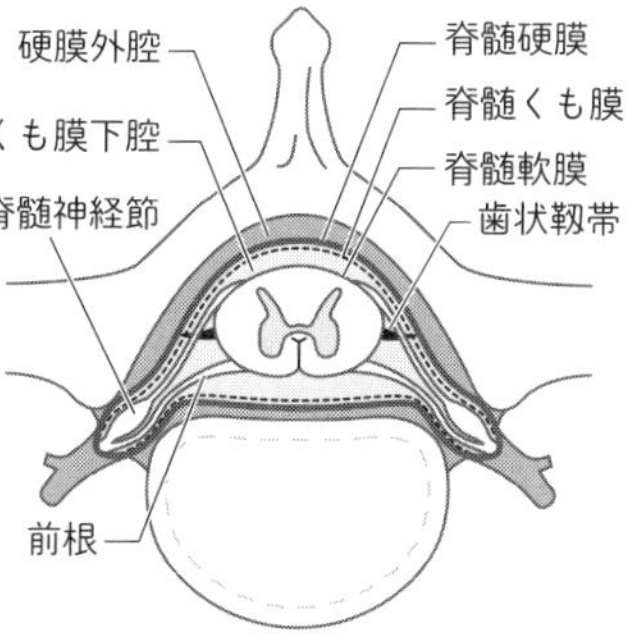

図16 髄膜

参考文献6より引用

髄液で満たされています。くも膜下腔には、くも膜から伸びる多数の索状の構造があります。それがちょうど蜘蛛の巣のように見えるのが、くも膜の名前の由来です。ただし、硬膜を開くと脳脊髄液は流出してしまうので、くも膜の索状構造は互いに寄り合ってしまい、蜘蛛の巣のようには見えなくなっています。つまり、医学生の「くも膜ってどれですかあ?」という質問が教員に襲いかかります。

脊髄表面は**軟膜**が覆っています。薄く、ふわふわした柔らかい膜で、くも膜の索に連続しています。脊髄の下端から下には軟膜だけがあり、白いヒモのようになります。これを終糸といいます。

脊髄の背面から、細い糸のようなものが縦2列に多数生えています。これが根糸で、集まって脊髄神経根になります。今は脊髄を背側から見ているので、後根になります。後根には感覚神経が通ってるんでしたね。

脊髄の側面から三角形の薄い半透明の膜が張り出していて、その頂点が硬膜の内面に付いています。これを歯状靱帯といい、脊髄を硬膜に固定する役割をします。歯状靱帯をそっと避けると、その前方にも根糸が見えます。これも集まって神経根をつくります。前根です。運動神経と交感神経が通っています。根糸が集まるポイントから硬膜が鞘のように伸び出します。神経根が椎間孔を通って外に出るまで、硬膜の鞘が神経根を覆っています。椎間関節をノミで砕いて椎間孔を開くと、後根神経節をみられます。

神経根を切って脊髄をとり出すと、胸髄がほっそりとしていて、頸髄と腰髄が少し膨らんでいます。これらを頸膨大、腰膨大といいます。ここから上肢と下肢に向かう神経が出るので、その分が太くなるわけです。

いくつかのレベルで断面をつくって、手元のアトラスと見比べると、レベルによって、灰白質の形や、白質と灰白質の割合などが違っているのがわかります。金太郎飴をつくり損ねたのとは違います。それぞれに意味があるので、考えてみましょう。例えば、胸髄から上位腰髄の灰白質には、前角と後角の間に、ちょっとだけ飛び出しがあります。これが側角で、交感神経の細胞体があります。

ふう、背部はこれで終わりです。はじめて経験する解剖学実習。慣れないことが多くてくたびれました。簡単にまとめてみます。皆さんも自分なりにまとめてみましょう。1セット

10個でどうです？

参考文献

（1）「ＰＴ・ＯＴビジュアルテキスト専門基礎　運動学　第2版」（山﨑　敦／著），羊土社，２０２２
（2）「図解　関節・運動器の機能解剖　上肢・脊柱編」（井原秀俊，他／訳），協同医書出版社，１９８６
（3）「プロメテウス解剖学アトラス　解剖学総論／運動器系　第2版」（坂井建雄，松村讓兒／監訳），医学書院，２０１１
（4）「グレイ解剖学アトラス（原著第3版）」（Drake RL，他／著，秋田恵一／監訳），エルゼビア・ジャパン，２０２１
（5）Kwang HC, et al：Fetal development of the human trapezius and sternocleidomastoid muscles. Anat Cell Biol, 53：405-410, 2020
（6）「臨床につながる解剖学イラストレイテッド」（松村讓兒／著，土屋一洋／協力），羊土社，２０１１

まとめ

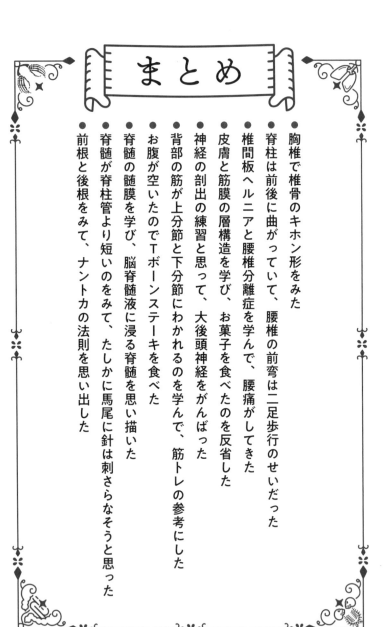

- 胸椎で椎骨のキホン形をみた
- 脊柱は前後に曲がっていて、腰椎の前弯は二足歩行のせいだった
- 椎間板ヘルニアと腰椎分離症を学んで、腰痛がしてきた
- 皮膚と筋膜の層構造を学び、お菓子を食べたのを反省した
- 神経の剖出の練習と思って、大後頭神経をがんばった
- 背部の筋が上分節と下分節にわかれるのを学んで、筋トレの参考にした
- お腹が空いたのでTボーンステーキを食べた
- 脊髄の髄膜を学び、脳脊髄液に浸る脊髄を思い描いた
- 脊髄が脊柱管より短いのをみて、たしかに馬尾に針は刺さらなそうと思った
- 前根と後根をみて、ナントカの法則を思い出した

第3章 上肢

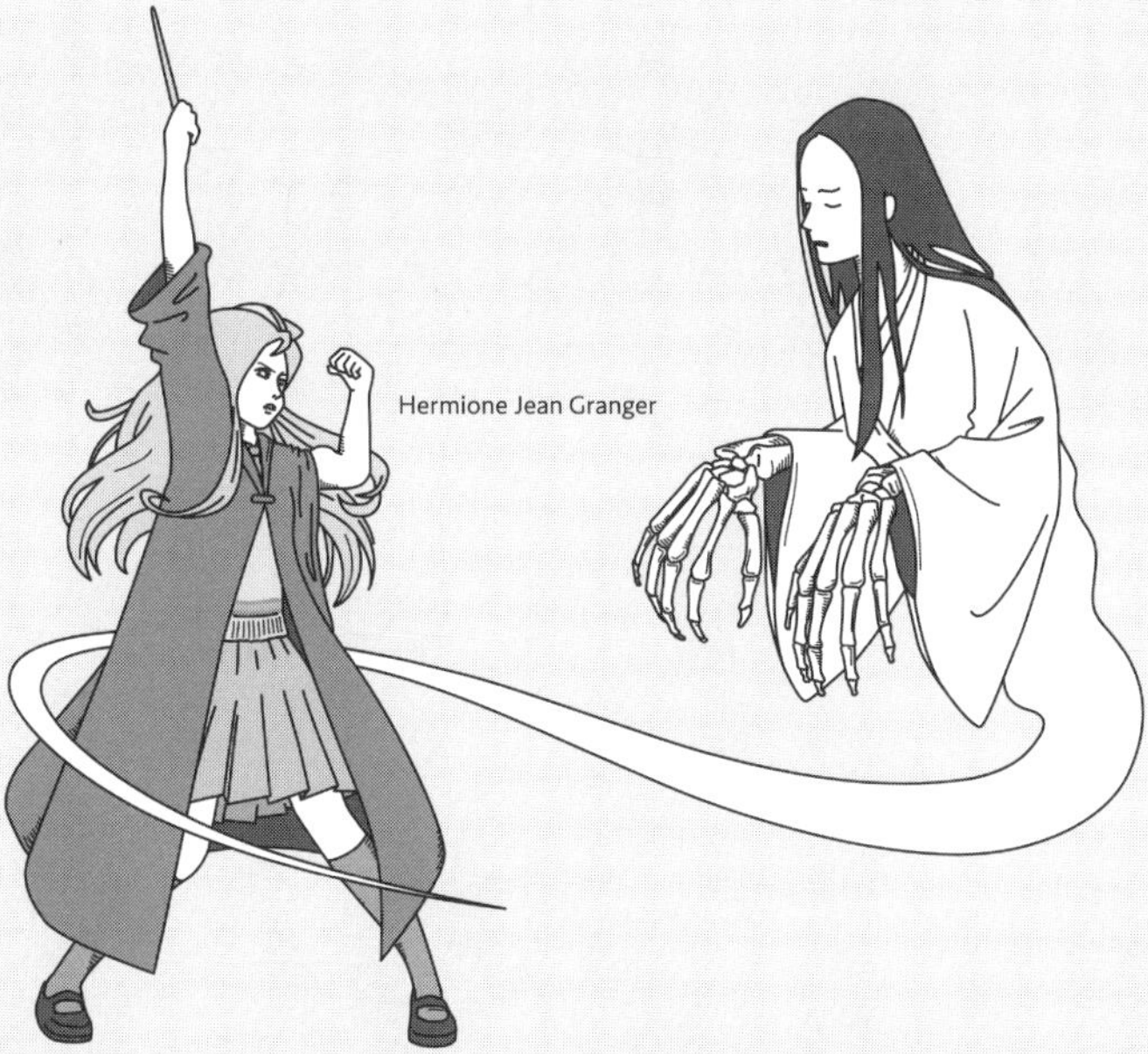

ここから上肢の解剖をみていきましょう。

上肢や下肢の解剖では、それが動くしくみを学ぶことが大切です。また、太い血管や神経が通っているので、それらも学んでいきましょう。

背部でやったのと同じように、まず骨格をヒントに上肢の概略を学んでいきます。

上肢の骨格をみよう

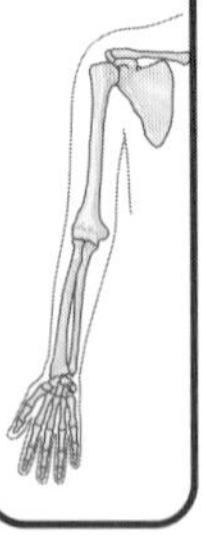

上肢を4つに区分しましょう。**上肢帯**、**上腕**、**前腕**、**手**、です（**図1**）。たぶん「上肢帯」だけ、聞き慣れないのではないでしょうか。腕と体幹とを結びつけている、肩の部分です。これをつくっている骨は、2つ。**肩甲骨**と**鎖骨**です。

肩甲骨

肩甲骨は三角形の骨で、肋骨の背側にあります（**図1**、28頁、図7）。肩甲骨があることで腕を自在に動かすことができます。肩甲骨は体表からよく見えるし、触れて形を確認することもできます。家族か友人をつかまえてきましょう。

肩甲骨にはたくさんの筋が付着しています。それらの筋が肩甲骨を胸郭上で支え、肩関節で上腕骨を動かします。筋が付着する場所として、肩甲骨にはいろいろな突起やくぼみがあります（**図2**）。下角、内側縁、外側縁は触れてよくわかります。上角と上縁は僧帽筋に隠れているので体表からはわかりにくいです。

背面には日時計のような突起があって、肩甲棘（きょく）といいます。肩甲棘の外側端は前方にカーブして拡がっています。ここを肩峰（けんぽう）といいます。スーツをあつらえるときに袖の長さを測り

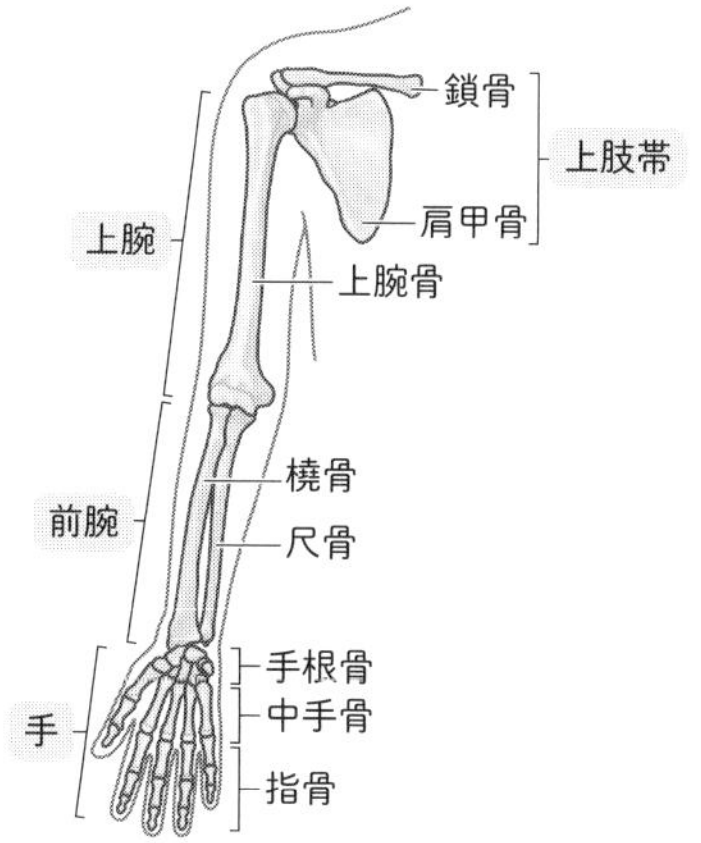

図1　上肢（右）の骨格

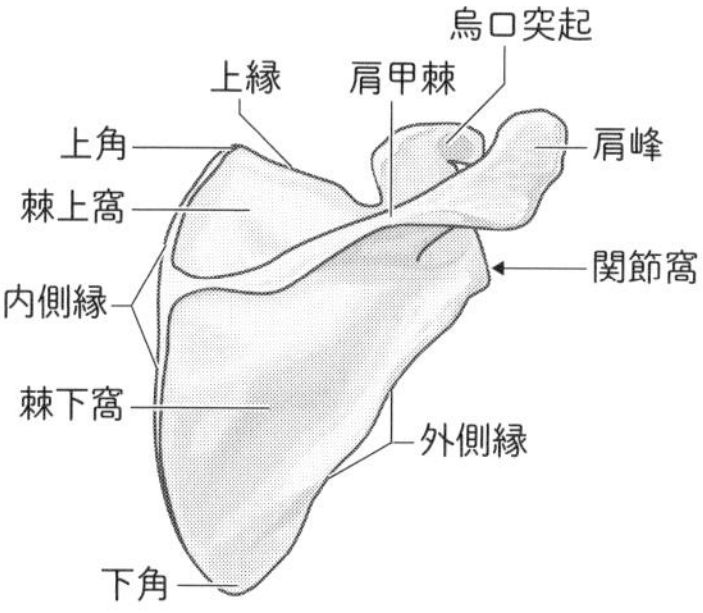

図2　肩甲骨（右）を背中側からみた図

ますね。肩峰はその起点になります。肩甲棘の上下は凹面になっていて、棘上窩、棘下窩といいます。

肩甲骨の前面は平らで、少し凹面になっています。ここが胸郭に面するので、カーブが胸郭の凸面に沿っているわけです。

前面の外側端にドアレバーのような形の突起があります。これを烏口突起といいます。

「ウコウ」ってなにさって？

烏口突起の「烏」は、カラスのことです。つまり、カラスのくちばしのような突起という意味ですね。はい、わかります、どこが似てるんだっていいたいんですね。私もそう思います。

でも、漢字は間違わないように。「鳥（とり）」にそっくりですが、カラスは全身真っ黒で眼がどこにあるかわからないので、その分の1画が少ないです。「烏（からす）は己が仔を一番色白となす」なんていう、「親の欲目」の意味の熟語といっしょに味わっておきましょう。

ちなみに、鳥類では烏口突起は烏口骨として肩甲骨から独立しています。羽ばたきで生じる翼への負荷に耐えています。烏口骨という名称はトリともくちばしとも関係なく、烏口突起に相同だということからきていて、ヒトの解剖学名が先なんです。なんかややこしいですけど。

肩甲骨を外側（がいそく）からみると、楕円形の関節窩が見えます。ここに上腕骨頭（後述図5）が接して肩関節をつくります。上腕骨頭が半球状で、肩甲骨の関節窩が浅いお皿のような形なので、**肩関節はヒトの関節のなかで最も自由に動かせ、反面、不安定な関節**です。

実際に肩関節を組合わせてみると、上腕骨頭を肩峰と烏口突起が囲っているのがわかります（**図1**）。これらは上腕骨頭とは関節をつくりませんが、肩関節を安定にし、動きを規制するのに役立っています。実際、上腕骨自体は水平位までしか外転できません。腕を上に挙上するときには、肩関節で上腕骨が水平位まで外転し、さらに肩甲骨が回転し関節面を上に向けています。

肩甲骨と体幹とのつながり

人体には骨がおよそ200個ありますが、いずれも互いに関節でつながっています。どの骨も関節を辿れば体幹までいきます。スポーツ選手も楽器奏者も体幹を鍛錬するのは、そういうことなんでしょうね。例外は舌骨で、これは喉頭を頭蓋骨から吊っている筋の中継点になっています。

もう1つの「ほぼ」例外が肩甲骨です。「ほぼ」というのは、鎖骨が体幹と肩甲骨をつないでいるからです。つないでいるといっても、肩甲骨の動きを安定化させるくらいの働きです。

肩甲骨は胸郭の背面にあって、そこをスライドするように動きます。これを司るのが、体幹と肩甲骨を結ぶ筋です。柔軟な筋でつながっているために、肩甲骨は胸郭上をとても自由に動き、上肢の大きな動きを支えています。

下肢で肩甲骨に対応するのは寛骨で、仙骨と関節をつくって骨盤をつくります。この関節はほとんど動きません。上肢と対照的です。

上肢帯を支えている筋は、まとめて「マスキュラー・スリング」ともよばれます。対応する日本語の専門用語はありませんが、直訳すると「筋性懸架帯」くらいでしょうか。体幹から起始した筋群が肩甲骨を背腹両方向に引っ張り合っているわけです。ちなみに「筋肉少女帯」というロックバンドがありますけど、それとは違います。

大・小菱形筋（37頁）は、胸椎の棘突起と肩甲骨の内側縁の間にあり、肩甲骨を後ろに引きます。それにちょうど対立する働きをするのが前鋸筋で、肋骨に起始して肩甲骨内側縁に停止します。

小胸筋は、肩甲骨を前下方に引き下げます。大胸筋は、上腕骨だけでなく肩甲骨も動かします。

僧帽筋は、三角形の筋なので収縮する部分によっていろいろな作用になります。肩甲骨をもち上げたり、引き下げたり、後ろに引いたりします。上肢の挙上のときには、肩甲棘をレバーのように使って肩甲骨を回転させます。肩甲挙筋は、頸椎の横突起と肩甲骨の上角とを結んで、肩甲骨を上に引き上げます。

ハーマイオニーの挙手

上肢の挙上といえば、マグル出身の優等生、ハーマイオニー・グレンジャー（※1）の挙手を思い出します。ピッと垂直に挙がる、美しい挙手です（**図3**）。ハーマイオニーの手のひらが外側（がいそく）を向いているのに気がつきましたか？　このとき、上腕骨は**内旋**しています。印象的な挙手です。どうして印象的なんでしょう？

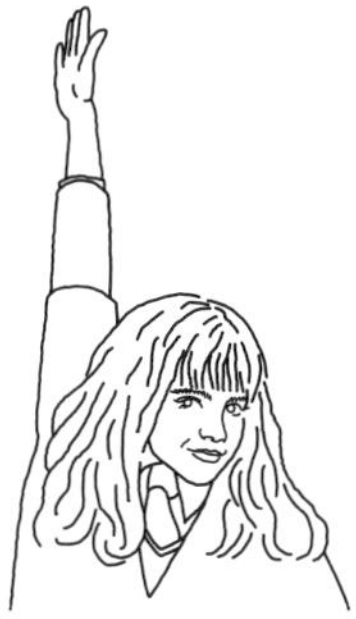

図3　美しい挙手

上腕骨の内旋ってどういうことと？　はい、「小さく前へならえ」をしてください。そのまま前腕を水平に内向きに回転させます。このときに上腕骨が内旋しています。反対が外旋です。

肩峰を反対の手で押さえて肩甲骨が動かないようにし、手のひらを上に向けて上腕を外転させてください。上腕は水平まで止まります。上腕骨と肩峰とが干渉するためです。ここで手

※1　『ハリー・ポッター』シリーズの登場人物。

のひらを下に向けてみましょう。肩がごりごりっとなって、上腕が水平よりちょっとだけ下がります。このとき、上腕が**内旋**して大結節が肩峰に当たり、干渉が増えるのです。

ハーマイオニーの挙手は、めずらしい挙手です。ハーマイオニーは体が柔らかいのもあるんでしょうけど、それでも肩をめいっぱいもち上げて、上体も傾けていっしょうけんめい腕を伸ばしています。

美しくて儚い鎖骨

デコルテの開いた服のときに気になりますね、**鎖骨**。アルファベットのSを引き伸ばしたような、曲線の美しい骨です（**図4**）。皮膚のすぐ下にあって、全長にわたって体表から触れられます。

鎖骨は、肩甲骨を体幹にリンクさせて動きを安定化させます。

内側端がずんぐりと太く、外側端は平たくなっています。内側端は胸骨の胸骨柄に、外側端は肩甲骨の肩峰に接して、それぞれ胸鎖関節、肩鎖関節をつくります（**図4**）。

一般に、骨標本で骨同士を組合わせて関節を再現すると、関節面がよく適合することが多いです。ところが、胸鎖関節はちっとも形が合いません。

なぜかというと、鎖骨と胸骨柄との間に軟骨の板が1枚挟まっていたからです（軟骨は骨

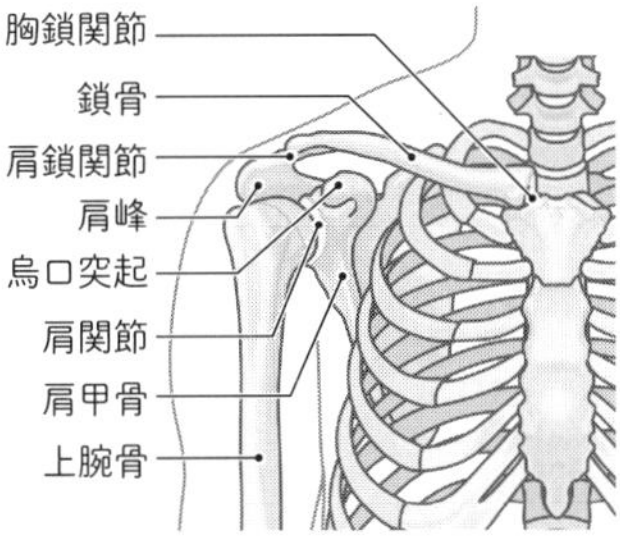

図4　肩まわりの骨格

標本には残っていません）。こういう軟骨を**関節円板**といいます。柔軟な関節円板があることによって、骨の間のギャップが埋められ、胸鎖関節はあたかも球関節のように自由度の高い動きをします。上下・前後・回旋が可能です。肩甲骨の自由な動きを確保しながら、胸鎖関節を支点にして支えているわけです。

胸鎖関節に比べると、肩鎖関節の動きは少ないです。鎖骨の外側部と烏口突起の間に烏口鎖骨靱帯が張っていて、肩鎖関節とともに「2点支持」になっているからです。

鎖骨骨折

鎖骨は肩甲骨を一手に支えています。そのために骨折の多い骨でもあります。スケボーの転倒やバイク事故で、肩から地面に激突したようなときに多いです。ゆるくS字にたわんだ鎖骨を、両端から押しつぶす感じです。

鎖骨の下には腕神経叢という神経の束が走っていて、鎖骨骨折に巻き込まれて傷つくこともあります。

骨の発生と成長

機が熟した気がするので、骨がどうやってできるのか、どのように成長するのかを説明します。

胎内での骨のできかたには、2通りあります。軟骨内骨化と膜内骨化です。骨ができるときには、まずひな形がつくられます。**軟骨内骨化**では、そのひな形が軟骨でできます。軟骨がリン酸カルシウムを主成分とする骨質で置き換えられていき、骨になります。一方、**膜内骨化**では、線維性の結合組織でひな形ができ、そこに骨質が沈着して骨になります。

体の大半の骨は、軟骨内骨化でできます。つまり、先生から試問で「この骨はどちらの骨化でできた？」と聞かれてわからなかったら、「膜内骨化です」と答えてみたらいいのです。答えがありきたりだとクイズにならない、が成り立つ先生の場合ですけど。

骨の骨化は、誕生後も続き、小学校高学年頃に完成します。その後も、骨は成長を続け、長く、太く、厚くなっていきます。そこでも、2つのしくみがあります。

1つは**骨端軟骨**。長骨（四肢の細長い骨）や短骨（指などの短い骨）の骨端と骨幹との間には、骨化せずに残る軟骨があります。これが骨端軟骨で、成長板ともよばれます。その名のとおり、ここから骨質が付け加わることによって、骨の長さの成長が起こります。骨端軟骨での骨質の追加は成長が止まる成人まで続き、その後は骨端軟骨自体も骨化して骨端線という跡が残るだけになります。

もう1つは**骨膜**。骨の表面は緻密な結合組織で覆われていて、骨膜といいます。ここから骨質が骨の表面に加わることで、骨は太く、厚くなります。これも成長期までで止まります。ただし、骨折で骨が失われたときには、再び骨膜からの骨化がさかんになって、骨を修復します。

鎖骨の発生はちょっと変わっている

四肢の骨は、軟骨内骨化でできます。例外が1つ。鎖骨です。

鎖骨の発生は線維性のひな形ではじまります。膜内骨化ですね。その外側部と内側部の2カ所で骨化がスタートします。2つの骨化点はいずれ合わさるのですが、そこが少しずれて鎖骨のS字カーブができます。その後、内側端と外側端に軟骨のひな形ができ、軟骨内骨化で全体が完成します[1]。

鎖骨は、古代の絶滅した硬骨魚類のときにはすでにあったと考えられています。しかし、現代の魚類、両生類、爬虫類では、失われてしまいました。多くの哺乳類でも、鎖骨は失われたか、痕跡的になっています。ヒトのようにちゃんとした鎖骨をもつのは、むしろ少数派です。

ネコの鎖骨は申し訳程度しかなく、関節もありません。そのために、肩を大きく動かすことができます。獲物に忍び寄るときに肩を背側に引いて体を沈め、襲いかかるときに前肢を大きく伸ばして獲物を捕らえられるのは、いずれも鎖骨がチビているおかげです。

ヒトでも鎖骨を欠損する先天異常があります。頭蓋骨の形成不全も伴うことがあり、鎖骨・頭蓋異形成症とよばれます。鎖骨と頭蓋骨の膜内骨化の部分が、同じしくみでできるためです。

上腕骨

肩と肘の間の部分を上腕といいます（図1）。いわゆる二の腕ですね。ぜい肉の話ではないので安心してください。

そこにある骨が**上腕骨**です（図5）。上腕骨の上端を**上腕骨頭**といい、ツルンとした半球状になっています。上腕骨頭は少し内側に傾いていて、肩甲骨の関節窩と接して肩関節をつくります。

上腕骨頭の縁は少しくぼんでいて、ここを**解剖頸**といいます（※2）。

そこからさらにくびれていきます。ここを**外科頸**といいます。外科頸には膨らみが2つあり、外側のを大結節、内側のを小結節といいます。これらは筋が停止する場所になっています。

上腕骨の中央の骨幹部は、ほっそりと長くなっています（※3）。その後面に斜めに溝があり、**橈骨神経溝**といいます。名前の通り、橈骨神経が接していた跡です。骨幹部で骨折すると、橈骨神経が傷つくことがあります。

骨幹部は下端に向けて拡がっています。この下端部を遠位端といいます。遠位端には、膨らみが3つ並んだ部分があり、**上腕骨滑車**といいます。ここが肘関節をつくります。上腕骨後面の上腕滑車のすぐ上には深いくぼみがあり、**肘頭窩**といいます。ここに尺骨の肘頭が入ります。遠位端の内側と外側は飛び出していて、それぞれ**内側上顆**、**外側上顆**といいます。

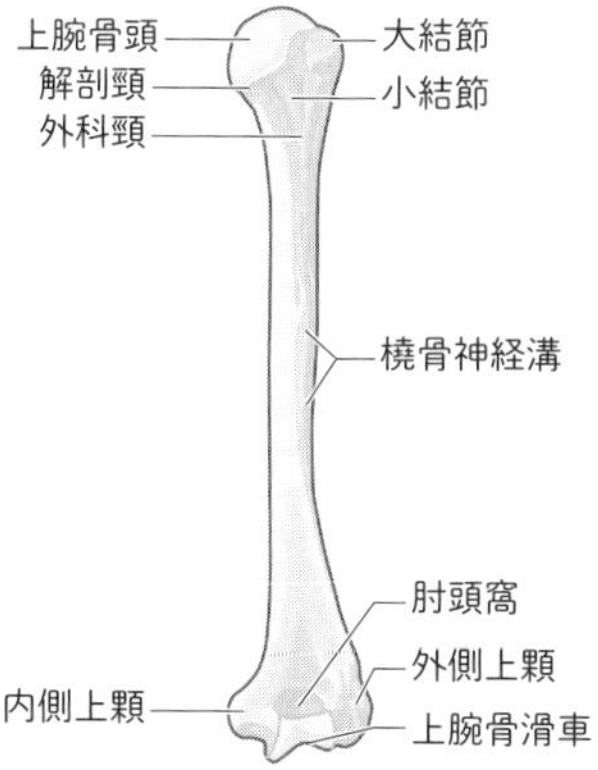

図5　上腕骨（後面）

※2　解剖頸はもともと骨端軟骨があった場所です。成長が止まる時期に骨端軟骨は骨化します。その名残が解剖頸です。
※3　外科頸は骨折の起こりやすい場所として知られています。このまわりを腋窩神経が通っていて、骨折のときに巻き込まれて麻痺になることがあります。そういうわけで、整形外科医には外科頸が大切になっているのです。

肘のビリビリ

肘が机の角に当たって、電気が走ったようにビリビリしたこと、皆さんありますよね。上腕骨の内側上顆と上腕骨滑車との間に溝があって、ここを尺骨神経が通ります。この溝を尺骨神経溝といいます。体表からもよくわかるので、試しに押してみましょう。あのビリビリが蘇ってきますよ。

マジな話をすると、担架で運ばれた患者さんで尺骨神経麻痺が起こることがあります。担架の棒のところにちょうど尺骨神経溝が当たることがあって、そのせいです。

こんなふうに、圧迫によって生じる神経の障害を、圧迫性ニューロパチーといいます。腕枕などでも起こります。

橈骨と尺骨

肘から手首までを前腕といいます。前腕には骨が2本、横並びにあります。親指側が**橈骨**（とうこつ）、小指側が**尺骨**（しゃっこつ）です（**図6**）。

橈骨の上端（近位端＝体幹に近い方）を橈骨頭といい、車輪のような形になっています。尺骨の上端を肘頭といい、フック船長の義手のような曲がった形です。この特徴で見分けることができます。これらと上腕骨滑車との間で肘関節ができます。つまり、**肘関節は、上腕骨・橈骨・尺骨の3つの骨でできた複合的な関節**なのです。

前腕に骨が2本あるのは、前腕の動きに関係していますす。このあと説明しますね。

前腕の回内・回外

前腕は屈曲・伸展の他に、ねじる動きもします。前腕をねじって手を翻すことができるわけです。内向きにねじる運動を**回内**（かいない）、外向きにねじるのを**回外**（かいがい）といいます。

回内・回外のとき、肘関節では橈骨だけが回転します。解剖学的正位では橈骨と尺骨は平行に並んでいますが、そこから**回内させると橈骨が尺骨の前で交差**します（**図7**）。このとき、橈骨の遠位端は、尺骨の遠位端のまわりを衛星運動します。

回内のときに働く筋は、円回内筋と方形回内筋の2つ。回外のときも、回外筋と上腕二頭筋の2つです。円回内筋、方形回内筋、回外筋は、どれも停止が橈骨に巻き付いていて、収縮すると巻き付きがほどけて橈骨が回転します。こま回しですね。

ちょっと体感してみましょう。

肘の外側を反対の手で触れると、上腕骨の外側上顆の飛び出しがみつかります。そのすぐ末梢側で、橈骨頭を摘まめます。そのまま前腕を回内・回外させると、中で橈骨頭がグルグ

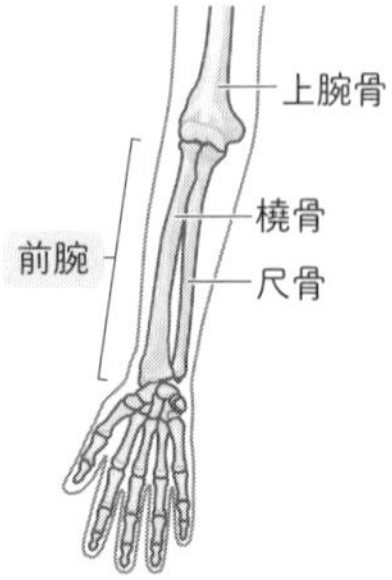

図6　橈骨と尺骨

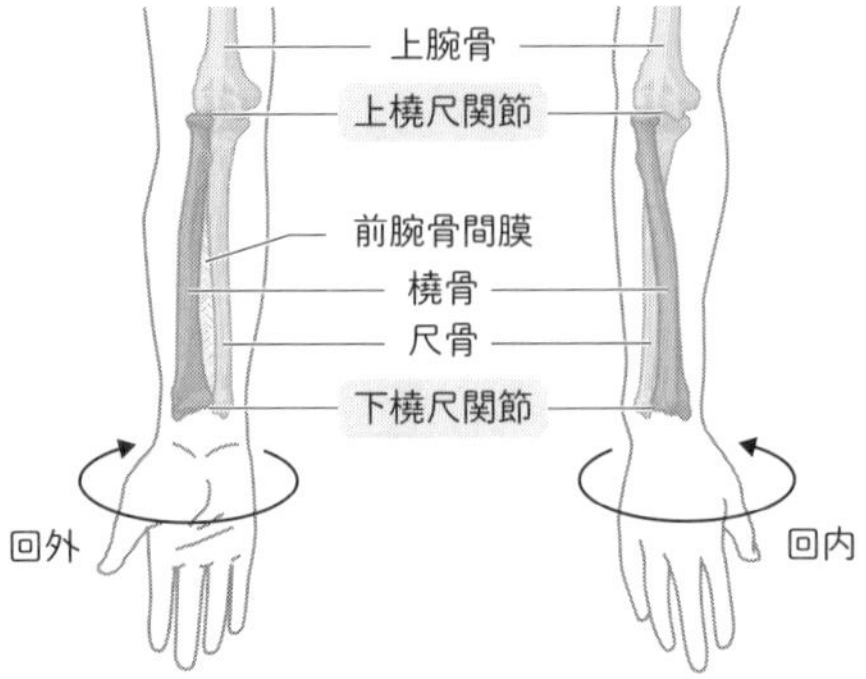

図7　腕を内向きにねじると橈骨が尺骨の前で交差する
参考文献2をもとに作成

ル回ってるのを感じられます。

尺骨の遠位端もつまんでみましょう。前腕を軽く回内・回外させると、尺骨は回転していないのがわかります。大きく回内させると、つまんでいる指がはねのけられます。衛星運動してきた橈骨端です。

橈骨は、尺骨と交差したときに干渉しないように、少し曲がっています。橈骨の「橈」にはたわむという意味があります。同義の漢字が「撓」で、熟語の「不撓不屈」に使われます。先生や上司にいわれます？　大丈夫、多少曲がっていた方が都合よいものです。

橈骨のすっぽ抜け、肘内障

橈骨頭を尺骨に押さえつけているのが、輪状靱帯です。橈骨頭が輪状靱帯からすっぽ抜けることがあります。これを肘内障（ちゅうないしょう）といいます。関節が外れかかった状態、亜脱臼の1つです。まだ靱帯などが柔軟な、6歳くらいまでの小児に多いです。

典型的なのは、親が小さな子どもの手を引いていて、子どもが思うようについてこないものだから手を強く引っ張ってしまったとき。あるいは逆に、手をつないでいた子どもが何かおもしろそうなものを見つけて急に走り出してしまい、親がついて行けずおっとっと、というようなとき。子どもが急に肘を痛がって泣き出し、腕をだらんと下げたまま動かさなくなります。じっとしていれば痛みは出ませんが、動かすと痛いです。

慣れた人がやれば、外れた橈骨頭を簡単にスポンと戻すことができます。成功すればすぐに痛みがなくなり、腕を動かせるようになります。ただし、もとの状態に戻すには骨折のないことが条件なので、それを診断できる医師にお願いしましょう。

全国のお父さんお母さん、お子さんがぐずっても手をいきなり引っ張っちゃダメですよ！ほら、そういうお休みの日って、近くのお医者さんも休診ですから。

手の骨

手にはたくさんの骨があります。大きく3つに分けて考えましょう（**図8**）。

手の付け根をつくっている骨が**手根骨**です。全部で8つあって、それぞれ名前が付いていますす（**図9**）。医学生はそれを覚えないといけないですが、語呂があるので大丈夫です。手

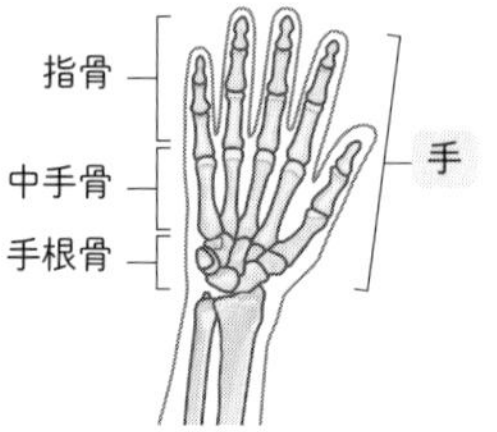

図8　手の骨

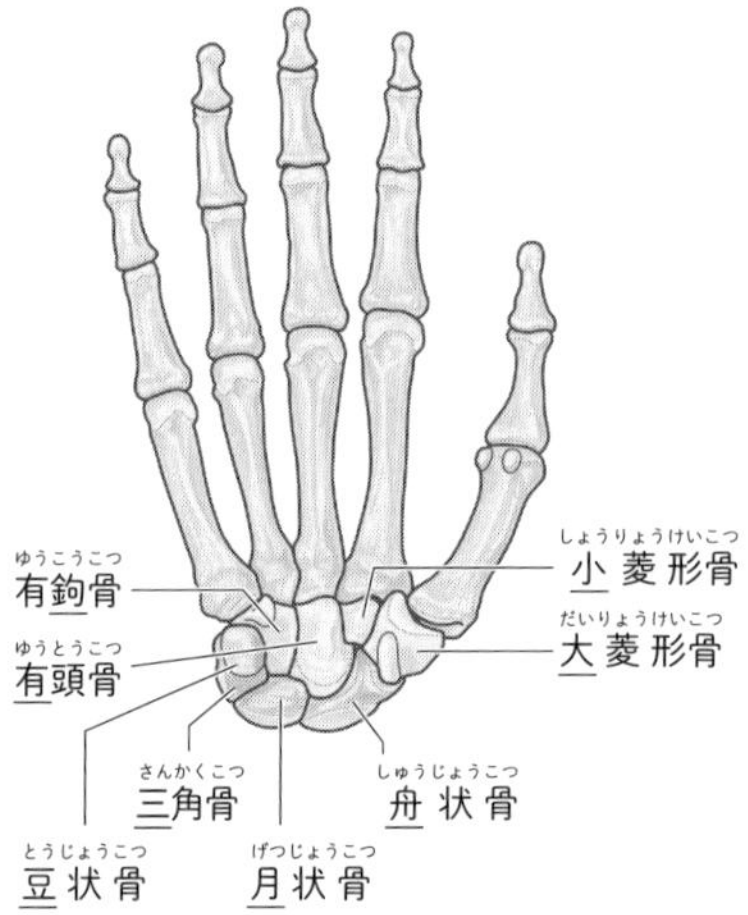

図9　手根骨（右手）

のひら側からみたとき、腕に近い側の小指側からスタートして、反時計回りに手根骨をいったものです。

父さんの月収、大小有効
（意：お父さんのお給料は、多くても少なくてもありがたいね）
つまり
豆状骨　三角骨　月状骨　舟状骨　大菱形骨　小菱形骨　有頭骨　有鉤骨

これを医学生がみなくり返し唱えます。医学生のお父さんの感涙にむせぶのが目に浮かびます。

中手骨は、手根骨と指の間にある骨で、指の数だけ5本あります。手根骨と中手骨とで手のひら（手の甲）ができます。中手骨のそれぞれに**指骨**が付いて、指になります。

指骨の数は指によって違います。おやゆび（母指）は2つで、腕に近い側から**基節骨**と**末節骨**。ひとさしゆび（示指）、なかゆび（中指）、くすりゆび（薬指）、こゆび（小指）は3つで、基節骨と末節骨の間に**中節骨**が加わります。

1つ余分な手根骨

上肢と下肢の構造はおおむね似ていて、発生するしくみも共通しています。こういうのを相同といいます。比較しながら考えていくと、勉強を省力化できます。

手根骨は8つでした。ところが足根骨は7つです。余分なのは豆状骨です（**図9**）。

豆状骨は、じつは体の支えとして役立っている骨ではありません。尺側手根屈筋の腱の中にできた骨で、腱が手根骨とこすれるのを防いでいます。こういうのを**種子骨**といいます。豆状骨から靱帯が有鉤骨と第5中手骨に伸びています。これは機能的には尺側手根屈筋の腱の続きです。

ちなみに膝蓋骨（ひざのお皿）も種子骨です。これは大腿四頭筋の腱にできたものです。

おいでおいでとバイバイ

手首の関節を**手関節**といいます。関節をつくる近位側の骨は、橈骨と尺骨。遠位側は、手根骨の三角骨、月状骨、舟状骨です。尺骨と手根骨の間には少し隙間があるのですが、ここには関節円板があります。それによって、前腕の回内・回外のときの骨の当たりが緩和されます。

手関節の関節面は全体に楕円形をしています。こういう関節を**楕円関節**といって、楕円の長軸と短軸を中心とした二方向の回転が可能です。

手だけでおいでおいでとバイバイをしてみてください。これができるのが手関節です。あ、おいでおいでは「和式」でお願いします。「米式」を日本人がやるとサマにならないですよね。

ちなみに、バイバイのとき、外転（手首を親指側に曲げる）よりも内転の方がよく曲がります。これは尺骨端が少し引っ込んでいて、手根骨と衝突しにくいからです。バットやラケット、ゴルフクラブをもつときに、この特性が活きてきます。

転んで手を突いてからなんか痛みがとれない

手根骨のうち、骨折を起こしやすいのが、**舟状骨**です。転んで地面に強く手を突いたときなどに折れやすいです。普通の骨折はX線写真で診断できますが、舟状骨骨折は折れたところが写真に写りにくいです。痛みが強くないことが多く、知らずに放置してしまうことがあります。

舟状骨を栄養する動脈は、じつは遠位側から遠回りして舟状骨に達します。治療しないと折れた近位側が壊死（えし）することがあります。

簡単な診断は、触診です。母指を強く外転させると、その付け根にくぼみができます。ここを解剖学的嗅ぎたばこ入れといって（後で詳しく…）、その底に舟状骨があります。そこを押して痛かったら、たぶん骨折してます。

より確かな診断にはＭＲＩです。ＭＲＩを使うと、骨折して炎症を起こしている部分を描出することができます。

中手骨と陣形

手根骨と指骨の間の骨が、中手骨です。手の甲からよく触れられます。中手骨は英語でphalanx（ファランクス）といいます。ファランクスは、古代において槍と盾を構えた歩兵が密集して並んだ陣形のことです。この陣形のまま突撃し、前列の兵が倒れると順に後ろの兵が交代します。

グーパンチのときに相手に当たるのは中手骨の先端です。歩兵たちが敵に突き立てる槍に似てますね。バルカン砲とレーダーを組合わせた戦艦用の全自動迎撃装置もファランクスといいます。専守防衛の自衛隊の護衛艦にも装備されています。

なんだか、攻撃的な気分になってきました？　上肢は骨だけでも学ぶことが多かったので、ストレスが溜まったんですね。少し休みましょうか。

筋膜と静注

そろそろ、上肢の軟部組織をみていきましょうか。軟部組織というのは、骨ではない組織、X線写真に映らないものをまとめていいます。この前に学んだ上肢の骨と合わせ、上肢の動くしくみに着目していきましょう。筋、筋膜、神経が重要になってきます。それらの間を走る血管も重要です。

背部の皮膚と比べて、上肢の真皮は薄いです。浅筋膜でよく見てほしいものが、浅筋膜を走る静脈、皮静脈です。

浅筋膜の脂肪が少ない人なら、赤黒い**皮静脈**が透けて見えます。脂肪が多いと、黄色い脂肪から静脈が見え隠れする感じになります。

上肢の静脈

腕に注射されたことは、誰にでもあるでしょう。採血や献血のときにも腕を使います。上肢の浅筋膜には太めの皮静脈が多く通っています。注射に使うのはこういう静脈です。四肢では一般に動脈が深部を通って末梢に動脈血を送り、多くの静脈血は皮静脈を通って戻ります。皮静脈は近位側で深筋膜を貫いて深部に入っていきます。

上肢の皮静脈は大きく２本あります。橈側皮静脈と尺側皮静脈です（**図10**）。**尺側皮静脈**は前腕の内側からはじまり、上腕二頭筋の内側を少し走った後、深筋膜を貫いて深部に潜り、腋窩静脈になります。**橈側皮静脈**は、前腕の外側の浅筋膜からはじまり、上腕二頭筋の外側を通って、中枢に向かいます。三角筋と大胸筋の隙間を通ったあと深部に潜り、腋窩静脈に合流します。

深部にももちろん静脈はありますが、皮静脈より細めです。前腕には尺骨静脈、橈骨静脈、前・後骨間静脈があり、２本の上腕静脈に合流します。これらも腋窩静脈に合流します。

肘窩の皮静脈と注射

静脈注射でよく使われるのが、肘窩（ちゅうか）（肘の**うちがわ**）の皮静脈です。

駆血帯で軽く上腕の中ほどをしばると、皮静脈が圧迫されて血流が途絶えます。そうすると、末梢側の皮静脈が膨れてきます。しばる位置が上過ぎると、尺側皮静脈が深部に潜ってしまっているので、圧力が及びにくく効果が薄くなります。下過ぎると注射のジャマになります。しばるのが強すぎても痛いだけなのでほどほどに。

しばったら、手をにぎにぎします。こうすると前腕の筋が動き、その隙間の静脈を押します。四肢の静脈には弁があるので、静脈が押されると血液が心臓に向かって流れていきます。これを筋ポンプ作用といいます。このしくみを利用して皮静脈をより膨らませます。

肘窩の皮静脈が青黒く膨れてきましたか？　そっと触れるとプニプニした感触があります。外側（がいそく）、内側、中央の3カ所に皮静脈を触れられるはずです。外側の皮静脈が橈側皮静脈、内側のが尺側皮静脈です。中央のは**肘正中皮静脈**です（**図10**）。ただし、皮静脈のパターンは人によって多様です。剖出したときにみた皮静脈を思い描き、浮き出た静脈をめがけて、針を刺します。痛いのは針が皮膚を通るときだけなので、そこをスッとやり過ごすのです。

肘窩の皮静脈の近くには皮神経も多く走っています。注射のときに「痺れませんか？」と確認されるのは、針が神経に当たっていないかの確認です。皮神経は皮膚を支配するだけなので、仮に当たってもたいしたことはないです。ただし、**肘正中皮静脈の奥には正中神経が通っています**。これは前腕や手の筋を支配しているので、傷つけると運動麻痺になります。深さのレベルが違うので正中神経に針が当たることは稀ですが、この辺りの解剖を知らないと見当がつかずに正中神経を傷つけるかもしれません。

実習で筋膜のレイヤーを意識して剖出していたら、肘窩の皮静脈とその奥の正中神経の深さの違いを、筋膜をむしりとる労力で思い知ります。実際に解剖して、感触の記憶から得られる立体感覚です。

針先が静脈に入ると血液が針に入ってくるのでわかります。注射のときは、ここで駆血帯を外して血流を開放し、薬液を注入します。採血の場合は、採血が終わるまで駆血帯は外さずにおいて、針を抜く直前に駆血帯を外します。

針を抜いたら数分間圧迫し、止血を待ちます。圧迫をしないで放っておくと皮下に出血して青あざになってしまいます。注射が上手でも、針が細くても出血はあります。**圧迫はちゃんとしてくださいね**。

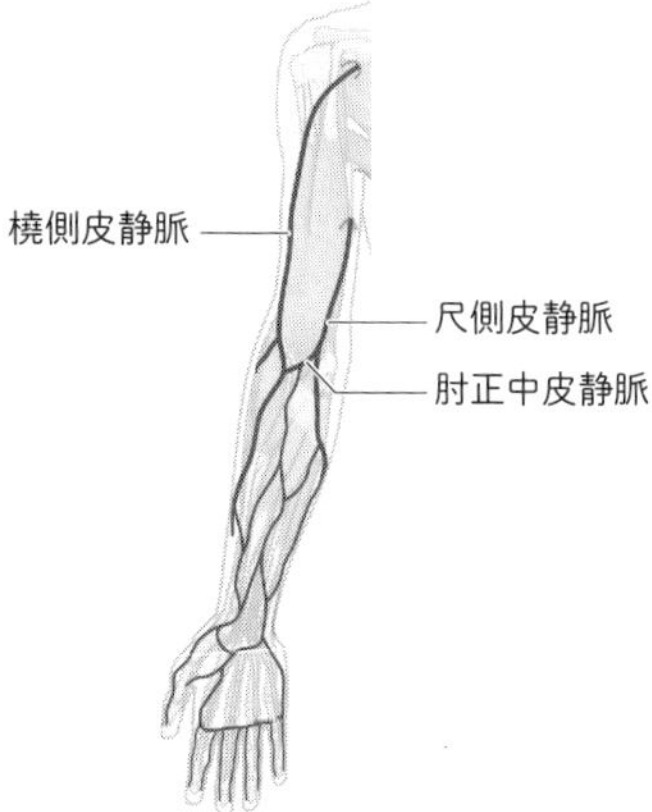

図10　上肢前面の皮静脈

三角筋と筋注

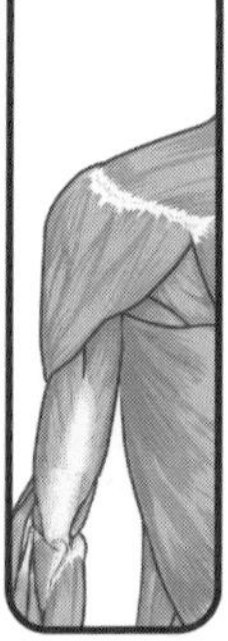

肩まわりの筋をまとめておきましょう。

肩の膨らみをつくっているのが、**三角筋**です（37頁）。肩甲棘から肩峰を回って鎖骨まで、広い範囲に起始しています。そこから上腕骨に向かって収束して、外側面にある三角筋粗面に停止します。三角筋の主な作用は、上腕の外転です。

ワクチン接種と三角筋

日本ではワクチン接種は上腕の皮下接種が多いのですが、新型コロナウイルスワクチンでは**三角筋への筋肉注射**が指定されています。医療関係者もあまり馴染みがなかったりして、やりかたを再確認しました。

三角筋は肩をはだけるだけでアクセスできるので、筋肉注射の部位としては一般的です。しかし、近くに重要なものがあります。三角筋の裏には**腋窩神経**があり、背内側の近くに**橈骨神経**が通っています。上腕骨頭とすれるところには滑液包（粘液が入っている袋で、摩擦を低減している）もあります。注射位置には注意が必要です。

神経や滑液包を避けるために、腋窩の前後にあるヒダの上端の高さかつ肩峰の真下のポイントがオススメされています。教科書的には、肩峰から「三横指下」（指を3本並べた幅）というのが標準でした。現場の混乱を避けるために、それもＯＫになっています。

筋肉注射のあとは、反対の手で数分間よく押さえて止血を待ちます。むかしは揉んでくださいといわれましたが、今は揉まないことになっています。ごく稀（接種１００万回あたり数回程度）にアナフィラキシー・ショックが起こるので、接種後15分間は待機しましょう。血管迷走神経反射といって、緊張でふっと気が遠くなることも稀にあります。心配な人は横になって注射することもできるので、予診の医師にいってくださいね。

回旋筋腱板

三角筋をめくり返すと、上腕骨頭と肩関節が見えてきます。上腕骨頭を肩甲骨に押しつけている筋も見えます。

回旋筋腱板は、これらの筋の腱の集まりで、ローテーターカフともいいます。肩関節は、高い自由度と引き換えに、体の中でとりわけ不安定でもあります。回旋筋腱板をつくる筋がそれを補強しています。靭帯による補強とは違い、筋なので柔軟性に優れていて、肩の動きを妨げずに支えられます。

回旋筋腱板の筋は4つあって、いずれも肩甲骨に起始して上腕骨頭をとり囲むように停止します。肩甲骨の前面に起始するのが肩甲下筋。前面の筋はこれだけです。肩甲下神経支配で、上腕を内旋させます。

肩甲骨の後面には筋が3つあります（37頁）。肩甲棘の上に棘上筋があり、三角筋とともに上腕を外転させます。肩甲棘の下に棘下筋、そのまた下に小円筋があり、どちらも上腕を外旋させます。棘上筋と棘下筋は肩甲上神経が支配しています。小円筋は三角筋と同じで、腋窩神経が支配します。

回旋筋腱板損傷

回旋筋腱板が傷つくことがあります。原因には、転倒などによる外傷のほか、スポーツでの肩の使いすぎがあります。また、加齢によるすり切れも原因になります。

特に損傷されやすいのが、棘上筋腱です。肩峰と上腕骨頭との間の狭い隙間を腱が通るうえ、血流が特に乏しいためです。すり切れて腫れると、空間に余裕がないために血管が圧迫されてしまいます。すると血流が余計に少なくなり、傷が治りにくくなって悪化が進みます。筋力低下と痛みで上腕を外転できなくなります。

軽度の損傷では、安静と消炎鎮痛剤の服用、回旋筋腱板を強化する運動で治療します。腱が完全に断裂したような重度の損傷では、内視鏡手術による修復が必要になります。

神経の束──腕神経叢

腋窩の皮膚の下には、まばらな浅筋膜がまずあります。そして、褐色のグニグニした感触の塊があります。リンパ節です。これらをとり除いていくと、何本もの太い神経の束が動脈を囲んでいるのが見えてきます。腕神経叢と腋窩動脈です。

腕神経叢はＣ５からＴ１までの脊髄神経前肢に由来する神経の集まりで、いずれも上肢を支配しています（**図11**）。脊髄神経が脊柱を出て、分岐と吻合（ふんごう）をくり返しながら多くの神経を出しています。数が多いので同定するのも覚えるのもたいへんです。まあ、かまわず試験に出しますけど。

ここは、神経の枝の同定の練習でもあります。分岐吻合のパターンには個人差があるので、

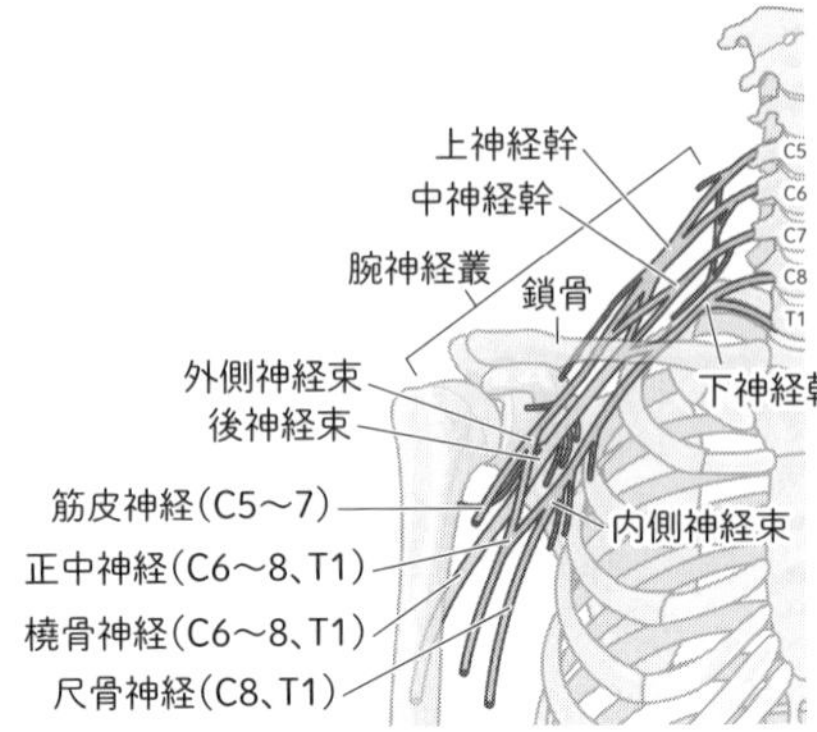

図11　腕神経叢の模式図

解剖図と突き合わせて同定しようとすると間違ってしまいます。枝がどこを通るのか、何を支配しているのか、できるだけ末梢まで剖出し、つきつめて決めていきます。

ここでは腕神経叢の神経のなかから、重要なものをみていきます。

Ｃ５〜Ｃ７から分岐する神経が集まって最初にできる神経が、長胸神経です。これは胸壁の側面を下って、前鋸筋を支配します。

その後も神経は分岐吻合をくり返します。大きく、上腕の後面に回り込む神経と、前面を通る神経に分けてみましょう。

後面に回る神経は、腋窩神経と橈骨神経です。**腋窩神経**は、上腕骨の外科頸を後ろから前へぐるりと回ります。そして、三角筋と小円筋を支配します。上腕骨が外科頸で骨折すると、腋窩神経が巻き込まれて麻痺してしまいます。

橈骨神経も上腕の後ろに回り込み、上腕骨の後面を斜めに突っ切ります（**図11**）。骨の表面を走るので、上腕骨が骨幹部で骨折するとこれも巻き込まれます。橈骨神経は上肢の伸筋を支配するので、腕や指を伸ばせなくなります。

上腕の前面を通る神経は３本あります。外側から内側の順に、筋皮神経、正中神経、尺骨神経です。**筋皮神経**は上腕の屈筋を支配します。**正中神経**と**尺骨神経**は、前腕から手の屈筋を支配します。

腕神経叢損傷

上肢の神経の怪我に、**腕神経叢損傷**というのがあります。上肢が急激に引っ張られて、脊髄神経が引き伸ばされたり、神経根が脊髄から引き抜かれてしまった状態です。

バイク事故やハシゴからの落下で肩から地面にたたきつけられたようなとき、腕神経叢の上位レベルの脊髄神経根、Ｃ５とＣ６が損傷されます。これを上位型腕神経損傷といいます。

このとき、腕がだらりと垂れ下がり、手のひらが背側を向く、特徴的な姿勢になります。これを、Waiter's tip position といいます。後ろ手にそっとチップを渡されたときのウエイターですね。

主な神経では、腋窩神経と筋皮神経が麻痺します。三角筋の麻痺のために上腕を外転できず、小円筋の麻痺のために上腕が内旋します（**図12**）。上腕の屈筋が麻痺するので、肘が曲がらなくなります。上腕二頭筋には前腕の回外の作用もあるので、麻痺すると前腕が回内してしまいます。成長してからの腕神経叢損傷、特に神経根引き抜き損傷は、予後不良、つまり治りにくいです。

　出産の際に赤ちゃんが産道を通りにくいときにも、肩が産道に引っかかるなどして上位型損傷が起こることがあります。これは、Erb麻痺とよばれます。新生児のErb麻痺は数週間で治ることが少なくないです。もっとも、現在は危険な分娩は帝王切開で回避されるので、Erb麻痺の頻度は少なくなっています。

　ちなみにErbは、これを最初に記載したドイツの神経内科医、Wilhelm Heinrich Erbに由来します。ドイツ語だとアープ、英語読みはアーブです（hをサイレントにしたherbと同じ）。日本ではエルブ、エルプと表記されることが多いです。

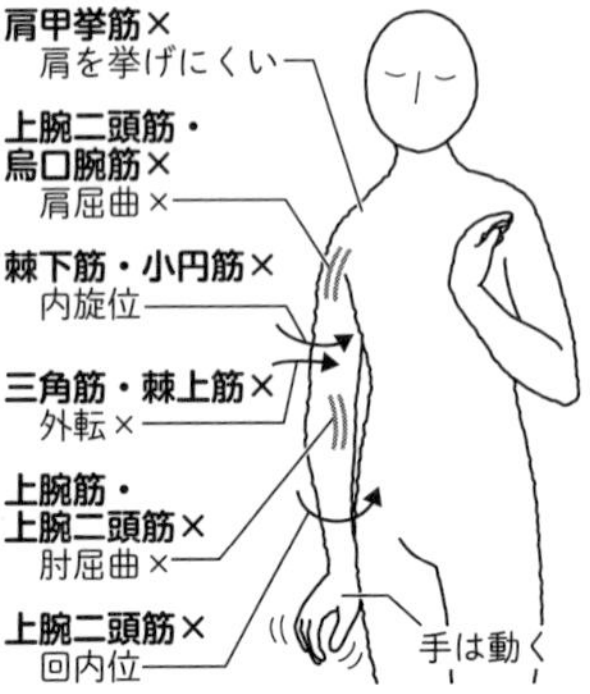

図12　神経の麻痺と動かしにくい場所

上肢の深筋膜とコンパートメント

　浅筋膜をとり除くと、深筋膜が現れます。2章の皮膚のところで学びました。

上肢の深筋膜は丈夫で、上肢全体をストッキングのように覆っています。上肢には筋がたくさんありますが、この深筋膜があるので上肢を激しく動かしても筋がブレずにいられます。

二の腕がぷるぷるしてます？　筋が弛緩しているときはおのずとぷるぷるなので、普通です。トレーニングで筋の量を増やすと深筋膜が張ってぷるぷるしにくくなりますが、腕は太くなります。あ、浅筋膜の脂肪が多かったですかね？

上肢の筋は筋膜によっていくつかの区画に大きく分けられています。この区画を**コンパートメント**といいます。上肢は、前部コンパートメントと後部コンパートメントの2つ、前腕もやはり前部コンパートメントと後部コンパートメントの2つです。

深筋膜からわかれて骨に達する筋膜があり、筋間中隔といいます。また、前腕では橈骨と尺骨との間に**骨間膜**という特殊な筋膜が張っています。筋間中隔と骨間膜によって、上肢の筋を分ける区画、すなわちコンパートメントができています。

コンパートメントごとに筋がいくつか含まれますが、いずれも**作用が共通していて、同じ神経で支配されます**。コンパートメントごとにまとめて作用と神経を覚えておくと、暗記の量を節約できます。

上腕と前腕の前部コンパートメントに含まれる筋はいずれも屈筋です。上腕は筋皮神経、前腕は正中神経と尺骨神経が支配します。上腕と前腕の後部コンパートメントの筋は伸筋で、上腕も前腕も橈骨神経支配です。

力こぶの筋

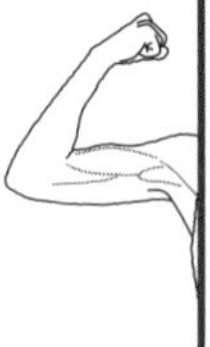

じつは、コンパートメントは上肢に限らず、下肢にも、頸にも、胸部や腹部にもあります。**人体は筋膜でこまかく区分けされてできている**のです。そうした区分けが医学的にも大切になることが多いです。病変が生じたときコンパートメントで遮られてその外に及びにくい、逆にコンパートメント内だけで病変が進んでとり返しがつかなくなる、などいろいろです。

　解剖学実習のときもコンパートメントを意識して作業したいところなのですが、深筋膜も筋間中隔も、結局は結合組織なんですよね。剖出を何日も続けていると、視界を遮る結合組織が宿敵のように思えてきます。根こそぎ郭清（かくせい）しないと気がすまなくなります。そういう気分のまま剖出していると、いつのまにかコンパートメントの境がなくなっていて、なにがコンパートメントだったのか、わからなくなりがちです。**いやきっとそうなります**。

　剖出のためには筋膜をいずれとり除かないといけないのですが、脳内で筋膜をイメージしながら解剖を進めます。筋膜の固さや剥離のときの感触に注意して、コンパートメントの境を見分けていきます。結合組織をむしるのに没頭するのではなく、少し俯瞰でみながらやるのがコツです。

上腕の屈筋は3つ、烏口腕筋、上腕二頭筋、上腕筋です（**図13**）。上腕の前部コンパートメントにあって、筋皮神経が支配します。上腕二頭筋と上腕筋は、肘関節の強力な屈筋です。負荷をかけて肘を曲げると力こぶになる、ボディービルダーの象徴的な筋ですね。

烏口腕筋は、肩甲骨の烏口突起と上腕骨との間を引っ張って、上腕を内転させます。筋皮神経が烏口腕筋を貫いていて特徴的なので、簡単に神経を同定できます。

上腕二頭筋はその名前の通り、近位側が長頭と短頭にわかれています。短頭は烏口突起に

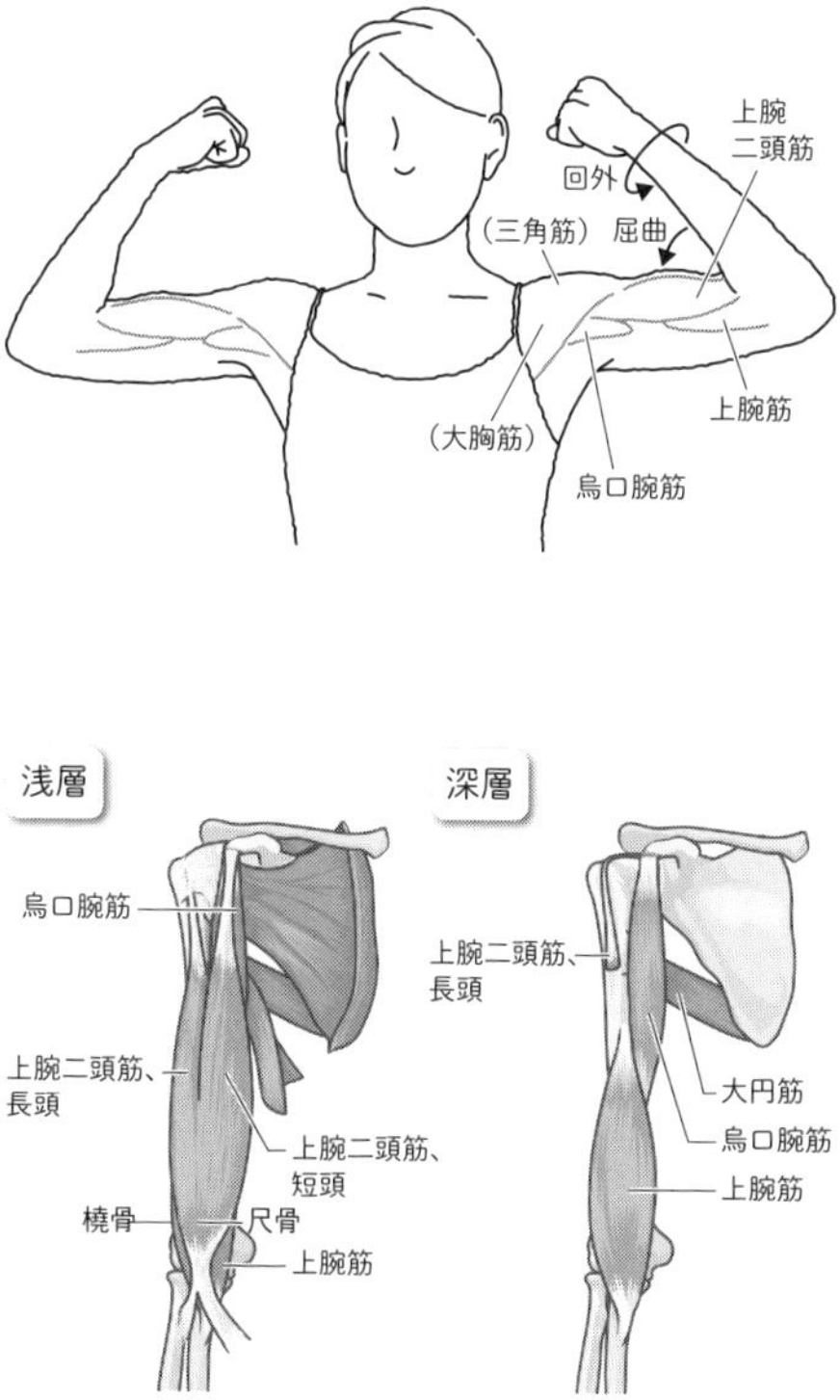

図13　上腕の屈筋

起始します。長頭はちょっと変わっていて、肩関節の中を通っています。停止は肩甲骨の関節窩の上の縁です。このために、上腕二頭筋には肩で腕を外転させる作用がちょっとだけあります。

じつは、上腕二頭筋の遠位側も2つにわかれています。1つは橈骨の近位側の内側にあるでっぱり、橈骨粗面に停止します。作用点が橈骨の長軸より内側にオフセットしているので、橈骨を引っ張って肘を曲げると同時に、橈骨を外旋させて前腕の回外を起こします。力こぶをつくろうとすると前腕が自然に回外してこぶしが自分の顔に向くの、わかりますか？　上腕二頭筋の作用です。もう1つの停止も変わっていて、フワッと扇状に拡がって前腕内側の深筋膜に付着し、深筋膜ごと前腕を引き上げます。

上腕筋は上腕骨の中ほどから起始して、尺骨の前面に停止します。上腕二頭筋より深くにあるので体表からは目立たないですが、肘の屈曲の主動筋、つまり一番強い力を出す筋です。力こぶをつくろうとすると、上腕筋が膨らんで上腕二頭筋をもち上げ、上腕二頭筋の膨らみが強調されます。

上腕三頭筋と橈骨神経

上腕の背側コンパートメントには、**上腕三頭筋**が1つだけあります（37頁）。1つだけって、いいですよね。覚えるのが楽です。三頭筋の名前の通り、近位側が3つにわかれています。

長頭は肩甲骨の関節窩の下の縁に起始します。このために、上腕三頭筋には上腕の内転の作用が少しあります。外側頭と内側頭は上腕骨の背面に起始します。停止は肘頭です。これによって肘関節を伸展させます。

外側頭と内側頭の隙間を橈骨神経が通っていて、三頭筋を支配しながら、前腕に向かっています。

前腕の筋は多い

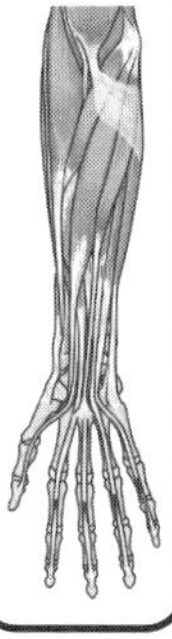

先にいっておきます。**前腕から先では筋は数が多いです**。一つひとつに没頭するとキリがないので、フワッとまとめながらとらえていきましょう。とはいえ、筋が減るわけではないし、試験にも出ますけどね、ふっふっふ。

前腕の筋は大部分、手と指を動かします。そして、前腕の筋も上腕と同じく、コンパート

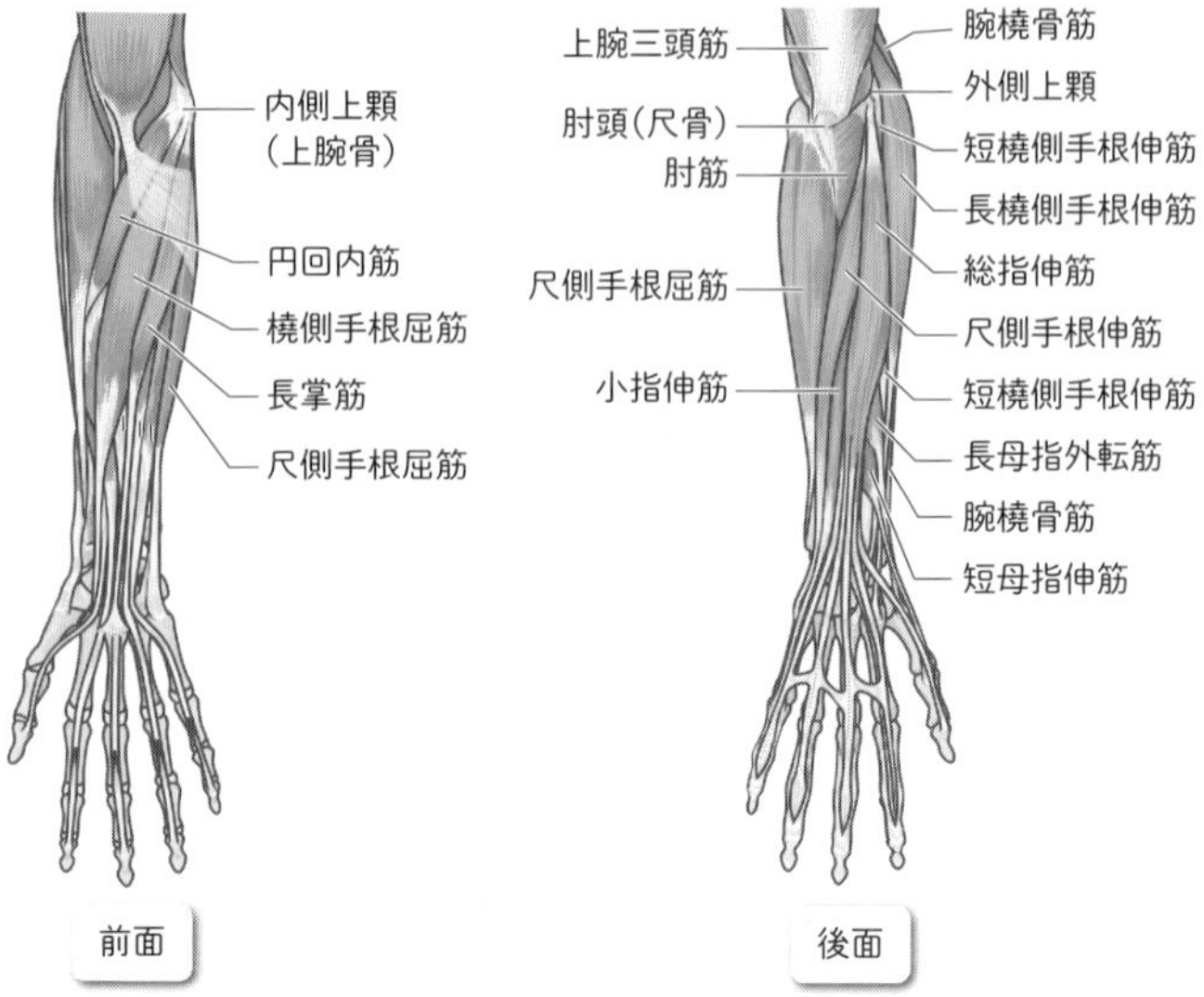

図14　前腕の筋（浅層）

メントで前後にわかれているので、まとめて考えていくといいです。

前部コンパートメントの筋は屈筋で、手関節と指を屈曲させます。支配神経は正中神経と尺骨神経で、大半は正中神経、尺側の一部の筋が尺骨神経になります。**後部コンパートメントの筋は伸筋で、手関節と指を伸展させます**。支配神経は橈骨神経です。

前部コンパートメントの筋は、浅層、中間層、深層と分けてまとめると少しわかりやすくなります。後部コンパートメントは、浅層、深層です。

どちらも浅層の筋をまとめてみましょう（**図14**）。前部コンパートメントの浅層の筋は、いずれも上腕骨の内側上顆やその付近に起始します。そこから斜めに拡がるように手根骨や指に停止していきます。後部コンパートメントの浅層の筋は、いずれも上腕骨の外側上顆やその付近に起始します。これらもそこから斜めに拡がるように手根骨や指に停止していきます。

腕の力を抜いてだらりと下げると、前腕が自然に回内して手が内側に向きます。解剖学的正位にはなりません。**前腕浅層の筋が、屈筋・伸筋とも斜めのねじれた向きに付いているので、ねじれが戻る向きに回内する**わけです。

前部コンパートメントの中間層・深層や、後部コンパートメントの深層の筋は、起始が橈骨・尺骨や骨幹膜になります。

あったりなかったりな長掌筋

前腕の前部コンパートメントの筋で、一番浅層にあるのが**長掌筋**です（**図14**）。あなたの腕にもありますか？

両方の手を組んで、一方の手関節を曲げようとしながら他方の手で押さえると、押さえられた手首の真ん中に数㎜の太さのスジが立ちます。これが長掌筋の腱です。長掌筋は手掌腱膜に停止していて、手掌腱膜は手から指にかけての掌側の皮膚に付着しています。何かを握るときに皮膚がずれるのを手掌腱膜が防ぎ、長掌筋がそれを引っ張っています。

体操選手は鉄棒や吊り輪の演技のときに、プロテクターを手に装着しています。長掌筋と手掌腱膜を強力にしたようなものですね。これだけで鉄棒を握る力が半分ですむといいます。長掌筋の腱が出てこない？　じつは、日本人では長掌筋は4％の人で欠如しています。なくても心配ないです。私も右腕のがないのですが、解剖を習うまで気づきませんでした[3]。

進化上、長掌筋は哺乳類になってから現れたらしいのですが、どうも退縮する傾向にあるようです。ネコにはありますが、イヌにはありません。霊長類でも、ゴリラでは4分の1、チンパンジーでは4分の3で欠如しています。停止位置も、ネコでは基節骨、バクでは手根骨、コアリクイでは屈筋支帯になっていて、一定しません。

進化過程でできたはできたけど結局あんまり使わなかった、という感じでしょうか。ヒトが全員体操選手だったら、長掌筋はもっと健在だったかもしれませんが。

脚は立ってねじれて、つま先立ちになってきた

ヒトの前腕の筋がなんとなくねじれている感じなのは、どういうことなんでしょう？　進化を遡るとヒントがあります[4]。自分の四肢で動物をまねてみましょう。

両生類や爬虫類の四肢は、体幹の側面に付いています。そのため、腹部を地面にこすりながら移動します。四肢が短いので体幹をくねらせて歩幅を稼ぎますが、それでも速く走るのは難しいです。肘や膝は背側を向いています。前腕や下腿が回旋してつま先を頭側に向けます。

哺乳類では、四肢が体幹の下に移動し、体幹を浮かせて立ち上がります（イヌやネコを想像して下さい）。上腕が外旋、大腿が内旋し、肘が体の尾側、膝が頭側を向きました。脚長が増して速く走れるようになりました。つま先は前肢、後肢とも前を向きます。そのため、前腕は回内位が基本になりました。下腿は回旋しなくてもよくなりました。

ヒトの前腕が自然な位置では回内するように前腕の筋が配置されているのは、四足動物が立ち上がる進化の過程を引き継いでいるからなんですね。

ヒトでは踵が地面につきますが（蹠行性（しょこうせい）といいます）、脚長をかせいで走力を増すために、イヌやネコなどでは踵がもち上がって指だけが地面に付くようになり（趾行性（し））、シカやウマなどでは指先だけで立つようになりました（蹄行性（てい））。

ちなみに、蹠行性から趾行性への進化は恐竜でも起こりましたが、恐竜は鳥類に姿を変えました。鳥類では大腿骨が体幹に隠れ、外に出ているのは下腿から先です。フラミンゴの膝が後ろに曲がっているように見えますが、あれは踵です。

ビールジョッキの筋

夏の夜の街の広場という広場で、オトナたちが生ビールをジョッキで飲み交わします。ドイツのミュンヘンではオクトーバーフェストといって秋の大規模なお祭りでビールジョッキを空けていきます。大ジョッキになると容器となかみを合わせて約1kgあります。店員さんたちは、このジョッキを何杯も掴んでテーブルに運んでいきます。

このときに、前腕は屈曲・回外位になっています。この状況でさらに筋力を追加しているのが、前腕の腕橈骨筋です。肘の外側で目立つ隆起をつくるので、逞しさアピールになります。機能的には屈筋になります。

腕橈骨筋は前腕の後部コンパートメントにあって、支配神経も橈骨神経なので、じつは前腕の伸筋群のなかまです。しかし、腕橈骨筋だけ筋腹が肘関節の前を通ります。進化の過程で前腕が内旋していったために、**腕橈骨筋の位置が変化して屈筋の働きをするようになった**んですね。

手を動かすたくさんの筋

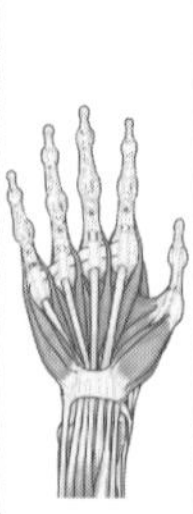

整形外科医が手の修復にとり組もうとしたむかし、手は「神の領域」とよばれていました。構造が複雑・繊細すぎて、機能を回復させるのが難しかったのです。今は手の治療は整形外科の専門領域になっていて、特別に訓練された医師が「手外科専門医」として認定されてい

ます。手を自分ではじめて解剖したとき、つくりが精密なのにおどろいたのを思い出します。「神の領域」というのも確かだなと。

子どもから大人まで、遊びから仕事まで、手は何かと使われ、酷使されがちです。手がどのようにして動くのか、調べてみましょう。

手を動かしているのは、腱で指を引っ張っている前腕の筋と、手の中にある内在筋です。

まず、前腕から手に入っている腱を確認していきましょう（**図15**）。屈筋は前部コンパートメントにあって支配神経は正中神経と尺骨神経、後部コンパートメントの伸筋は橈骨神経でしたね。

前腕屈側の筋の腱は、屈筋支帯をくぐって指に向かいます。母指には長母指屈筋の腱、他の指には、浅指屈筋と深指屈筋の腱が指ごとに1本ずつ。ええと、全部で9本ですね。これらが指を曲げます。

浅指屈筋の腱は二股にわかれて中節骨に停止します。股の間を**深指屈筋**の腱が通り抜けて末節骨に停止します。指の掌側では靱帯のループが腱をおさえていて、指を曲げても腱が指に沿うようなっています。これを**線維鞘**と

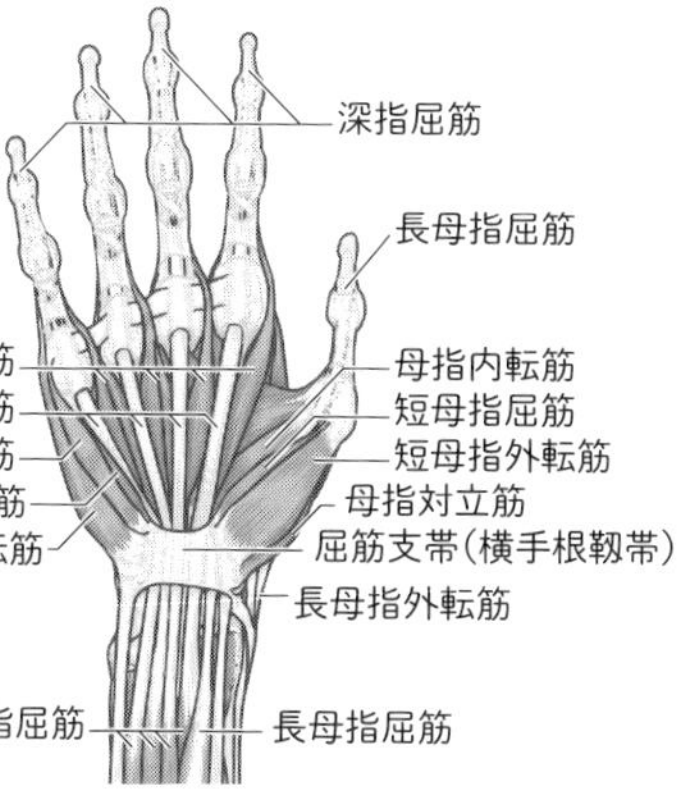

図15　手の筋

いいます。関節のところは特に厚くなっています。釣り竿にも「ガイド」という糸を通すループがありますね。あれと同じです。腱のまわりには滑液包があって、摩擦を減らしています。

伸筋の方では、まず指伸筋（総指伸筋ともいいます）が前腕にあって、4本にわかれた腱が示指から小指までの背側に停止します。また、示指と小指には独立した伸筋もそれぞれあります。示指で指さし確認したり、マイクをもつ手の小指を立ててキザっぽく歌えるのは、このおかげです。

母指にも独立した筋がありますが、今は後回しにしましょう。

内在って？

内在筋の「内在」は、起始も停止も手の中にあるという意味です。手を動かす前腕の筋は、停止は手にありますが、起始や筋腹が前腕にあるので、所属は前腕になります。

手のひらの皮下にある内在筋が、短掌筋です。小指球の皮膚を盛り上げて、ものをもちやすくします。

母指球・小指球をつくっているのが母指球筋・小指球筋で、それぞれ3つの小さな筋からなります。母指球筋は正中神経支配、小指球筋は尺骨神経支配です。浅指屈筋の腱から指の方に向かう小さな筋が４つあります。虫様筋です（**図15**）。ここでいう「虫」は、脚のないニョロニョロしたやつのことです。中手骨の間には、掌側と背側にそれぞれ、掌側骨間筋、背側骨間筋があります。

ふう、筋の名前がたくさん出てきて疲れました。ちょっと手を動かしてみましょうか。

屈筋支帯と手根管

８つある手根骨が合わさると、ちょうどU字溝のような形になります。その上に蓋のような形で強力な靱帯が張っています。これを**屈筋支帯**（**図15**）といい、手根骨と合わせて手根管というトンネルをつくります。解剖のときに屈筋支帯を切って手根管を開きますが、その前にこの狭っちい場所を学んでおきましょう。

手根管には、前腕の前部コンパートメントから指に向かう屈筋の腱が、長掌筋を除いてすべて通ります。屈筋支帯が腱を押さえているので、腱がばらけずに効果的に指に作用できるわけです。

手根管には、手に向かう正中神経も通っていますが、尺骨神経はその外にあります。橈骨動脈と尺骨動脈も外です。

このあたりの腱には、まわりに腱鞘（けんしょう）というヌルヌルした袋があって摩擦を減らしています。

それでも、パソコンの入力業務などで指を酷使すると、腱鞘が腫れてくることがあります。いわゆる腱鞘炎です。

多くの腱が狭いところを通っているので、ここが炎症で腫れると、内圧の逃げ場がありません。血行が悪くなって炎症を助長するばかりになり、しまいには正中神経も圧迫されて麻痺してきます。これが**手根管症候群**です。

結合組織全般にむくみが生じるような状態や疾患でも手根管症候群になることがあります。妊娠や更年期のようなホルモンの変化のほか、糖尿病、甲状腺機能低下症、人工透析などが原因になります。

ちなみに、私もパソコン付属のキーボードでまとまった量の書き物をしていたら、手首が痛くなってきたことがあります。プログラマーが使うような3万円のキーボードを買って交換し、手首にぷよぷよのリストパッドを置いたらよくなりました。

グーパーする

指を曲げる筋は、浅指屈筋と深指屈筋でした。母指には独立した屈筋もあります。指を伸ばす筋は、示指から小指までの指伸筋と、母指・示指・小指専用の伸筋でしたね。

これらの屈筋と伸筋とが交互に働いて、手をグーパーさせるわけです。グーパーさせながら前腕に触れてみると、筋の働く様子がわかります。

グーパンチのときのように、手をギュッっと握りしめてみましょう。このとき屈筋だけでなく、伸筋も強く収縮します。それによって拳が固くなるんですね。前腕を触れてみてください。屈側と伸側の両方が硬くなっているはずです。

ばね指

指の屈筋腱は、線維鞘という輪の中を通っているのでした。腱のまわりにはヌルヌルの液体を含む腱鞘があって、摩擦から腱を保護しています。

指を酷使していると腱や腱鞘に炎症が生じて腫れてくることがあります。部分的に腫れると、そこが線維鞘をくぐるときに引っかかり、指の屈曲がギクシャクしてきます。これが、**ばね指**です。妊娠や更年期でむくみが生じやすい状態でも起こることがあります。

治療はまず安静です。炎症を抑えるためにステロイドを局所に注射します。こういう安静や薬や注射ですませる治療を保存的治療といいます。保存的治療で治りにくいときには、手術で線維鞘を一部切ることもあります。

パーとチョップ

じゃんけんのパーをやってみてください。指と指が離れて拡がっていますね。これが指の外転です。母指には長母指外転筋と短母指外転筋、小指には小指外転筋があって、それぞれ橈側・尺側から指を拡げています。さらに、背側骨間筋が働いて他の指の間も拡げます。

そのまま指を揃えて空手チョップの形にしてください。これが内転です。母指と小指の外転筋が弛緩し、掌側骨間筋が働きます。母指には母指内転筋があって、独立に内転させます。

暗記用にまとめましょう。**背側骨間筋が外転、掌側骨間筋が内転**。

背側骨間筋と掌側骨間筋で働きが反対なのはなぜでしょう？　掌側と背側で筋の停止位置が違うのでこうなります。説明は、ええと…、背側骨間筋は基節骨の外転側に停止しているので外転して、中指は真ん中で固定されて…。掌側骨間筋は中指以外の基節骨の内転側に停止しているので中指方向に内転して…。うん、図をみて動くところを想像みてくださいね。あと、母指には個別に外転筋と内転筋が、小指には個別の外転筋もあります。

スマホをポチポチする

スマホをポチポチするのに、母指を使います？　上手な人は、片手でスマホをもって、光

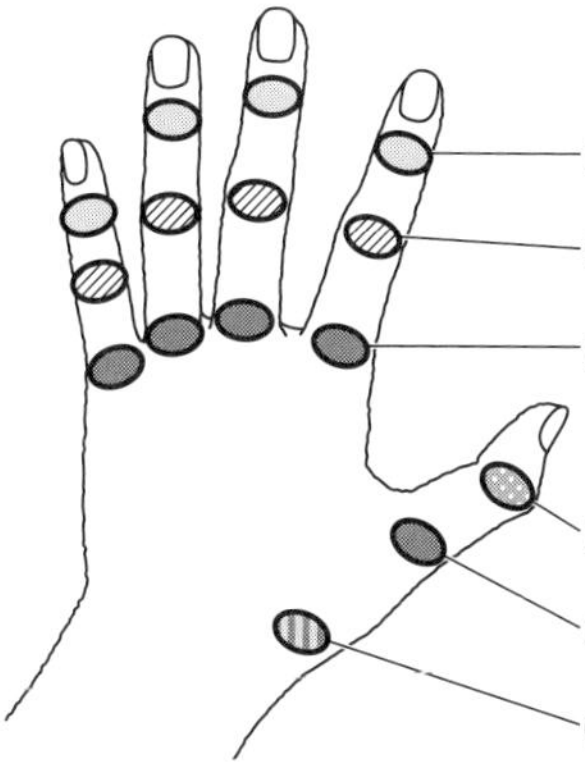

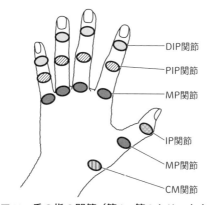

図16　手の指の関節（第1、第2とはいわない）

の速度でフリック入力しますよね。母指って太くて短くて不器用そうですが、じつは他の指に優る特徴があるのです。

まず、中手骨と手根骨との間の関節、すなわち手根中手関節、略してＣＭ関節（**図16**）。示指から小指のＣＭ関節は靱帯で固められていてあまり動きません。それに比べ、母指のＣＭ関節はとても自由に動きます。関節のタイプでいうと、この関節は**鞍関節**になります。

鞍関節は球関節の次に自由度が高くて、前後左右によく動きます。制限されるのは、軸回転だけです。

ロデオをやっているカウボーイを思い出してください。馬が暴れてもカウボーイはおしりを軸に体幹を前後左右に傾けてバランスをとっています。馬の背にとり付けられた鞍の形が、ここでは重要なのです。これと同じ形なのが鞍関節です。

そして、母指には独立した筋がたくさんあります。まず前腕から、長母指屈筋、長母指伸筋、短母趾伸筋、長母指外転筋が母指に停止しています。屈筋は正中神経、他は橈骨神経が支配します。内在筋としては、母指球筋が3つ、短母指屈筋、短母指外転筋、母指対立筋があります。これらは、正中神経が支配します。他に母指内転筋、虫様筋、掌側・背側骨間筋もあります。ええと、全部で11本で合ってますかね。ちなみに小指には10本の筋がつきますが、CM関節が母指ほど動きません。示指に付く筋は7本、中指と薬指は6本です。母指は11本の筋と自由なCM関節とが相まって、スマホの画面上で器用に動くのです。

私たち霊長類の手は、母指と他の指の指先をくっつけることができます。これを母指対立といいます。霊長類は樹上生活で進化した哺乳類です。母指対立によって枝を握り、枝から枝へ移動できます。小さな実をつまんで口に運ぶこともできます。一部の霊長類は地上に降りてきて、空いた手で道具を使うようになりました。ヒトでは二足歩行とともに足の母指対立は失われましたが、手は母指対立が発達しました。手の動きが器用になり、それが脳の進化を促したともいわれます。

それやこれやで、私たちはスマホをポチポチしているんですね。

ピアノを弾く

ピアノの大きな鍵盤上を滑るように指を動かせたら、いいですよね。

いろいろなコードを弾くのに、指を外転・内転させせますね。このとき、指をゆるりと伸ばしていた方がうまくいきます。ピアノの指導では、手のひらにタマゴ１つ分の空間を空ける、と表現されています。示指から薬指では背側骨間筋が外転に働きますが、**ＭＰ関節**（**図16**）**を大きく屈曲させるとＭＰ関節の屈曲の働きが主**になります。実際、ゲンコツをつくると指間を開こうとしても開かないです。

鍵を叩くには、５本の指を独立に屈曲・伸展させる必要があります。母指は独立して動くようになっているし、示指と小指には個別の伸筋もあります。しかしピアノを習う人が気になるのが、指伸筋です。

指伸筋の先は４本にわかれていて、示指から小指までの背側に停止しています。４本の停止腱の間には腱間結合という靱帯があります。１本の指を伸展させると他の指も少し動きます。そのため、この腱間結合を切る手術を受けようかと悩む人もいるらしいです。

しかし、指を独立して動かせるのは脳のコントロールのおかげで、腱間結合は関係ないことがわかっています。上達するには悩んでいないで練習した方がいいということですね。

解剖学的嗅ぎたばこ入れ

医学系の用語には禍々(まがまが)しいのが少なくないですが、**解剖学的嗅ぎたばこ入れ**というのも、だいぶキテます。

日本では見かけませんが、すりつぶした葉の粉を鼻から吸引するのが嗅ぎたばこです。たばこの成分を鼻粘膜から吸収するわけです。アメリカ、スウェーデン、ノルウェーなどで使われています。吸引の流儀の1つが、手の甲を使う方法です。

母指を強く外転させてみてください。引かれた腱によって三角形のくぼみができます。ここにたばこの粉を置いて、鼻を近づけて吸い込みます。このくぼみが解剖学的嗅ぎたばこ入れです（**図17**）。

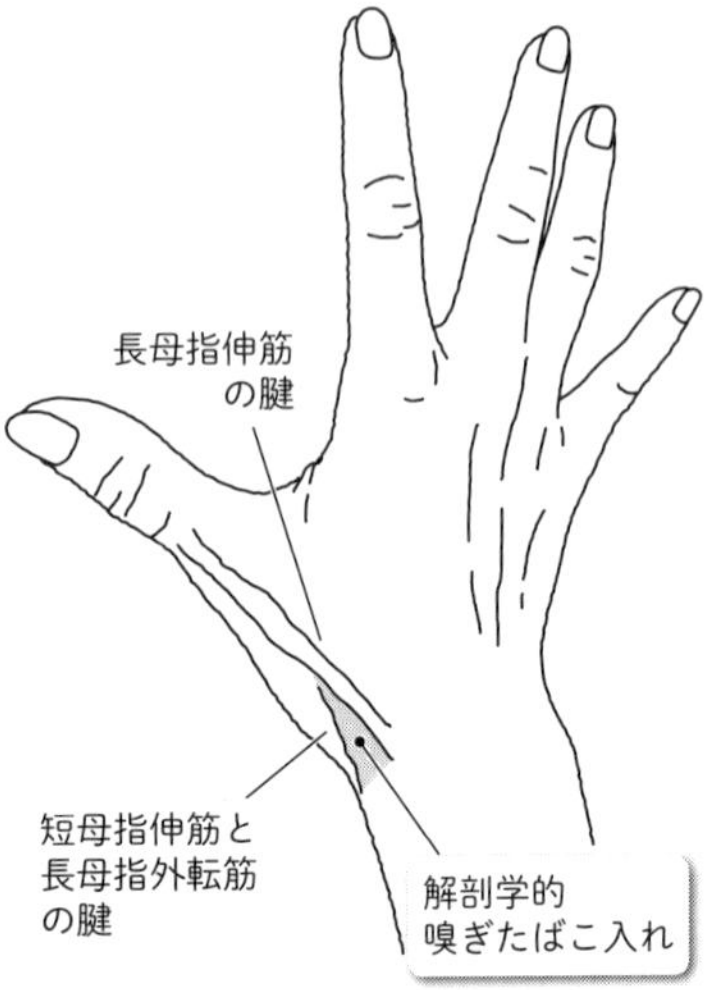

図17　解剖学的嗅ぎたばこ入れ

その尺側の境界をつくっているのは、長母指伸筋の腱です。橈側は、短母指伸筋の腱と長母指外転筋の腱です。近位側の境界は、橈骨の茎状突起になります。

解剖学的じゃない方はどうなっているんだ、って？　たばこの粉を携帯するのに、装飾の施された金属・ガラス・陶器・木などでできた小さな専用の容器が使われます。これが、じゃない方です。装飾も、美術館に収蔵されるような上品なものから、ここでは紹介しかねるような意匠のものまで、いろいろです。

鷲と猿とお化け、そして殺し屋

鷲と猿とお化けって、桃太郎の出てくるコマーシャルか何かでしょうか？　いいえ、麻痺の話です。

手を支配する神経は、腕神経叢の枝の3本、**橈骨神経**、**正中神経**、**尺骨神経**です。これらが切れるなどして麻痺すると、支配していた筋が動かなくなり、萎縮していきます。それが手の形に表れます。手の様子から神経の麻痺を推定できるわけです。

上腕骨骨折などで橈骨神経が傷つくと伸筋が麻痺します。その結果、手首を反らせられなくなり、指も伸ばせられなくなります。手がだらんと垂れ下がったままになり、これを**下垂手**といいます。ちょうど日本のお化けの手つきですね（**図18**）。指の屈曲はできますが、固いゲンコツはつくれません。ゲンコツには屈筋と伸筋の両方が必要だからです。

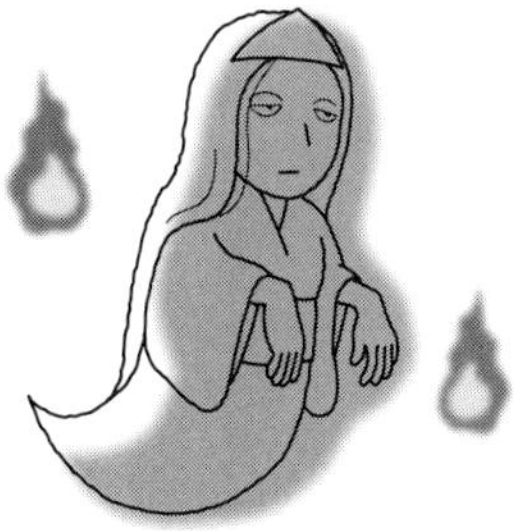

図18　お化けの手

江戸時代の歌舞伎役者の4代目市川小團次（1812～1866年）は、手を垂れたポーズで幽霊を熱演し、大評判だったそうです。下垂手の幽霊のハシリだったかもしれません。ちなみに、足のない幽霊は圓山應擧（1733～1795年）の「返魂香之図」（1781年頃）が評判になって広まったといわれます。この幽霊の手は

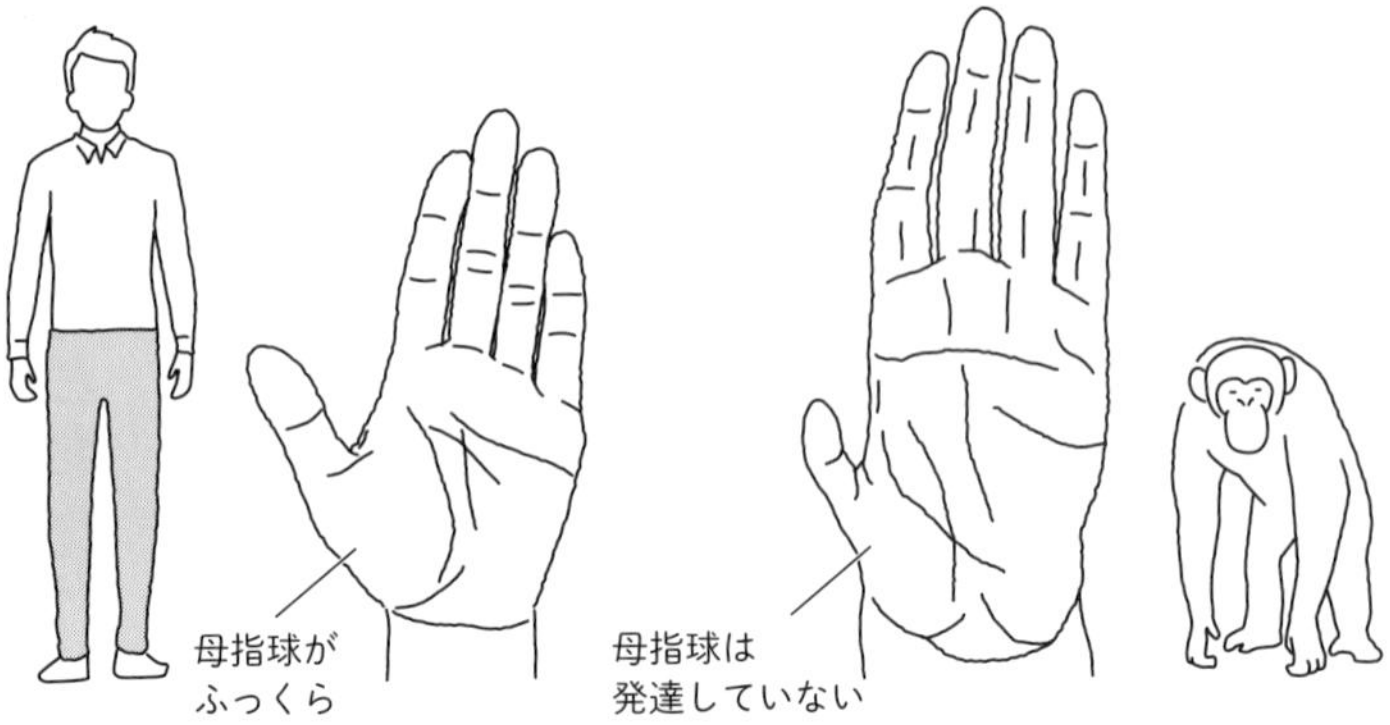

図19　ヒトとチンパンジーの手のちがい

下垂手ではないので、橈骨神経は大丈夫みたいですが。

手根管症候群などで正中神経が障害を受けると、母指球筋が麻痺して萎縮します。ヒトの手は母指球が発達してふっくらしていますが、チンパンジーなどサルの母指球は発達していません（**図19**）。正中神経の麻痺で母指球がへこむと、サルの手に似てきます。これが**猿手**（さるて）です。

尺骨神経が麻痺すると、骨間筋、虫様筋、母指内転筋が麻痺します。中手骨の骨間が痩せてきて、トリの足のように骨張ってきます。これを**鷲手**（わして）といいます。

手の感覚もこの3つの神経が受けもっていて、それぞれ支配する領域が決まっています。手を触れて感覚の麻痺を調べると、傷ついた神経が何かをより確かに当てられます。

シカゴ在住の天才整形外科医ヤン・リー・カッターのもとにある夜、交通事故で右前腕に怪我を負った、カミソリのような眼をした男がたずねてきました。医師は患者の手の感覚を調べ、正中神経と尺骨神経が障害されていると診断したのです。何の話かって？　さいとう・たかを（19

36〜2021年）『ゴルゴ13』第335話「天使と悪魔の〝腕〟」（1994年）です。

脈をとる

患者の状態をおおまかに調べる指標に、バイタルサインがあります。体温、脈拍数、呼吸数、血圧がその主なものです。これに意識レベルを加えることもあります。バイタルサインは診察時や入院中などに随時チェックされます。

医師が患者の手首で脈をとることがありますね。これは橈骨動脈の脈を調べています。脈拍数だけでなく、脈の強さや正確さもみています。左右の脈を比較することで、上流に閉塞がないかもわかります。

自分の左手で右腕の動脈に触れて実際に脈をみてみましょう（32頁、図8）。

上肢の動脈は、大動脈から分岐する**鎖骨下動脈**ではじまります（**図20**）。その名の通り、胸腔から出た後すぐに鎖骨の下をくぐります。その後、腋窩を通るときに**腋窩動脈**と名称を変えます。自分の腋窩を右の親指で押すと、腋窩動脈の拍動に触れられます。腋窩動脈は太いですが、柔らかい腋窩の中を走っているので、脈は触れにくいかもしれません。

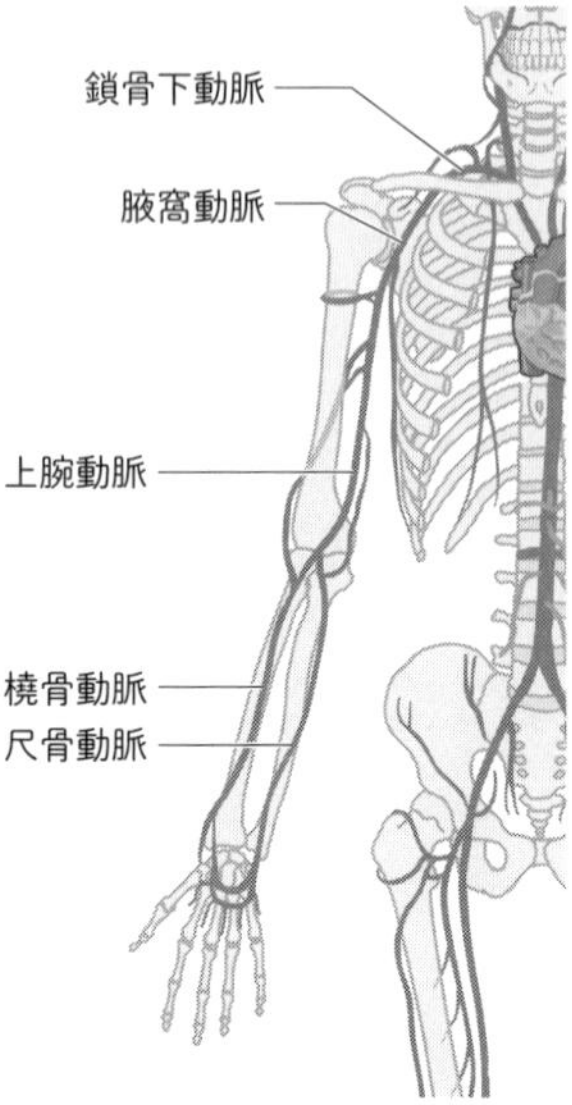

図20　腕の動脈

腋窩動脈は上腕で**上腕動脈**と名を変えます。上腕動脈は上腕二頭筋の内側に沿って走っています。筋腹の内側に触れると、その全長で上腕動脈の脈をとれます。そのすぐ下に上腕骨があるので、脈を触れやすいはずです。肘窩のところで脈が途切れますが、ここで動脈が深部に入り込むからです。

上腕動脈は前腕で**橈骨動脈**と**尺骨動脈**にわかれます。これらの脈に再び触れられるようになるのは、手首です。まず屈側で橈骨の遠位端に触れてみましょう。硬いのですぐ見つかります。そのすぐ尺側にあるスジが橈側手根屈筋の腱です。それら2つの間の溝に、右手の示指、中指、薬師の3本をそっと当てると、橈骨動脈の脈に触れられます。

尺側の同じような位置に尺骨動脈の脈があるはずですが、こちらは骨から離れているので少し触れにくいです。

橈骨動脈は、解剖学的嗅ぎたばこ入れでも触れられます。母指を反らせて解剖学的嗅ぎたばこ入れをつくり、その底にそっと触れます。母指の外転をやめて腱の緊張をゆるめると、橈骨動脈の拍動を感じます。橈骨動脈はこのあと手掌で浅掌動脈弓と深掌動脈弓というループを2本つくり、尺骨動脈と吻合します。ループからそれぞれの指に細い動脈が向かいます。基節骨の腹側を摘まむように触れると、その動脈の脈を触れます。

上肢は筋や神経がたくさん出てきました。あなたの覚えた上肢は、脳内で動くようになったでしょうか？　脈はとれましたか？　1セット9ポイントでまとめてみましょう。

参考文献

（1）Ogata S & Uhthoff HK : The early development and ossification of the human clavicle — an embryologic study. Acta Orthop Scand, 61 : 330-334, 1990
（2）「PT・OTビジュアルテキスト専門基礎　解剖学」（坂井建雄／監，町田志樹／著），羊土社，2018
（3）高藤豊治，他：ヒトの長掌筋について．杏林医学会雑誌，16 : 341-353，1985
（4）Kubo T, et al : Transitions between foot postures are associated with elevated rates of body size evolution in mammals. Proc Natl Acad Sci USA, 116 : 2618-2623, 2019

まとめ

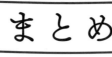

- ハーマイオニー・グレンジャーが垂直に挙手した
- 鎖骨の発生は変わっていて、ネコ科の猛獣が忍び寄ってきた
- 前腕の回旋は橈骨が回っていて、引っ張るとすっぽ抜けた
- 手根骨の名前を覚えて、お父さんが泣いた
- 上肢の前と後ろのコンパートメントを覚えた
- 手の動きを調べて、スマホをポチポチした
- そして手首が痛くなった
- 腕神経叢を学んだら、あとから桃太郎と殺し屋が出てきた
- 腕のあちこちで脈をとってみた

第4章

人体発生のあらまし

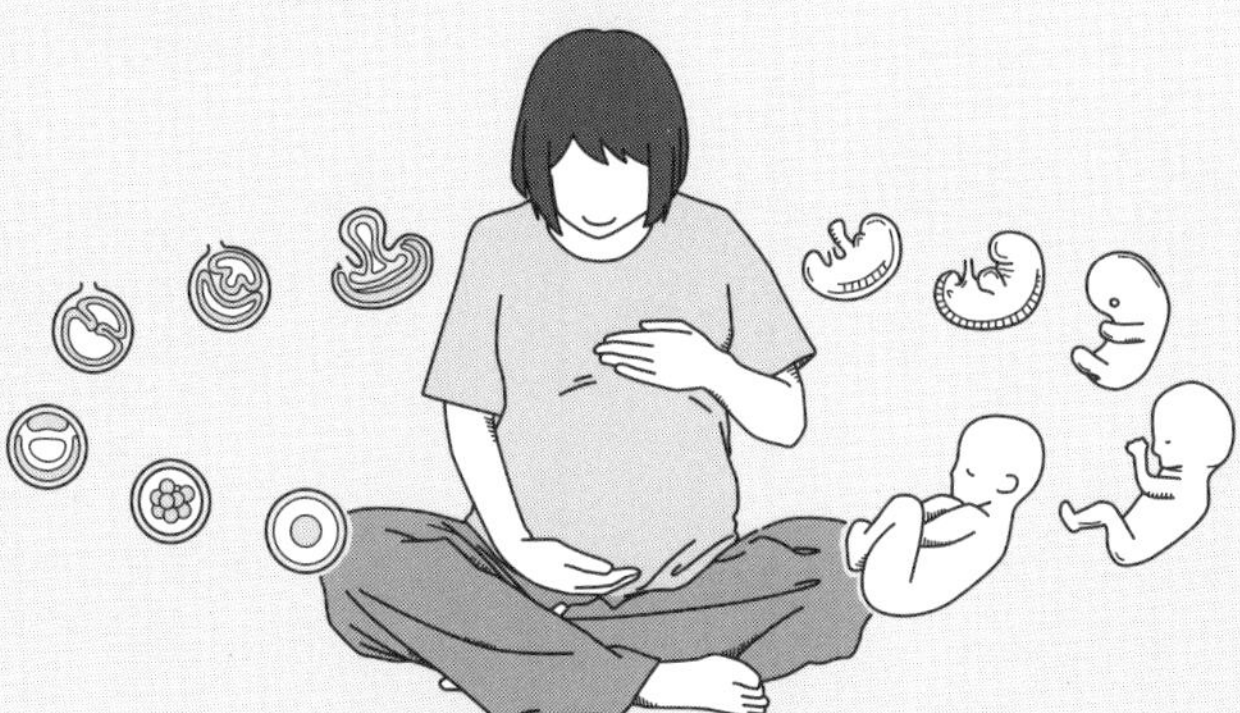

そろそろヒトの発生を簡単にまとめておきましょう。ヒトの体がどのようにできるかをおさえておくと、私たちの体の形に時間軸の奥行きをみることができます。人体の複雑な構造も、最初に原型ができたときにはシンプルでわかりやすい形をしているものです。そこから変化する過程を追っていくと、完成形が難しい不思議な形だとしても、そのわけがわかります。

そういうわけで、たった1つの小さな細胞からどのようにヒトの体になっていくのか、あらましを見ていきましょう。

配偶子から受精まで

体をつくっている普通の細胞を**体細胞**（たいさいぼう）といいます。細胞の核には**染色体**（※1）が入っています。染色体は2本ずつペアをなしていて、これを**相同染色体**（※2）といいます。ペアのうち1本は母親から、もう1本は父親から受け継いだものです。

1つの細胞にある染色体の数は、生物種によって決まっています。この数を記号で「2n」とあらわし、**二倍体**といいます。ヒトでは23対（46本）あります。つまりn＝23という

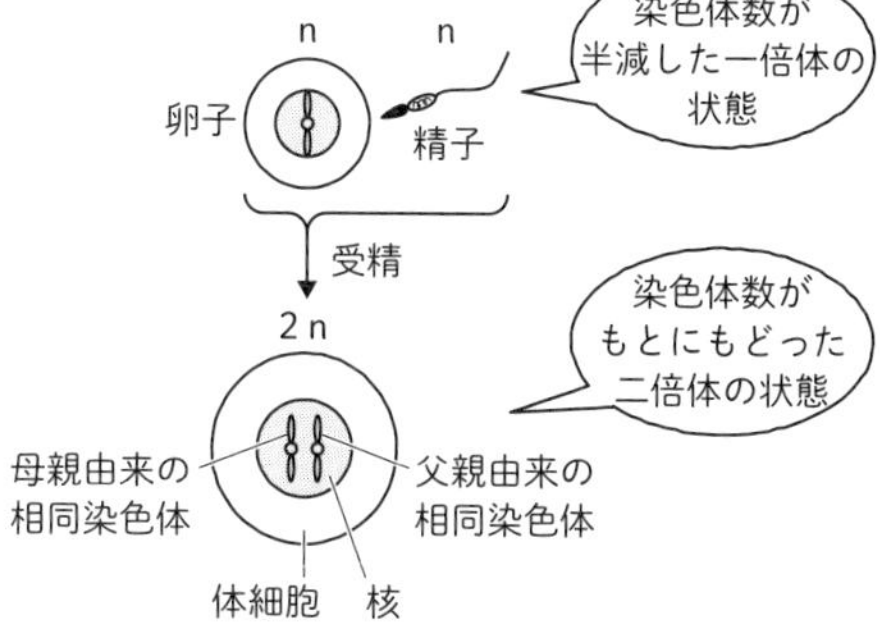

図1　受精による染色体数の変化

ことです。

卵子や精子をまとめて**配偶子**（はいぐうし）といいます。配偶子ができるとき、減数分裂によって相同染色体のペアが離ればなれになり染色体数が半減します。これを**一倍体**といい、「n」とあらわします。卵子と精子が受精すると相同染色体が再びペアになり、2nになります（**図1**）。

卵子と精子が受精してできたものを**胚**（はい）（※3）といいます。哺乳類の場合、体のあらましができるまでの初期の状態を胚といい、体の形がおおむねできてからを**胎児**といいます。ヒトでは受精から第8週までが胚、第9週から出産までが胎児になります。

※1　細胞分裂のときに、遺伝情報の記録されたDNAが凝集して紐のような塊になります。色素で染めると青く染まることから、染色体とよばれました。分裂後に凝集はほどけますが、その状態でも染色体とよばれます。

※2　ペアになる染色体では、同じ遺伝子が同じ順で並んでいます。とはいえ少しは違っていて、それが個性のもとになります。この、ちょっと違うけどほぼ同じであることを、相同といいます。

※3　ごく初期の胚を接合子ともいいます。配偶子がくっついたものという意味合いです。受精卵ともいいます。

発生の時期の数え方

発生学では、受精した日を「第1週第1日」とします。これを**受精齢**といいます（図2）。受精から出生までの期間は、ヒトでは平均して約268日間、つまり38週間とちょっとです。第39週のはじめくらいに出産になります。[1]

でも、受精した日はいつかといわれても、特定できることもできないこともありますよね。そのために産科では妊娠のスタートの基準を、**妊娠前の最後の月経の初日**にとります。これを**最終月経齢**といいます。多くの女性では、月経初日から2週間後あたりで排卵が起こるので、受精齢と最終月経齢では約2週間ズレます。月経周期には個人差もそのときどきのズレもあるので、受精日に誤差が生じます。実際の臨床では、エコー検査でみた胎児の大きさなどから時期を修正します。

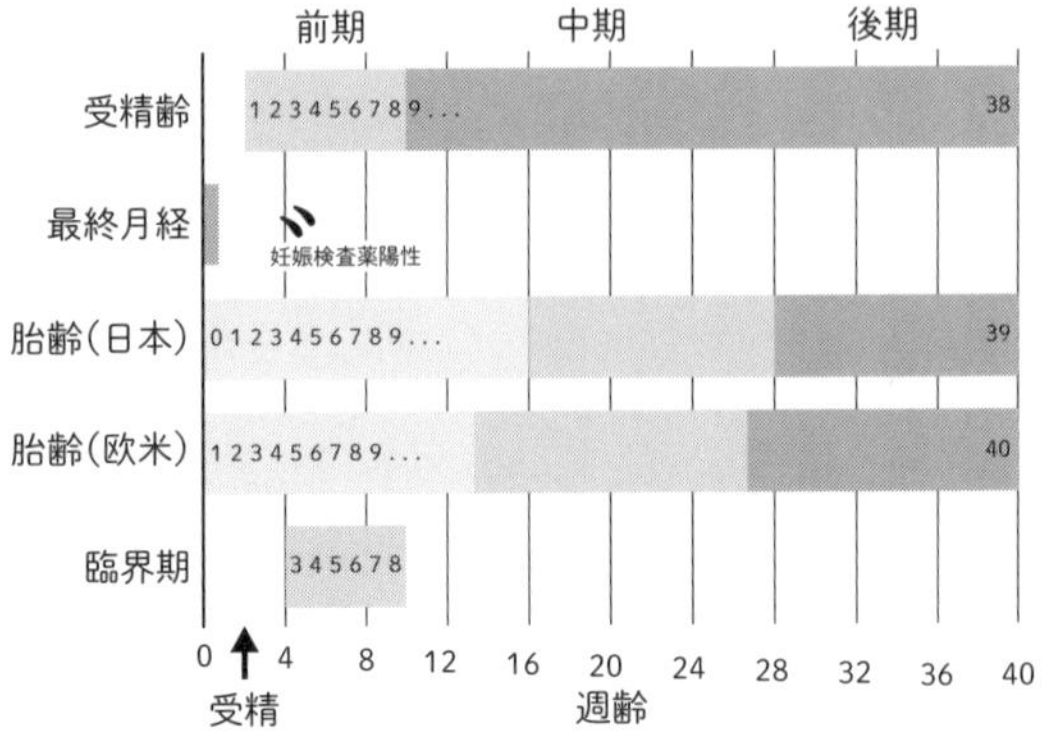

図2　発生の時期の数え方

そしてややこしいことに、**日本の産科では最終月経開始日を「第0週第0日」**と、「ゼロ」からカウントします（図2）。発生学の教科書と産科学の教科書を比べると、（ええと…

そもそも前に2週間ズレて…カウントは後ろに1週間ズレるから…）産科学の方が週のカウントが「1」だけ早くなってるわけです。つまり、受精齢で第1週第1日は、日本の産科では第2週第0日になります（合ってるかな？）。

さらにややこしいことに、妊娠の時期の数え方は国によってちがいます。アメリカとドイツは日本と同じに最終月経開始日を基準にしますが、「1」からカウントします。フランスでは最終月経齢に加えて受精齢も使われます。

もっとさらにややこしいのが、月齢です。産科の臨床では月齢はあまり使いませんが、妊婦さんに妊娠の時期をたずねるとき、日常会話的には「何カ月ですか？」とききますよね。月齢はどの国も1から数えます。ただし、**日本では4週間を1カ月間**として数えます。アメリカなど他の国ではカレンダー通りの月です。このため、妊娠期間の40週間を月数にすると、日本では「10カ月間」、他の国では9カ月間になります。

細胞の運命がわかれていく

受精は卵管の端近くで起こります（**図3**）。ここを発生第1週の第1日としましょう（産

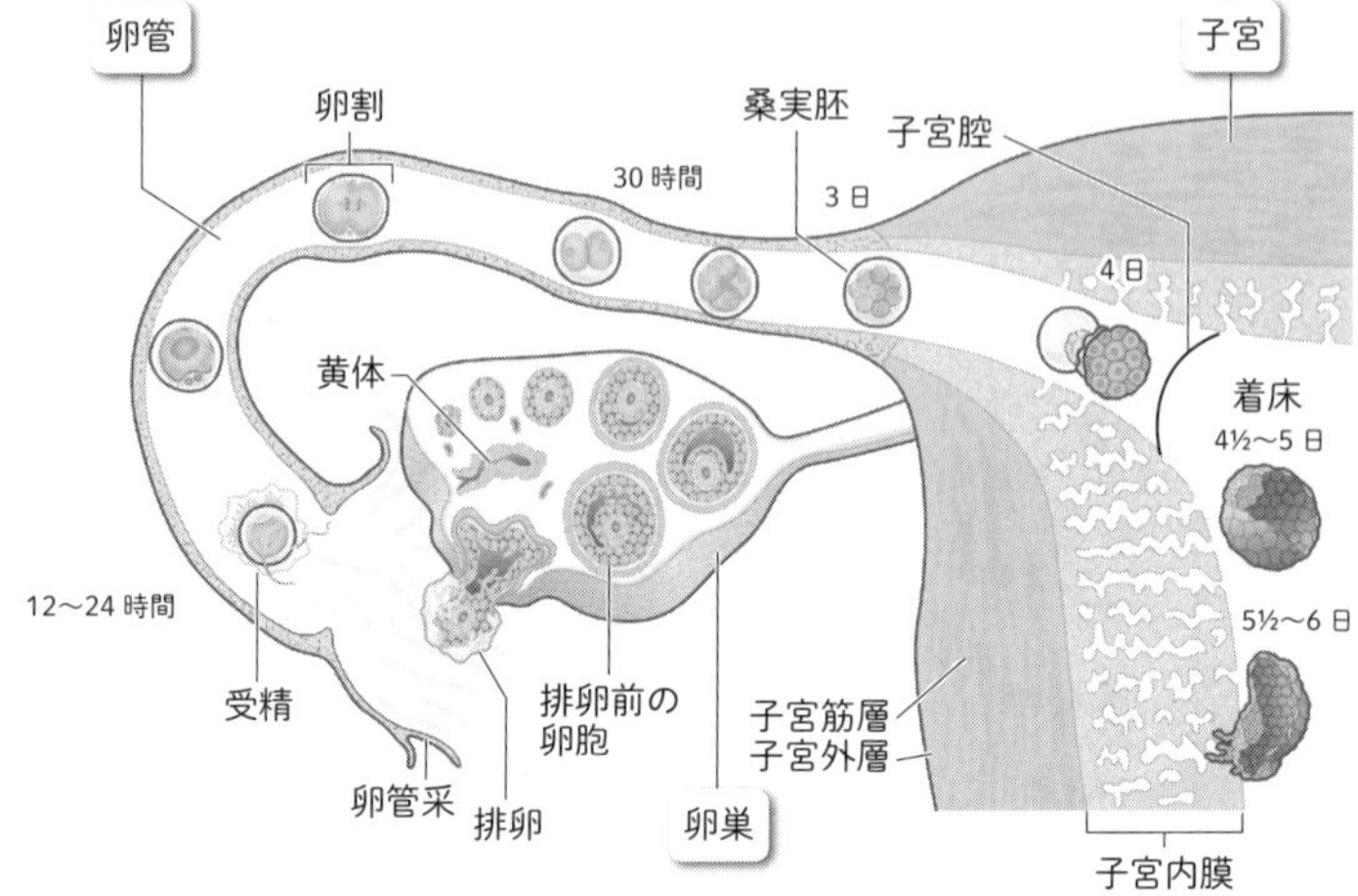

図3　受精と初期発生

参考文献2をもとに作成

科とは数え方が違います）。このあとの胚の変化を見ていきましょう。

第1週：細胞分裂しながら着床へ

初期の細胞分裂は卵割（らんかつ）ともいいます。

第1週では、胚は細胞分裂しながら、子宮に向かって運ばれていきます。細胞の数が2つ、4つ、…と倍々に増え、64個あたりで胚は桑（くわ）の実のようなみかけになります。これを**桑実胚**（そうじつはい）といいます。

桑の実ってなにさ？　はい、見たことない人も多いですよね。かつて絹が主要な輸出品だったころ、日本の農地には桑の木が普通にありました。葉をカイコの餌に使います。その実はちょうどラズベリーやブラックベリーに似ていて、熟すと濃い紫色になって甘酸っぱくなります。田舎の子どもたちはあぜ道に生（な）っているのをおやつにしていたものです。抗酸化作用のあるアントシアニンが豊富なので、今ではマルベリーというお洒落な名前でジャムや健康食品になってたりします。

そういうわけで、小さな細胞の塊でラズベリーみたいになったのが桑実胚です。

さらに細胞の数が増えていくと、胚の中に液体で満たされた空洞ができます。この状態を**胚盤胞**（はいばんほう）といいます。胚盤胞の一極に細胞が偏っていて、それを**内細胞塊**（かい）といいます。胚は内細胞塊の側から子宮の粘膜（子宮内膜）に接着し着床（ちゃくしょう）が成立します。

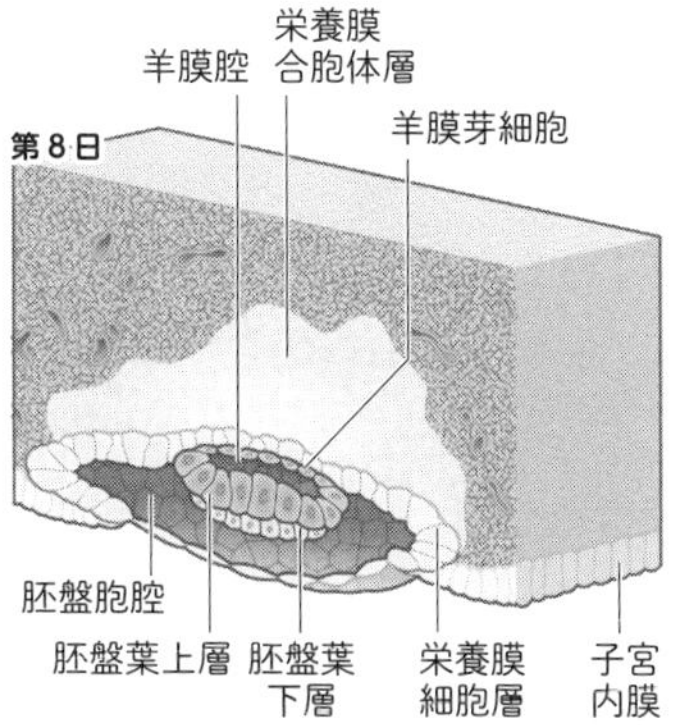

図４　二層性胚盤

参考文献２をもとに作成

第２週：細胞の塊から上下２層の板ができる

第２週では、内細胞塊の中にもまた空洞ができ、内細胞塊が上下の空洞に挟まれた円盤状になります。円盤は２層の細胞になります。上の層を**エピブラスト**（胚盤葉上層）、下の層を**ハイポブラスト**（胚盤葉下層）といいます（**図４**）。この状態を**二層性胚盤**といいます。**第２週で２層**、覚えるのが簡単です。

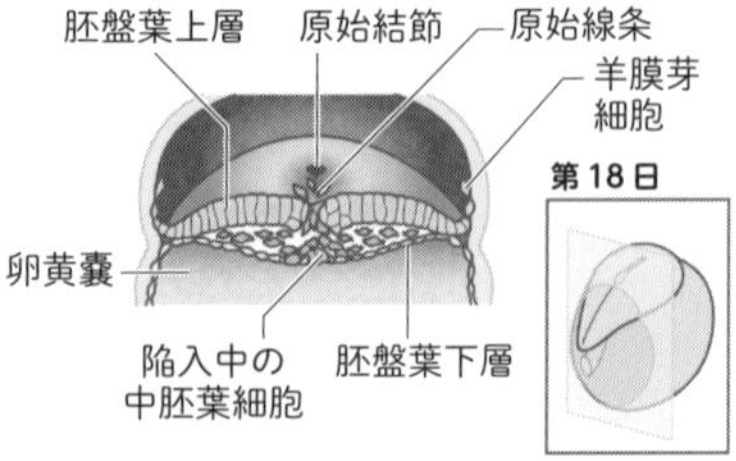

図5　三胚葉性胚盤

参考文献2をもとに作成

第3週：2層から外・中・内の3層になる

第3週では、エピブラストの細胞の一部がハイポブラストに向かって遊走し、ハイポブラストを置き換えていきます。ここが内胚葉になり、もとのハイポブラストの細胞は消えてしまいます。エピブラストに残った細胞はそのまま外胚葉になります。エピブラストの一部は外胚葉と内胚葉の間にも遊走して細胞の層をつくります。これが中胚葉です。

つまり、**エピブラストだけから、外胚葉、中胚葉、内胚葉の3つの層ができます**。えっと、わかりますよね、エピブラストから3層。これを三層性胚盤といいます（**図5**）。**第3週で3層**、覚えるのが簡単です。ここまでは。

ヒトの基ができてくる

内細胞塊の細胞はまだひと塊の同じような細胞でしたが、外胚葉・中胚葉・内胚葉と位置が決まると、成体で何になっていくかの運命が決定づけられ、猛然と分化と形つくりが進み

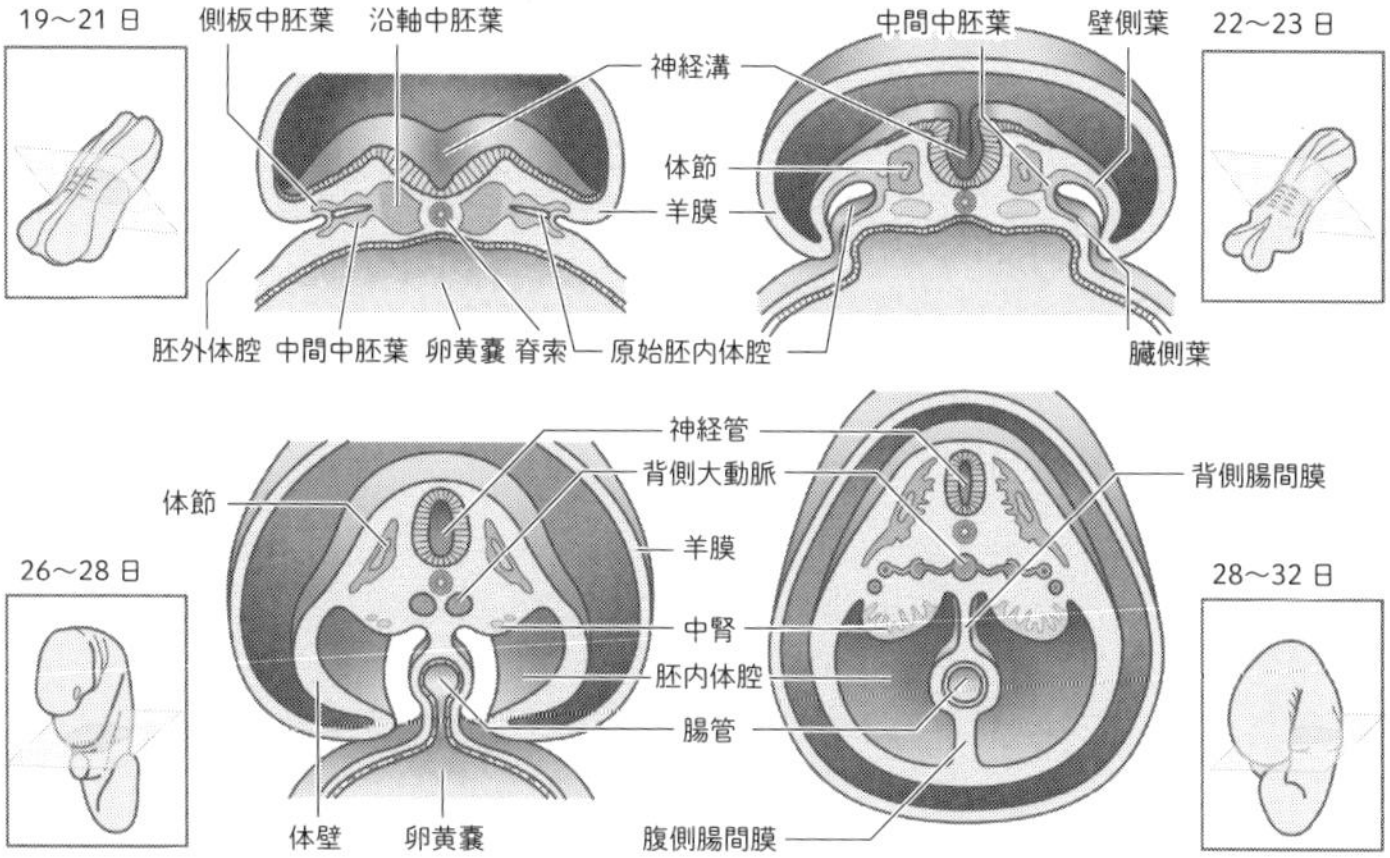

図6　胚の発生

参考文献2をもとに作成

ます。

エピブラストから中胚葉ができるとき、正中線上の中胚葉細胞が管状の構造をつくり伸びていきます。これが**脊索**です（**図6**）。脊索には周囲を誘導する働きがあります。

脊索はまず外胚葉の正中部を誘導して厚くします。これを**神経板**といいます。これが神経系のはじまりで、この胚を**神経胚**といいます。神経板以外の外胚葉は体表外胚葉といって、表皮などになっていきます。

神経板の両側の縁（りょうそく）がもりあがって２列の峰とその間の溝をつくります。峰の先端が正中で合わさり、溝が管になります。これが**神経管**で、将来の脳と脊髄です。このときの峰の先端を**神経堤**といい、その細胞を**神経堤細胞**といいます。神経堤細胞は遊走して体中に散らばり、いろいろな細胞に分化していきます。

脊索はその両脇の中胚葉も誘導し、縦に並んだ塊をつくらせます。これが**体節**で、骨格筋、真皮、椎骨と肋骨をつくります。その外側(がいそく)の中胚葉を**中間中胚葉**といって、このあと腎臓や生殖器になっていきます。さらに外側のを**側板中胚葉**といって、後に体腔をつくったり、心臓や血管などになります。誘導の役目を終えた脊索は、椎間板の髄核として残ります。

内胚葉は、このあと消化管や消化腺、肺、膀胱などになっていきます。

ふう、最初の3週間のあいだに、いろいろなことが起こりました。第3週で3層だ、とか、シンプルだった世界が懐かしいです。神経管と体節のある盤状の胚まではできた、というところで第3週の終わりです。

神経管はSEGA製

脊索が外胚葉を誘導するときに働いている分子は、ソニック・ヘッジホッグ（通称ソニック、略称Shh）といいます。神経管ができるとその腹側部にもソニックが発現して、神経管の背腹軸を決めます。

ヘッジホッグは、もともとショウジョウバエのヘッジホッグ変異体の原因遺伝子として発見されたものです。変異体の幼虫がハリネズミ（ヘッジホッグ）に似ていたことからこの名がつきました。

他の動物も、これと相同な遺伝子を複数持っています。哺乳類のヘッジホッグ遺伝子を探していたハーバード大学の Cliff Tabin 研究室は、実際のハリネズミの種の名前からとって名付ける方針でいました。ところが、デザート・ヘッジホッグ、インディアン・ヘッジホッグときて、３つめの最も重要そうなヘッジホッグ遺伝子で早くもネタが尽きてしまいます。クローニングを担当していたポスドクの１人が、当時６歳だった娘さんのもっていたマンガ雑誌の広告で、カッコいいのを見つけました。それが、ＳＥＧＡのゲーム「ソニック・ザ・ヘッジホッグ」です。

そういうわけで、ソニックは、名前からしてすでに有名でした。それだけでなく、ソニックは、神経系や体節だけでなく、肺、四肢など、発生のいろいろな局面で重要な働きをしていることが知られるようになり、ますます有名になりました。

ちなみに、件のポスドクは、ボブ・リドルといいます。偶然ですが命名者の名前もいいじゃないですか（リドル＝なぞなぞ）。

ヒトの形になっていく

第3週の終わりの胚は、3つの胚葉ができ、神経管や体節のでこぼこはあるものの、全体にまだ盤状で、ヒトの体とは似ても似つかない感じです。胚の上下は空洞で挟まれています。上の空洞を羊膜腔、下の空洞を**卵黄嚢**といいます（**図6**）。

第4週以降で、これが大きく変化し、ヒトの形ができてきます。てるてる坊主、つくったことありますか？　そんな感じで、まず、胚盤の周辺部が下向きに巻き込まれます。その結果、体表外胚葉が胚の表面を覆うようになります。これが後に表皮になります。

また、内胚葉が卵黄嚢をくるみながら管をつくります。これが**原始腸管**で、ここから後に消化管、消化腺、気管と肺ができてきます。原始腸管は頭側から尾側の順に、**前腸**、**中腸**、**後腸**と分けられます。この区別はそれぞれを栄養する動脈で決まります。

卵黄嚢は完全にはくびりとられず、中腸から滴のような形の卵黄管として残ります。卵黄管はいずれなくなってしまいます。

中胚葉はというと、正中の両側の体節は椎骨、真皮、骨格筋へと分化し、その両側の中間中胚葉は腎臓などへ分化していきます。周辺部の側板中胚葉では、その内部に空洞ができ、それを挟んで上と下の2層にわかれます。そのままくびりとられるので、体壁を裏打ちする壁側中胚葉と原始腸管を覆う臓側中胚葉とにわかれていきます。そのあいだの空洞は体腔（胸膜腔と腹膜腔）になり、それに面した中胚葉の細胞から漿膜（胸膜と腹膜）ができます。

心臓はというと、頭のさらに先の側板中胚葉の中にできます。ピンクレディーが「UFO！」というときの手の位置、といってもも知らないかもですね。胚盤の巻き込みのときに心臓がいっしょに巻きとられ、体の腹側に移動します。最初の位置は胚の顎の下あたりですが、胚が伸びるにしたがって心臓は尾側にずれていき、最終的に胸腔に納まります。

血管と血球も側板中胚葉にでき、巻き込まれて体内に入ります。心臓のさらに頭の先の中胚葉を横中隔といい、これが横隔膜になります。巻き込みのときに心臓と位置関係が逆転し、心臓のすぐ尾側にくるわけです。

第8週までに、脳と脊髄、消化管、心臓などがあるべき位置にきて、体表、体壁、体腔も決まり、ヒトの体により近くなります。こういうのを**ボディープラン**といいます。ボディープランが確立してしまえば、あとはそれぞれの構造が詳しくつくられ、成長していく局面に入ります。この切り替わりの時期を目安に、第1～8週を胚、それ以降を胎児というわけです。

奇形と臨界期

胚と胎児の切り替わりの時期は、先天奇形とも大きく関係しています。

奇形は遺伝子や染色体などの内因と、薬物や放射線などの外因（催奇形性因子）、あるいは何か不明の原因（これが一番多い）で生じます。それらが影響する時期によって、奇形の状況が異なります。

まず、**第1〜2週に生じる奇形は稀**です。奇形を生じさせる因子の影響が大きすぎて胚が死んでしまい、出生に至らないからです。胎内で消えてしまうか、流産になります。

第3〜8週は、妊娠期間中最も奇形が生じやすいです。胚が死ぬほどではないものの影響が大きいためです。神経系ができボディープランが決まる時期なので、生じた奇形は重篤になりやすいです。この期間を「**臨界期**」といいます（**図2**）。

第9週以降は、奇形を起こす因子の影響は減り、奇形の程度も軽くなっていきます。脳、眼、耳、外生殖器などはまだ形態形成が続いているので影響を受けやすいですが、心臓や四肢は第8週までにおおむねできあがっているので、影響は少ないです。

最も奇形を生じやすい「臨界期」が受精から数えて第3〜8週だということを考えてみましょう。

もしかして妊娠したかも、と思うのはたいてい、月経がいつもより遅れているときですよね。これは第3週に入ったころです。月経周期が長めだったり不順な女性だと、もう少し後かもしれません。いずれにしても市販の妊娠検査薬で判定できるようになるのは、第3週からです（**図2**）。

つまり、臨界期に入っているとは知らずに、妊婦がお酒を飲んでしまうということがあり得るわけです。お酒は「胎児性アルコール症候群」など、いろいろな奇形や精神発達遅延の原因になります。催奇形性因子で必ず奇形になるというわけではないし、因子が後から特定できるわけでもないです。しかし万一、奇形が生じてしまった場合に、「あのときに気をつけていたら…」と母親は自責の念にとらわれてしまいます。妊娠の可能性のある状況のときには、それがわかる以前から生活に注意しておきたいのです。

ヒトの初期発生をみてきました。サワリなので半セット5個でまとまるかな？

参考文献

（1）Jukic AM, et al : Length of human pregnancy and contributors to its natural variation. Hum Reprod, 28 : 2848-2855, 2013
（2）「ひと目でわかるビジュアル人体発生学」（山田重人，山口 豊／著），羊土社，２０２２

まとめ

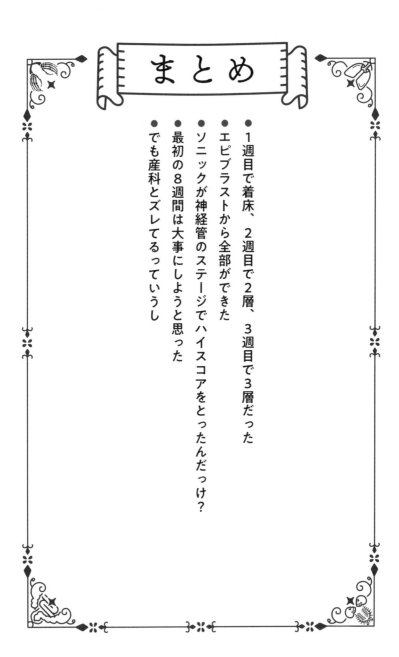

- 1週目で着床、2週目で2層、3週目で3層だった
- エピブラストから全部ができた
- ソニックが神経管のステージでハイスコアをとったんだっけ？
- 最初の8週間は大事にしようと思った
- でも産科とズレてるっていうし

第5章 胸部

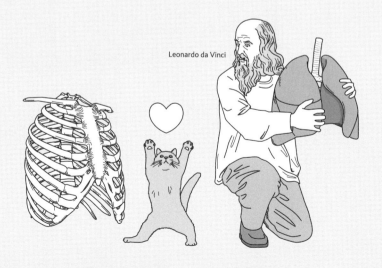

胸郭は鳥かごのように

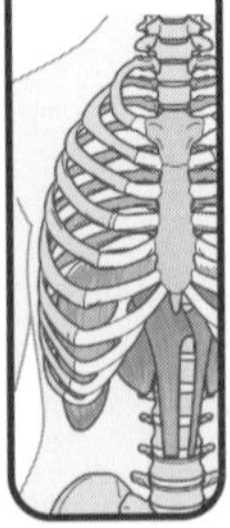

ここから胸部を解剖学的にみていきます。ここまで背部と上肢を学びました。骨、筋、神経、血管の話が多かったですが、「解剖」といえば「内臓」じゃないですか？　胸部では、**心臓と肺という、それはもう重要ななかでも特に重要な、生命維持に欠かせない、ラスボス的な、内臓の２大王者が登場します**（※１）。

実際、ヒトが死ぬときは、病気であれ怪我であれ、最後は心臓が止まるか呼吸が止まるかします。医学部での解剖では、どちらももう止まってしまったものをみるわけですが、生きているときにそれらがどう動いていたか、思い浮かべながら学んでいきます。

またこのあたりから、**構造どうしの位置関係が重要**になってきます。ある場所に生じた変化が、とんでもないところに影響を及ぼしたりします。それももとをたどれば、位置関係で説明できるのです。

とはいえ解剖学なので、胸部とは何かというようなメンドクサイ話からはじまって、作業も骨と皮膚からはじまります。

胸部がどこからどこまでかは骨格で定義されます。その骨格を**胸郭**といいます（**図1**）。胸郭をつくるのは、**12個の胸椎、12対の肋骨・肋軟骨、胸骨**、この3種類の骨です。これらが組合わさり、鳥かごのようなフレームをつくります。

胸郭の上面は穴が空いています。**胸郭上口**といい、第1胸椎、第1肋骨、胸骨柄で囲まれています。ここが胸部と頸部との境になります。

胸郭の下面には大穴が開いています。胸郭下口といい、生体では**横隔膜**がふたをしています。

胸郭の囲む部分が**胸部**になります。注意してほしいのは、**肺の上端が胸膜上口を越えて頸部まで突出している**ことです。また、横隔膜が上向きのドーム状になっているために、**腹部の内臓の一部、肝臓、脾臓、胃などが胸郭に囲まれた中に**入り込んでいます。

胸椎

胸椎は背部のときにもみました。椎骨を学ぶときに、胸椎を基本形と考えて学んだんでした。

※1　人体を系統別に論じる「系統解剖学」では、「内臓」というと消化器系、呼吸器系、泌尿器系、生殖器系、内分泌系の諸器官をいいます。心臓と脾臓は循環器系の臓器のため、内臓とはいわないことになっています。解剖学者限定の習わしみたいなものなので、ここではまとめて内臓にしておきます。

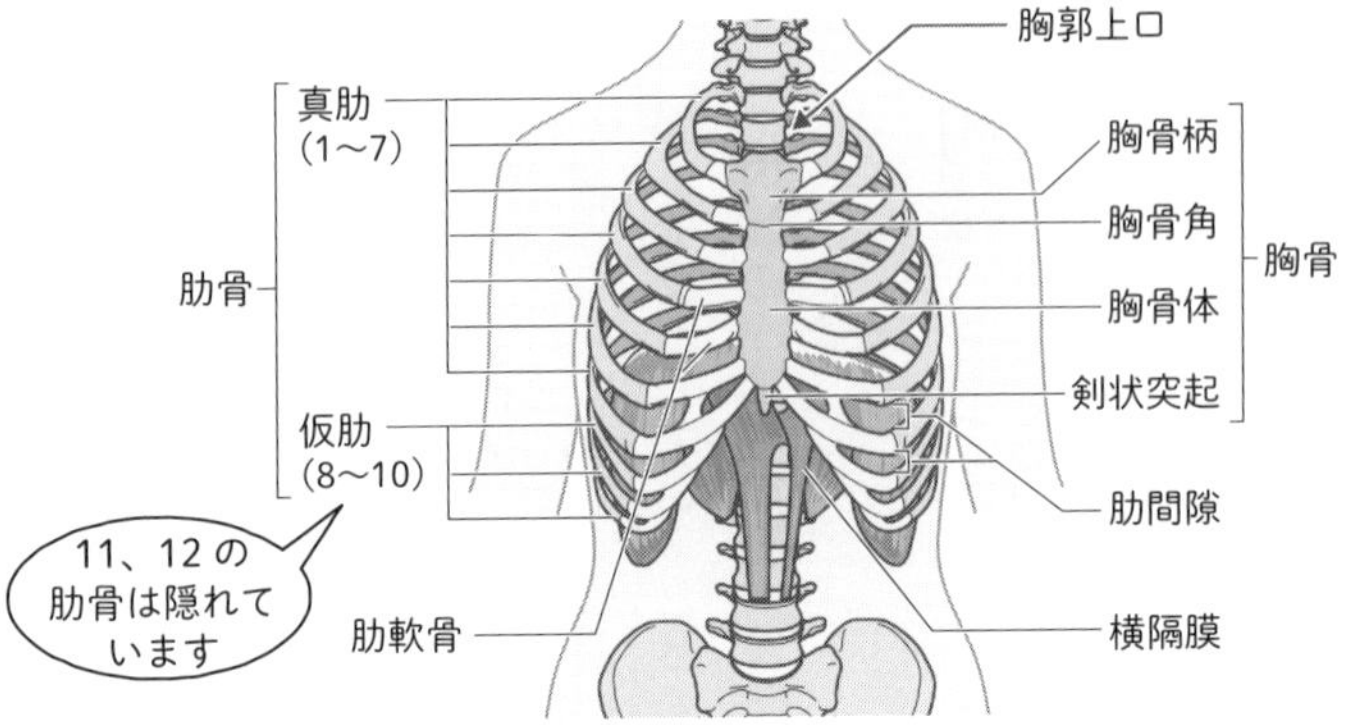

図1　胸郭と胸腔

胸椎にしかない特徴は、肋骨と関節をつくるということです。

まず椎体には、くぼみが上下に2つ、左右両面にあります。**上肋骨窩**と**下肋骨窩**です（64頁、図2）。肋骨頭がここと関節をつくります。この関節は上下2つの椎体と椎間板に跨（またが）ってできるので、肋骨窩が椎体ごとに2対あるわけです。上肋骨窩が、胸椎と同じ番号の肋骨に対応します。胸椎と肋骨を組合わせてみるときに注意します。

肋骨頭と椎体との関節は、第11・第12肋骨では下にずれて椎間板を跨がなくなります。そのために、第10〜12胸椎の肋骨窩は1つずつになります。

肋骨が関節をつくるところは横突起の先端にもあって、**横突肋骨窩**といいます（64頁、図2）。ここが肋骨結節と関節をつくります。つまり、肋骨は胸椎の2カ所で関節をつくります。**肋骨は、この2点を通る軸のまわりに回転することになります。**

ただし、第11・12肋骨は椎体とだけしか関節をつくらないので、第11・12胸椎の横突起にはくぼみがありません。

肋骨と肋軟骨

肋骨(ろっこつ)は、細長い板が弓状にカーブした形をしています（**図1**）。あ、漢字をまちがわないでくださいね。**助骨という誤字、医学生の10人に1人くらいはやらかします**。

第1肋骨は短く、急なカーブを描いています。他の肋骨と形が似ていないので、すぐに見つかります。第2肋骨以下の肋骨は、順に長くカーブがゆるくなっていき、第8あたりから再び短くなっていきます。第12肋骨は最も細く短いです。

肋骨の後端を肋骨頭といいます。そのすぐ外側でカーブの急な部分があり、肋骨角といいます。それらの間にあるデコボコした部分が肋骨結節です。

肋骨の内面（カーブのうちがわの面）を見ると、下縁に沿って溝があります。肋間静脈、肋間動脈、肋間神経がここに通っていました。溝のために、肋骨は下縁が鋭く、上縁がなだらかになっています。肋骨の上下を判別するときにこれが目安になります。

肋骨の前端は、まるで折れてしまったかのように急に終わっています。生体では、この先が肋軟骨になっていました。肋軟骨は正中に向かっていき、胸骨の側面と関節をつくります。第1～7肋骨までの肋軟骨は個々に胸骨と関節をつくるために、**真肋**とよばれます。第8～

10肋骨までの肋軟骨は、1つ上位の肋軟骨と癒合します。そのために**仮肋**とよばれます。第7～10肋軟骨はまとめて弓状のカーブをつくります。これを**肋骨弓**といって、前胸壁の下縁になります。ここまでが胸部、ここより下は腹部、というわけです。

第11・第12肋骨は、胸骨とは関節をつくらず、尖った軟骨で終わっています。そのため**浮遊肋**といいます。「浮遊」とはいっても、まわりの筋に支えられているので、別にふらついているわけではないです。うん、周囲の支えっていつでも大事ですよね。

胸骨と胸骨角

胸骨は胸郭の前面の正中にある骨です（**図1**）。**胸骨柄**（へい）、**胸骨体**、**剣状突起**という、3つの骨でできていて、それぞれの間に関節があります。

胸骨柄と胸骨体との間の関節は、前面に少し飛び出しています。ここを**胸骨角**といいます。胸骨角は、胸部のなかでは一番重要な目安です。特異点といってしまってもよいくらいです。よほど太っていないかぎり、胸骨角は体表を見てわかるし、触れれば容易に確認できます。自分の胸壁を鏡で見て胸骨角を確認しましょう。指先で触れると硬く突出しているのがわかります。そのまま**水平に指を滑らせると、第2肋骨**を触れられます。その下の肋骨が第3、その下が第4というように、順に数えていきましょう。第1肋骨は鎖骨に隠れているので、ほとんど触れられません。

そして、とても重要な構造がこの水平面上にあり、診察や画像診断の目安に使えます。胸骨角の後方には第4・5胸椎間があります。心膜の上端、大動脈弓の起始部と終端、上大静脈と右心房の境界、肺動脈幹の上端でもあり、胸部X線写真をみるときの目安になります。また、気管分岐部がこのレベルにあり、X線写真でよく写ります。

胸部の皮下は悩みのもと

胸部も皮下からみていきましょう。いくつか特徴的なものがあります。

肋骨と肋骨との隙間を肋間隙（ろっかんげき）、または簡単に肋間といいます（**図1**）。肋間には脊髄神経の枝の**肋間神経**が通っていて、肋間筋を支配します。また、皮膚に分岐する皮枝が、皮膚の感覚を伝えています。分布がほぼ肋骨に沿っているので、デルマトームの「おっぱいさわっちゃだめよの4」（44～46頁）も、神経を見て確認できます。

細い神経を剖出する練習にもなります。実習では、まずアトラスで場所の見当をつけ、浅筋膜をハサミとピンセットで剥離していきます。神経は黄白色で見づらいですが、併走している静脈が青黒いのを目安にできます。神経は丈夫で、血管や結合組織よりも切れにくいので、感触の差でもわかります。結合組織をそっととり除いて、皮神経の出元をまず探します。皮神経が深筋膜を貫いているポイントが見つかったら、そこから神経の先に向かって辿ります。皮神経が分岐しながら結合組織の中に散っていくのを見てとれます。

解剖をちゃんとやれてるか学生の皆さんを励ますために、神経を剖出できたかチェックしたりします。神経を見つけられなかった学生は、結合組織を糸のように撚（よ）ってそれっぽいのをこしらえたりします。まあ、教員はそれを引っ張って、違うよねってなるわけですが。

ムネは脂肪と靱帯と乳腺でできている

あなたが女性だったら下着を着けるときに実感できると思うのですが、乳房は胸壁の上を滑らせるように動かせます。なぜでしょう。

乳房の大きさには個人差がありますが、**その差の大部分は乳房にある脂肪の量**です。乳房の形を保っているのが、浅筋膜の中にある**クーパー靱帯（乳房提靱帯）**と皮膚です（**図2**）。靱帯が乳房の中に網目をつくり、真皮と深筋膜の間をつないでいます。その網目の中に、脂肪が納まります。

乳腺もクーパー靱帯の隙間に入っています。乳腺から乳管という管が伸びて乳頭に集まり、

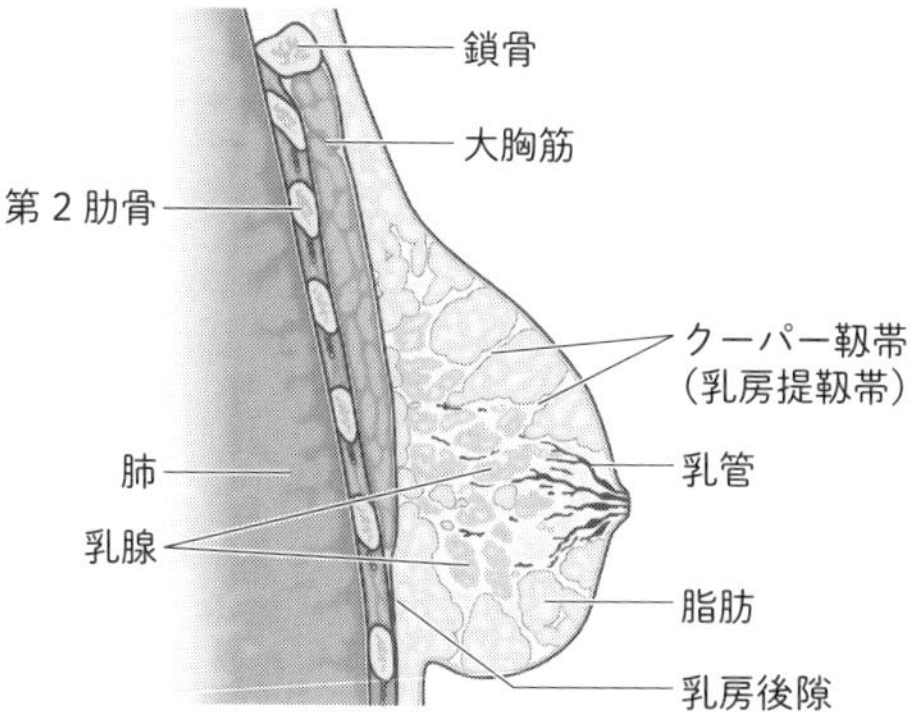

図2 乳房の断面

開口します。人によっては腋窩に向かって乳腺が拡がっていることもあります。

乳腺の後ろにも疎性結合組織があり、**胸壁の深筋膜と乳腺とは接着していません**。ここを**乳房後隙**（こうげき）といいます。乳房を胸壁の上でスライドできるのはこのためです。

乳腺周囲にはリンパ管が豊富で、腋窩のリンパ節につながっています。鎖骨や胸骨のまわりのリンパ節にもつながります。ただし、リンパ管は肉眼では見づらいのです。

これらの事実は乳がんの診察のときにとても重要になります。乳がんは乳腺からできたがんです。診察では乳房に触れて硬いデコボコしたしこりがないか探します（がんは硬くてデコボコしています）。上外側部にがんが発生することが最も多く、腋窩リンパ節に転移することもあるので、腋窩まで触れるのを忘れないようにします。がんが大きくなると、クーパー靱帯が引きつれて乳房の表面にえくぼのようなくぼみができます。がんが乳腺の後ろの深筋膜まで侵すと、乳房が胸壁に固定されてしまいます。

日本では、自治体が40歳以上の女性に乳がん検診を実施しています。乳房を専用の装置で挟んでX線撮影します。これをマンモグラフィーといいます。乳房を挟んで平たくすると、細かな病変まで見えるようになります。触れてもわからないような小さながんでも中に石灰化（カルシウム塩の沈着）があり、これがX線撮影でよく写るのです。ムネガチイサクテ、挟めるか心配？　大丈夫、**マンモグラフィーは男性の胸でも撮れます**。

ムネが垂れる

女性のムネが垂れてしまう現象を、**乳房下垂**といいます。

女性の乳房の大きさは一生の間に変化します。思春期に入るとエストロゲンの働きで乳房の脂肪や乳腺、クーパー靱帯が発達します。エストロゲンは加齢に伴って減少し、乳腺や脂肪は小さくなっていきます。乳腺の萎縮は上外側部からはじまります。老人では、乳腺は萎縮して脂肪に置き換わっていることが多いです。こうした変化は、早ければ20代から起こります。

妊娠すると、乳腺が発達するとともに脂肪の量も増え、乳房が大きくなります。出産後に授乳している間は乳腺が維持されますが、赤ちゃんが卒乳するころには、乳腺は妊娠前の状態に戻っていきます。

このように乳房の大きさの変化は脂肪と乳腺の増減によります。しかし乳房が小さくなるとき、皮膚とクーパー靱帯はこの変化についてこれません。ゴム風船を膨らませてしぼませると、膨らませる前には戻らないですよね。乳房下垂も同じで、いったん変化したらもとには戻りません。

乳房下垂はそういうわけで「生理的な」変化ではありますが、リスクを減らすことはできます。研究によると、乳房下垂のリスク因子として、**高齢、肥満、急な体重減少、多数回の妊娠、大きい乳房、喫煙**が知られています[1]。母乳で赤ちゃんを育てるとムネが垂れると一般に考えられていますが、実際には関係ありません[2]。適切なサイズのブラジャーを装着すると皮膚やクーパー靱帯の伸展を抑えられると考えられています。

筋トレしても乳房下垂は改善しません。乳房に筋はないですから。姿勢がよくなってカッコよく見えたり、肥満防止によってリスクの低減になることはあります。

喫煙がリスクになるのは、喫煙によるエラスチンの破壊が関係していると考えられます。エラスチンは弾性線維ともいい、結合組織に弾力性を与えています。喫煙で誘導された炎症細胞からエラスチンを分解する酵素が分泌されるのです。ちなみに、喫煙は同じメカニズムで慢性閉塞性肺疾患（ＣＯＰＤ）のリスクになります。さらに皮膚の老化も進みます。いいことないですね。

胸筋とVAN

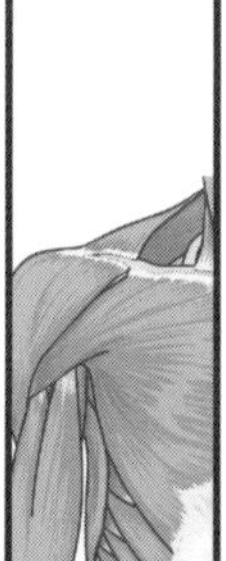

皮神経と乳房の下には深筋膜に覆われた大胸筋や胸郭、肋間筋、前鋸筋、外腹斜筋などが見えてきます（**図3**）。

大胸筋を覆っている深筋膜には特別に名前が付いていて、**胸筋筋膜**といいます。胸筋筋膜は大胸筋の裏側もまわっていて、その下の小胸筋も含め胸壁を覆っています。

VANといえばジャケット

胸筋を外すと、鎖骨の下を通る鎖骨下静脈、鎖骨下動脈、腕神経叢が見えてきます。内側からこの順に並んでいます。**静脈（vein）、動脈（artery）、神経（nerve）の頭文字をとって、「VAN」**と覚えます。鎖骨を関節ではずせば、ＶＡＮの全体が現れます。

ＶＡＮの並びで血管と神経がある場所が他に2カ所あります。合わせて覚えておきましょう。肋骨の下縁に沿って走る肋間静脈、動脈、神経も上から順にＶＡＮになります。鼠径靱帯をくぐる大腿静脈、動脈、神経も内側から順にＶＡＮです。

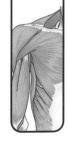

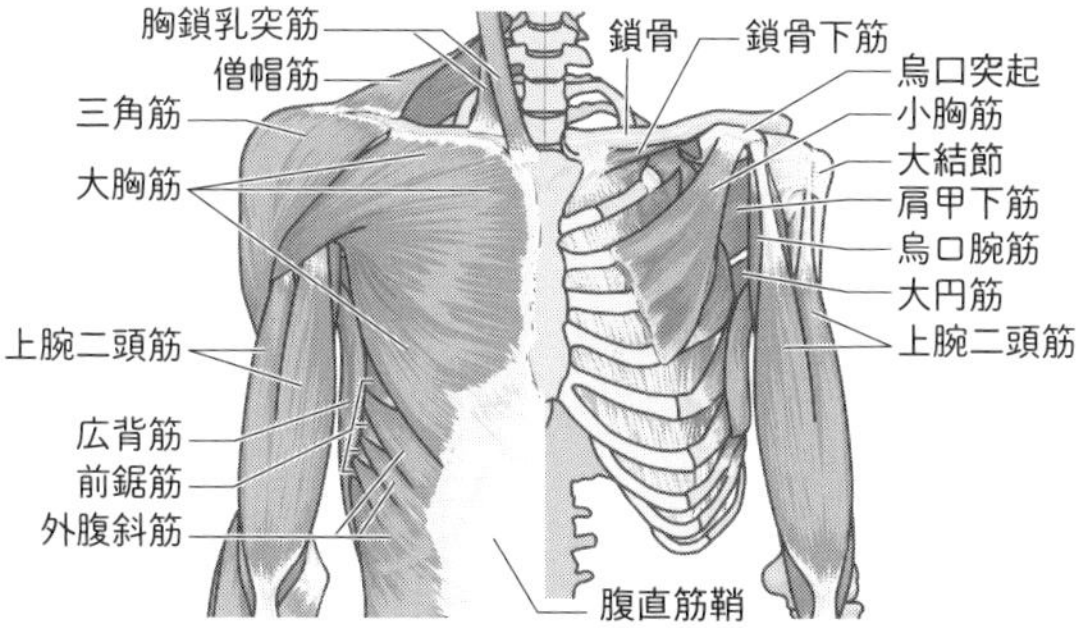

図３　胸部の筋

ＶＡＮというと「ヴァンヂャケット」を思い出すんですが、知りませんか？　１９６０～１９７０年代に一世を風靡したアパレルブランドです。アメリカンカルチャーを日本に紹介して、「アイビールック」というスタイルを流行らせました。アメリカ東部の一流大学８校からなる「アイビーリーグ」にちなんでいます。

てっきり、アイビーリーグの人は皆そういう恰好をしていると思ってたんですが、実際にそのうちの１つに留学してみたら、そんな服を着ている人はいません。

いや、そういうことではなくて、中心静脈カテーテル（ＣＶＣ）の話をしようとしたんでした。手術などのために経口で栄養を摂れないとき、一時的に静脈から栄養を入れることがあります。輸液の浸透圧が高いために、細い静脈だと痛めてしまいます。なので、鎖骨下静脈など太い静脈が選ばれます。

鎖骨下静脈は、鎖骨の内側３分の１付近を斜めに通過します。ここにカテーテルを差すには、鎖骨の中点のすぐ下の皮膚に針を刺し、頸切痕（胸骨柄と鎖骨頭のつくるくぼみ）に向け、鎖骨の裏側をなめるようにして、針を進めます。

針の向きを間違えると胸膜に刺さって気胸になるし、位置を間違えると動脈に刺さるので、危険な手技の1つです。今はエコーでリアルタイムに目視しながら安全に針を刺します。それでも、このあたりの構造を知らないと間違います。解剖で必ず見ておきたいポイントです。

筋と呼吸を考えてみる

肋間には肋骨の動きにかかわる膜状の筋が3層あります（**図4**）。

まず**外肋間筋**。上位の肋骨から下位の肋骨に向かって、斜め前の方向に走ります。その次が**内肋間筋**で、斜め後ろに向かって走ります。つまり、**外肋間筋と内肋間筋はほぼ直交**しています。内肋間筋を慎重にめくると、上位の肋骨の下縁に沿って走る、**肋間静脈・動脈・神経**が見つかります。VANですね。その奥が**最内肋間筋**で、向きは内肋間筋と同じです。支配神経は肋間神経です。

胸郭の背側には肋骨挙筋というのもあります。胸椎の横突起に起始して、1つか2つ下の肋骨の肋骨角に停止します。これは脊髄神経後枝が支配します。

さてここで、呼吸について考えましょう。外肋間筋と肋骨挙筋は吸気のとき、内肋間筋・最内肋間筋は呼気のときに働くといわれます。ほんとかな？　図で筋の向きをみてよく考えてくださいね。

外肋間筋と肋骨挙筋が働くと、肋骨が上に動きます。内肋間筋・最内肋間筋が働くと、肋骨が下がります。

肋骨は胸椎の椎体と横突起の2カ所で関節をつくります。ここを軸にして回転するんでしたね。この回転を起こしているのが肋間筋です。肋骨挙筋はこの軸自体をもち上げます。**肋骨は胸椎から斜め下に走っているので、上がると胸郭の径が増して内容積が増えて吸気になり、下がるとその逆に呼気になります**（**図5**）。

吸気では、胸鎖乳突筋や斜角筋も働き、胸郭をつり上げて吸気筋の作用を助けます。同時に、

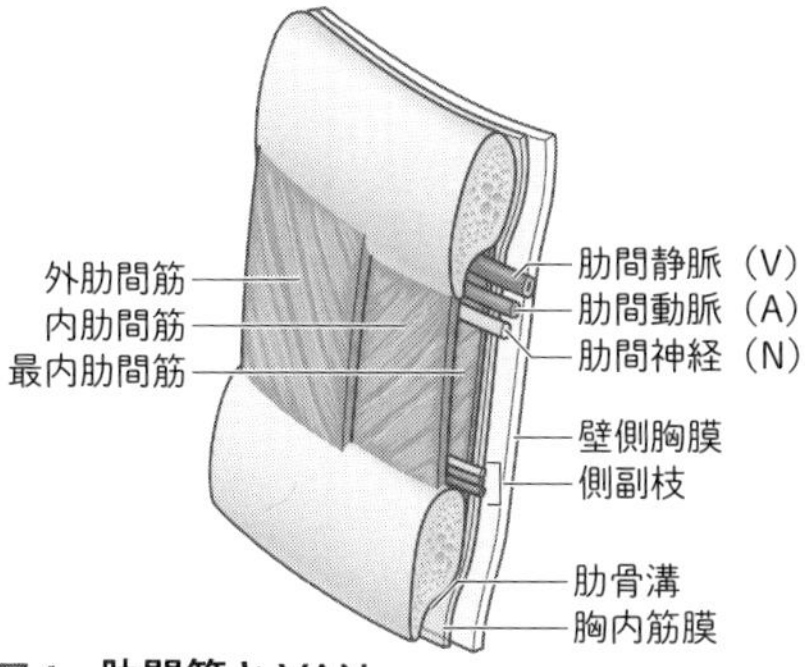

図4　肋間筋とVAN

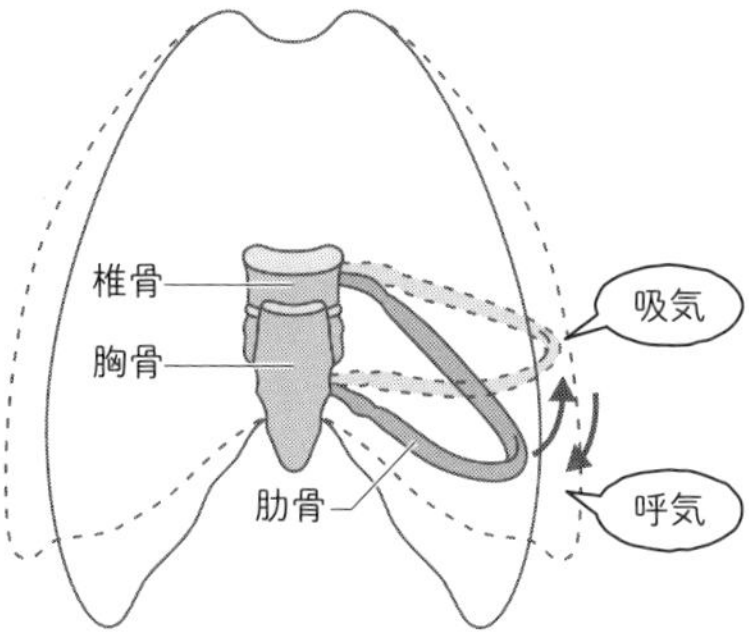

図5　呼吸時の肋骨の動き

横隔膜が収縮して下がります。横隔膜は上に凸のドーム型なので、縮むと下がるのです。呼気では、横隔膜は弛緩して上がります。さらに腹壁の筋が働くと、腹腔内圧が上がって横隔膜を押し上げます。

胸膜だけど、トポロジーって覚えてるかな？

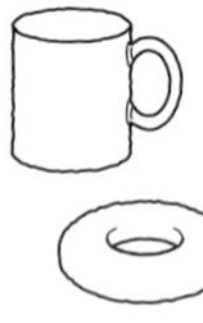

胸膜の話をする前に、まずは、トポロジーを思い出してほしいです。コーヒーカップの形の曲面とドーナツ型の曲面は、面のつながり的に等価だという数学です（**図6**）。位相幾何学ともいいます。

それともう1つ。このあと、胸腔と胸膜腔ということばが出てきます。「膜」が付いているかどうかで全然違うので、注意して読んでくださいね。

胸腔の中には（膜が付いてませんよ）、漿膜の袋が3つあります。漿膜というのは、ツルツルすべすべな膜です。まず、左右の肺を囲う袋が**胸膜**。左右の肺に挟まれた中央の部分を**縦隔**（後述）といい、そこに心臓とそれを囲う心膜があります。

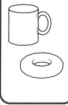

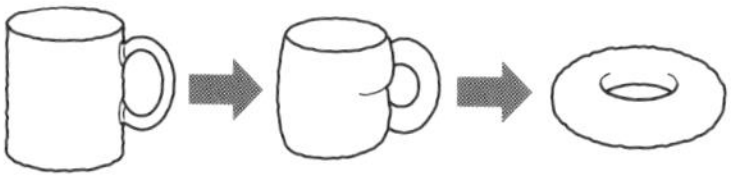

図6 トポロジー

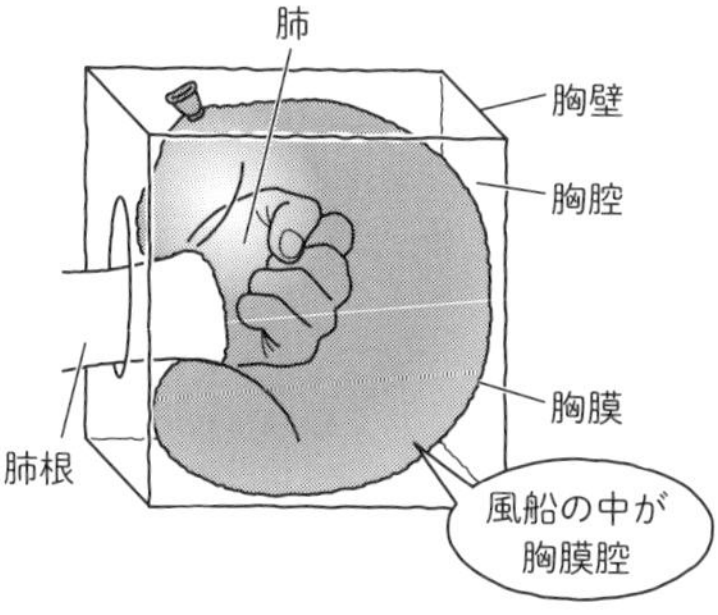

図7 胸部の模型図

胸膜はまず、胸郭の内面、横隔膜の上面、縦隔の側面を裏打ちします。これを**壁側胸膜**(へきそく)といいます。左右の肺の内側面には、気管支や血管が出入りしていて、これらをまとめて**肺根**といいます。壁側胸膜は肺根の表面にも続いていて、そのまま肺の表面を覆っていきます。これを**臓側胸膜**(ぞうそく)といいます。

壁側胸膜も臓側胸膜も、全部ひと続きになっていて、切れ目はありません。1つの連続した袋になっています。トポロジー的には、球面と同じになります。この胸膜の中の空間を、**胸膜腔**といいます。ふう、やっと「膜」付きのが出てきました。気がつきました?

脳内実験をしましょう。とてもよく(というか都合よく)伸び縮みするゴム風船を用意して、膨らませます。この風船を箱に入れます。箱には側面に1カ所穴が空いています。

次に手でゲンコツをつくります。握った手が肺、手首が肺根と思ってください。ゲンコツを箱の穴から中に入れて、風船に押し当てます（**図7**）。この風船はよく伸びるので、押し当てられた部分はへこみ、そこからゲンコツを囲い込んで手首まで覆います。風船の他の部分は、箱の内面にピタリと貼り付くまで拡がります。

この例えでは、箱が胸壁、つまり胸郭・横隔膜・縦隔です。箱の囲む空間が胸腔です。ゴム風船のゴム膜のうち、箱の内面に面した部分が壁側胸膜、ゲンコツに接する部分が臓側胸膜です。

箱とゴム風船、つまり胸壁と壁側胸膜はピッタリくっついていて、隙間はありません。その接着剤の役割をするのが、胸内筋膜という結合組織です。実習で胸膜を壁から剥がすと、ペリペリペリッと音がするんです。ゲンコツとゴム風船、つまり肺と臓側胸膜は一体化していて、剥がれません。ムリに剥がすと肺に穴が空いてしまいます。

ゴム風船の中の空間が胸膜腔です。脳内実験では空気で膨らませましたが、実際は**胸水**という液体が少し入っているだけです。胸膜の内腔側はツルツルしていて、胸水もサラサラなので、胸膜どうしはよく滑ります。

さてここで、確認しておきましょう。胸腔に入っているのは？　肺も、心臓も、胸膜も心膜も、大動脈も大静脈も、ようするに全部です。では、胸膜腔のなかみは？　胸水がちょっとだけです。肺は胸膜腔には入っていません。胸膜腔の外で、胸腔の中にあります。

胸腔は陰圧、腹腔は陽圧

じつは、**肺は放っておいても、縮みます**。呼気のときに働く筋を説明しましたが、普通はこれらの筋を使う必要はなくて、肺が自然に縮むのにまかせておけば空気は出て行きます。筋も必要になるのは、激しく呼吸するときです。

肺に自然に縮む力を与えているのは、肺の中の結合組織にある弾性線維と、肺の中に働いている表面張力です。弾性線維はエラスチンというタンパク質でできていて、その名の通り伸び縮みする性質があります。表面張力を生んでいるのは肺胞です。

肺の中で気管支は何度も分岐し、さいごは０・２㎜ほどの小さな袋、**肺胞**になります（**図８**）。ここで空気から血液に酸素がとり込まれ、血液から空気に二酸化炭素が放出されます（ガス交換といいます）。肺胞は**左右合わせて３億個**あり、表面積を増してガス交換の効率を上げています。

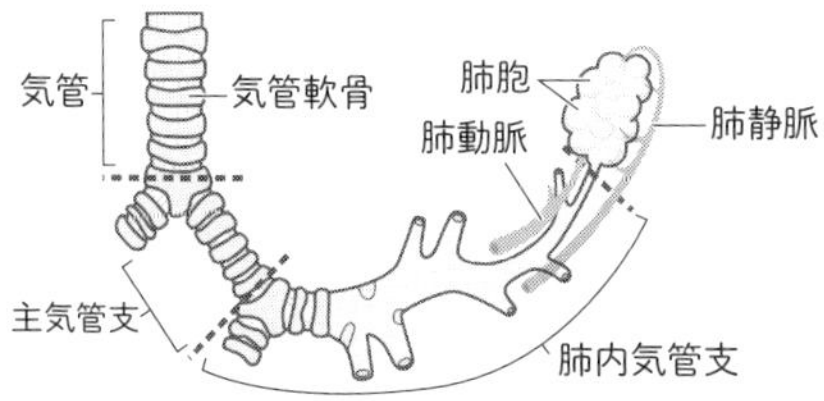

図８　気管・気管支

一方で、肺胞一つひとつに表面張力が生じています。一つひとつの力は弱いですが、億単位で集まれば肺を縮めるほどの力になります。

肺を縮ませないようにしているのが、胸膜の気密性です。これが胸壁から肺まで覆って気密を保ち、胸膜腔の容積を最少にしています。

縮もうとする肺を胸壁が拡げているので、**胸腔内は陰圧**になっています。胸郭が壁を補強しているので、胸壁がベコッとへこむことはありません。一方、腹腔内の臓器は膨らむ方が多いのです（食べ過ぎ注意！）。そのため**腹腔は陽圧**になっていて、膨れるのを腹壁の筋が抑えています。肋骨が胸郭だけにあり、横隔膜が上に凸になっているのは、そういうことなんですね。

胸腔が陰圧になっているのは、心臓にとっても利点があります。心臓には血液を動脈へ送り出す力はありますが、静脈から血液を吸い上げる機能は強くありません。静脈からゆるゆると血液が戻るのを受け止めるんです。胸腔の陰圧がこの静脈還流を助けています。

肺サーファクタント

肺胞の内面には、**肺サーファクタント**という界面活性物質が分泌されています。これによって表面張力が弱められています。界面活性物質というのは、ようするに洗剤と同じものです。

肺胞を球体だとすると、表面張力は肺胞の径に反比例します。肺胞は大気と通じているので内圧はだいたい一定。肺胞が縮むほど表面張力が増すことになるので、いったん縮んだら縮む一方です。肺胞は多少大小あるものが相互につながっているので、少しでも小さいのが縮み、少しでも大きい方へ空気を吹き込んで膨らませます。肺胞にはみんな膨らんでいてほしいのに、これではまずいです。

肺サーファクタントはこれを防止します。肺胞が縮むほど肺サーファクタントの濃度が増すので、表面張力の増加が抑えられます。これによって、肺胞の大きさに差があっても表面張力をバランスさせています。

気胸は突然息が苦しくなる

胸膜腔にあるのは、胸水だけです。これが潤滑剤になって、呼吸で肺が伸び縮みするときの摩擦を減らしています。胸膜腔は胸腔内に肺よりも大きく拡がっていて、肺が拡大したときの余裕になっています。ここを胸膜洞といいます。

胸膜に穴が空いて気密が破れると、空気が入り込んでしまいます。この状態を**気胸**といって、急に胸が痛くなって呼吸困難になります。肺は縮んでしまって、膨らまなくなります。

多いのは、肺に穴が空いて肺から空気が胸膜腔に漏れることです。肺の病変が崩れて穴ができることがあります。肋骨骨折などで肺に傷が付くこともあります。生まれつき臓側胸膜に小さな袋が飛び出していることがあって、突然それが破れて気胸になることもあります。これを自然気胸といいます。背が高く痩せ型の若い男性に多いといわれます。

気胸のうち、命にかかわるのが、**緊張性気胸**です。肺に空いた穴がちょうど弁のようになってしまい、穴から胸膜腔に空気が漏れ続けている状態です。息が苦しいので懸命に息を吸い込もうとしますが、そのときにさらに空気が胸膜腔に入り込み、息を吐くときには出て行きません。患者はどうなっているかわからずパニックになります。

進行すると反対側の肺まで圧迫されて呼吸困難が増します。胸腔内が陽圧になって静脈からの血液の戻りが減り、心臓自体も圧迫されるために、循環不全になります。急いで対応しないと命が危ういです。

対処法は、胸壁に穴を空けて、胸膜腔の空気を外に逃がすことです。そんな都合よく穴を空ける道具をもってないだろうって？　救急にかかわる医師だと、太い注射針をもってたりするんです（医療行為なので実際に行うには資格が必要です）。

胸水と肺水腫は違うもの

胸水の正常な量は体重に比例していて，0.1〜0.2 ml／kgといわれます。自分の体重で計算してみましょう。ええと，私だったら…（非公開）…。まあ，計量スプーンで測れるくらいですかね。胸腔全体の大きさからすれば，ほんの少しです[3]。

肺や胸膜に病変があったり，心不全のために肺がうっ血したりすると，組織液が胸膜腔に染み出て胸水が増えてきます。胸水の量が肺の拡張を阻害するほどになると，呼吸困難や心不全を助長することになります。

胸膜腔ではなく肺胞の中に水があふれた状態は，**肺水腫**といいます。混同されることがあるので，区別しておきましょう。**胸水は肺の外の水，肺水腫は肺の中の水**です。肺水腫も，肺自体に原因がある場合と，心機能に原因がある場合とがあります。呼吸困難があるのは肺炎や胸水貯留と同様ですが，特徴的なのはピンク色の泡混じりの痰が出てくることです。泡は，肺サーファクタントが混じってしまうために生じます。

胸壁を開ける

ふう、胸部は壁だけでも考えることがたくさんありましたねぇ。いよいよ、胸腔の中に進んで、肺や心臓をみていきましょう。

心臓は胸のまんなかへんの半分以下

前胸壁の下には、肺と心臓が見えてきます。

まず心臓。まだ心嚢に包まれているので直接は見られませんが、輪郭はわかります。心臓はほぼ胸の中心にあります。少しだけ左に寄っていて、その分だけ左の肺は右より小さいです。

「心臓って、左にあるんじゃなかった?」って? このヒミツは**心尖拍動**の位置です。心臓内の血流の向きの関係で、心尖部に振動が大きく伝わります。心尖部の当たるのがちょうど左第5肋間鎖骨中線という位置なんです（**図9**）。

で、胸がドキドキしたときに胸壁に触れると、左のそこんとこ（左第5肋間鎖骨中線）が

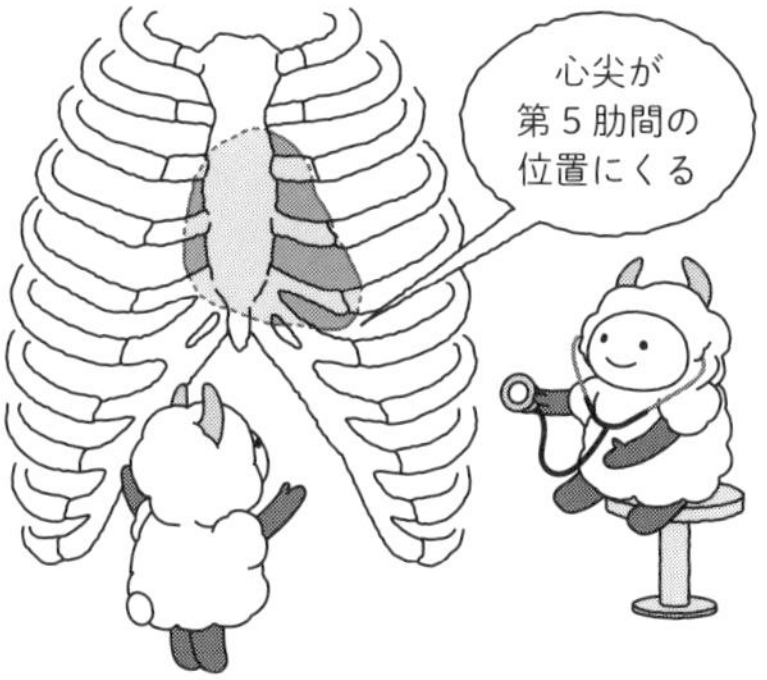

図9　心尖拍動は左第5肋間鎖骨中線

振動してます。それで心臓が左にあるような気がするんです。

心臓の大きさはというと、胸郭の横径の約半分になるか、ならないかくらいです。心臓と胸郭の横径の比率を**心胸郭比**といって胸部X線で測れます。これが50％を越えてくると、心拡大を疑うことになります。なんか心臓が悪いんじゃないかな～と思うわけですね。

打診をしてみる

家にX線装置はありますか？　あれば心拡大がわかるんですが。なくてもなんとかしましょう。**打診**です。

利き手と反対の手を広げて、中指を胸壁に押し当てます。ピアノを弾くときのように利き手を軽く丸めて、その中指で胸壁に置いた方の中指をスタッカートでタンッ、タンッと叩きます。手首のスナップとリズム感が重要です。そのときの音を聴くわけです。

叩いたところが肺の上にあると、響く感じの音がします。

これを共鳴音、鼓音といいます。肺の空気で音が跳ね返るからですね。次に胸骨の上を叩いてみましょう。こんどは鈍い音がします。濁音といいます。心臓がその下にあるので、音が吸収されて響かないんです。叩きながら位置を左右に移動してみましょう。すると、濁音と共鳴音の移り変わるところがあります。それが心臓の境界を反映しています。音の境界が、胸骨右縁より右に、あるいは左鎖骨中線より左に張り出していたら、心臓が拡大していそう、と判断します。

ところで、新宿のタカノフルーツパーラーのプロによると、おいしいスイカは叩くと高い音がするのでわかる、といいます。さすがですね、共鳴音です。群馬県の太田市藪塚は小玉スイカの産地で、春から夏にかけて「藪塚こだま西瓜」というブランドのスイカが出荷されます。よく冷やすと、とても甘くて、ほんのり酸味も感じて、おいしいんですよね。皮の白いところまで甘いです…あ、すいません、スイカを打診してみる前に食べちゃってました。

肺をみよう

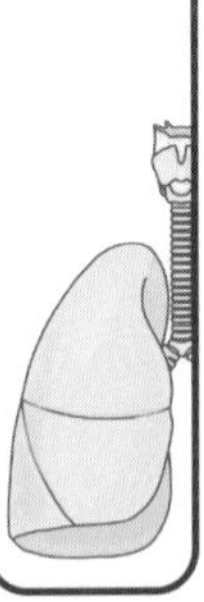

いよいよラスボスその1、**肺**を学んでいきましょう。肺は**呼吸の本体**です。肺が空気から

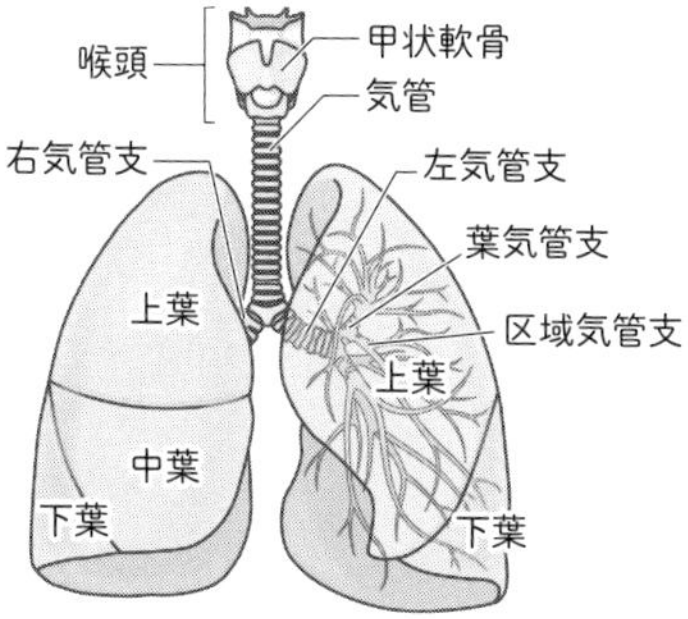

図10　肺

酸素を血液にとり込み、血液から二酸化炭素を空気に放出します。肺と胸郭とがフイゴのようになって空気を出し入れし、肺の中を換気します。

肺の形を調べる

肺の表面はすべすべしています。臓側胸膜ですね。

肺の重さを量ってみます。日本の病院で亡くなった高齢者の肺の平均では、男性で右肺４７０g／左肺４００g、女性で３５０g／２８０gでした[4]。肺炎などで重くなっているのも含むので正常ならもう少し軽いはずですが、ざっと、缶ビールくらいの重さです。男性は５００ml缶、女性は３５０ml缶。左肺はビールを一口飲んでください。

解剖体の肺は、保存処理のために生体のときのような弾性は失われていて、とり出しても縮みません。つまり、肺の外形は、肺の納まっていた壁の形を反映しています。

肺は全体に、上が細く、下に向かって拡がった形です（図

10）。外側面は肋骨の形に彎曲し、底面は横隔膜のせいでへこんでいます。頂点は第1肋骨の上まででっぱってます。その証拠に、第1肋骨の跡が付いていています。

内側面は、ちょっと複雑です。

まず**肺根**があります。肺は肺根で縦隔とつながっています。肺根は、**肺動脈**（1本）、**肺静脈**（2本）、気管からわかれてすぐの気管支（**主気管支**）（1本）が束になったものです。これらが出入りするエリアを**肺門**といいます。

肺門にはリンパ節がいくつかみつかります。**肺門リンパ節**といいます。肺には空気とともに異物も入り込みます。その処理があるためですね。空気の塵を反映して、黒っぽいです。ヘビースモーカーでは、肺もリンパ節もまっ黒です。肺炎や肺がんのあった遺体では、リンパ節が大きくなっていることがあります。

肺に付いた跡をみれば、肺がどの構造と接していたかわかります。例えば、肺尖部には鎖骨下動静脈の跡があります。鎖骨下静脈にカテーテルを刺すときに、角度を誤ると肺に穴を空けてしまいそう、というのがわかります。

他にもいろいろありますが、もう1つだけ覚えておきましょう。右肺の上葉の内側面には上大静脈が接しています。肺がんに押されて上大静脈が塞がることがあるのです。

肺を分ける

肺の表面を見て気づくのは、大きくいくつかにわかれているということです（図10）。右肺は3つ、左肺は2つにわかれています。それぞれを**肺葉**（はいよう）といって、**右のは上葉・中葉・下葉、左は上葉・下葉**といいます。肺の各葉に空気を送る気管支を葉気管支といいます。右主気管支は3本、左は2本の葉気管支にわかれています。

肺葉の間の隙間は、葉間裂（ようかんれつ）といいます。右の上葉と中葉との間が**水平裂**、中葉と下葉との間が**斜裂**です。医師は、メイジャー・フィッシャー、マイナー・フィッシャーと呼びます。フィッシャーは「裂け目」ですね。左肺は斜裂だけです。

肺の各葉と葉間裂の位置は、診察のときに重要になります。胸部CTにもよく映るので見逃せないです。

風邪で咳が出るとかで病院に行くと、お医者さんが胸に聴診器を当てて調べますよね。これ、呼吸のときに肺や気管支の発する音を聞いているわけです。ただ漫然と医師っぽい仕草をしているわけではなくて、聴診器の当たったところが肺の何葉かを考えてます。大葉性肺炎といって肺葉単位で拡がる肺炎があるので、個別に調べないとね。

肺の聴診

医師のコスプレには聴診器がマストですね。医師が胸に聴診器を当てるのは、呼吸器や心血管系の疾患が疑われるとき。健診でも使います。

肺の聴診で聞こえるのは、気管支を流れる空気の音です。気管支の最初の分岐から数えて9回目の分岐のあたりまでが音を発すると考えられています。そこまでは流れが乱流になるところがあり、音になります。気管支の先の方になると層流になり、さらに先では気体分子の拡散が主になるので、音は聞こえません。

正常なら、すーすーとずーずーの中間くらいの音が聞こえます。**気管支喘息やCOPD（慢性閉塞性肺疾患）で気管支が細くなると、ヒュ～とかク～**といった、笛を吹くような音が聞こえてきます（笛声音）。**肺が線維化して肺胞が伸びにくくなると、チリチリとかプツプツ**といった音がします（捻髪音）。**肺水腫や肺炎などで気管支に水分が溜まると、ブウとかゴポゴポ**といった音になります。

こういう異常な音をまとめて**ラ音**といいます。「ドレミファソラシド」のラではなくて、「ラッセル音」の略です。たいして略されてないって？　まあね。ラッセル音はドイツ語のRasselgeräusch からきています。ラッセルがおもちゃのガラガラ、ゲロイシュが雑音です。ここからならだいぶ略されてるでしょ。

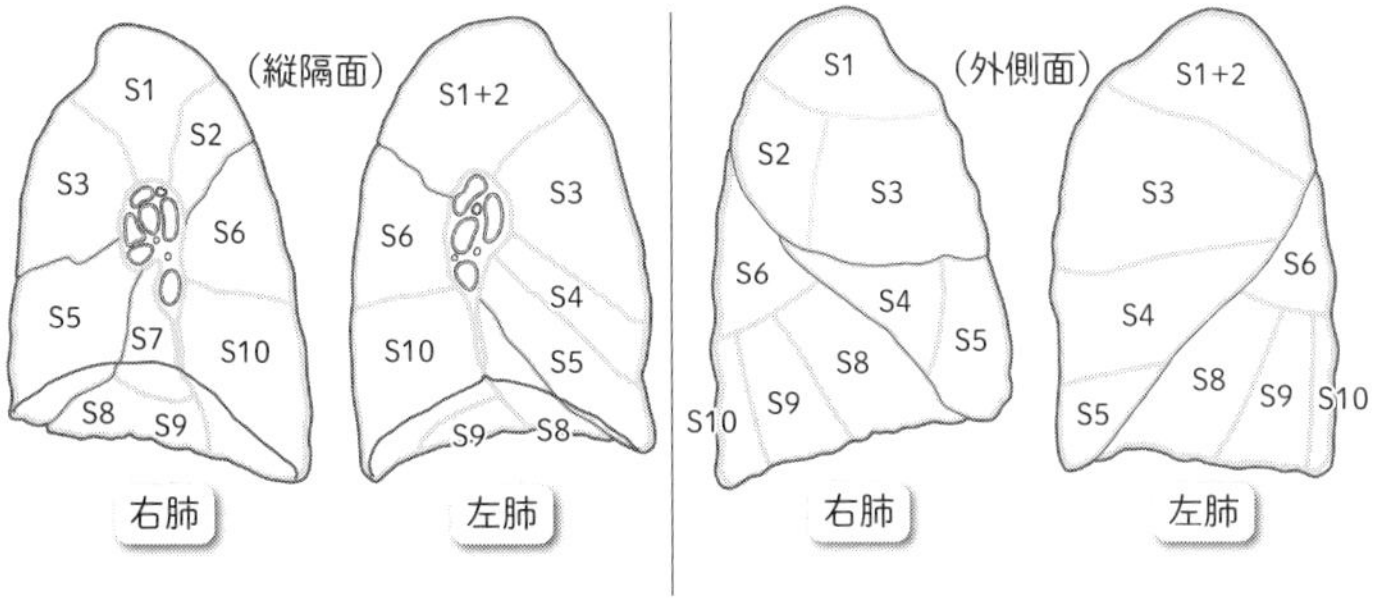

図11 肺の区域

肺をもっと分ける

肺は「葉」からさらに「区域」にわかれています（**図11**）。区域にはS1、S2、…と番号が振られています。区域に相当する気管支が区域気管支で、こちらもB1、B2、…と同じ数字が振られます。

右肺は10の区域にわかれます（**図11**）。左肺のS7はありません。心臓でへこんでなくなった部分です。

医師は肺区域の位置も覚えるんです。

例えば右のS6にがんのある患者さんがいて、あした手術するとしましょう。あなたは研修医で、手術しやすいよう病巣が上になるように患者さんを寝かせるわけですが、S6ってどこなんだよ？

大丈夫、体操で覚えられます。はい、立ってよい姿勢に!!

気管支体操だいいち〜!!（**図12**）

両手を挙げて1、2は後ろ、3は前、4は斜め横、5はちょい内側、背中におんぶで6、7は右だけ、ちょい前で8、9は

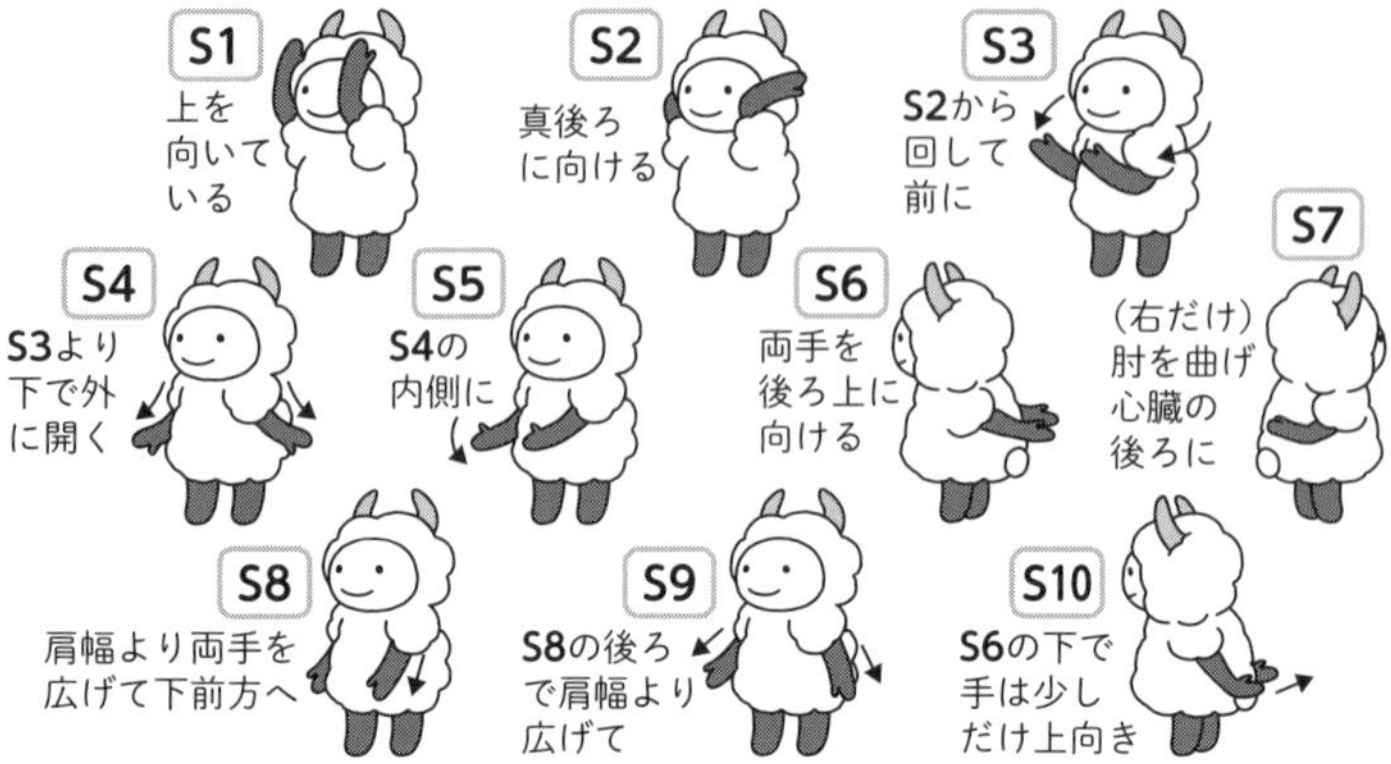
S1
上を
向いて
いる
S2
真後ろ
に向ける
S3
S2から
回して
前に
S4
S3より
下で外
に開く
S5
S4の
内側に
S6
両手を
後ろ上に
向ける
S7
（右だけ）
肘を曲げ
心臓の
後ろに
S8
肩幅より両手を
広げて下前方へ
S9
S8の後ろ
で肩幅より
広げて
S10
S6の下で
手は少し
だけ上向き

図12　気管支体操

参考文献14をもとに作成

横、10は後ろ。

というわけで、S6のがんの患者さんは、うつ伏せで手術台に寝かせれば、執刀医に叱られずにすみます。

肺の血流は大量で低圧

肺門で肺動脈と肺静脈を探すと、なんだか静脈みたいに壁の薄い血管しか見当たりません。じつは、**肺動脈は壁が薄くて、肺静脈と大差ない**のです。

普通の動脈と静脈なら簡単に見分けられます。同じ径で比べると、壁の厚さが全然違うからです。動脈は壁が厚いので白くペコペコしていて、静脈は血液が透けて赤黒くふにゃふにゃです。これだけの違いがあるのは、血管内圧の差が大きいからです。

血圧を大動脈内圧と考えると、正常範囲は120/80 mmHg以下です（高いと高血圧）。右心房圧、つまり静脈内圧は5 mmHg以下。**20倍以上の差**があります。

肺動脈と肺静脈の壁の厚さが同じくらいなのは、内圧の差が少ないからです。肺動脈内圧は25/10 mmHg 以下。左心房圧、つまり肺静脈内圧は12 mmHg 以下。**収縮期で2倍になる程度の差**です。これなら確かに壁の厚さが同じくらいでもしかたないですね。

水銀柱圧から水柱圧に変換すると、圧力を想像しやすくなります。大動脈内圧は163/108 cmH_2O。大動脈は身長近くまで血液を上げられますね。

肺動脈の圧は34/14 cmH_2Oで、だいぶ低いです。一方で、肺には、全身を流れる血流と同じだけの量の血流があります。肺循環と体循環はつながっていて、逃げ道はないですから。これだけの量を流すのに、この圧力で足るでしょうか？

じつは、血液は肺を低圧で流れるようになっています。つまり肺の血管は体の血管にくらべて抵抗が少ないのです。抵抗値にして15倍くらいの開きがあります。

そこそこ高性能なヒトの肺

エベレストに登頂したことはありますか？　私はないです。というか、乗りものを乗り継いで行った立山（標高２４５０ｍ地点）が人生の最高到達点だったりします。

２０２０年に亡くなった伝説のシェルパ（ヒマラヤ登山隊の地元の案内人）、アン・リタさんは、酸素ボンベなしでエベレストに10回登頂したことがあり、ギネス記録になっています。そういう山頂では極寒（マイナス35度）なだけでなく、大気中の酸素分圧が低地の３割くらいに減ってしまいます。どんな感じでしょうか？　３回に１回しか呼吸しない感じですかね。気絶するでしょうね。それでもまあ、チャンピオンデータでエベレストまで行き帰りできる性能を、ヒトの肺はもっています。

これが可能になったのは、哺乳類の発明した横隔膜のおかげです。これによって吸って吐く空気の量（換気量）が増し、空気と血液との間の酸素と二酸化炭素の交換（ガス交換）の性能が上がりました。

とはいえ、限界がエベレストなのは、肺が盲端だからです。

ヒトの気管支は、気管が主気管支に分岐するポイントから数えると、23回ほど分岐します。**はじめの16回くらいはただの空気の通り道で、ガス交換は起こりません**。この部分を**解剖学的死腔**といいます。その容積は体重から推定できて、２ml／kgです。日本人の20代男性の平均体重65kgを使うと、１３０mlですね。ちょうどミニ缶ビール（１３０ml）くらいです。

分岐の17回目あたりから、気管支の壁に肺胞が飛び出すようになります。ここを呼吸細気管支といい、ガス交換はここから先で起こります。最後は肺胞だけになります。

で、呼吸をするとき、目一杯に息を吐いても死腔まで出てきた空気はまた吸うことになります。それでも多少とも空気の乱流と分子の拡散で空気が混じり合います。末梢になるにしたがって乱流の影響が少なくなり、肺胞のエリアでは拡散だけで空気が入れ替わっています。

つまり、この部分に新鮮な空気が入るのは、一生に一度、はじめて肺に空気が入る産声のときだけ。あとは継ぎ足し継ぎ足しになるので、まあ、老舗のタレみたいなもんです。

解剖学的死腔がどれだけ不都合かは、実験的にそれを増やしてみたらわかります。散水ホース（内径12㎜）を５ｍ切って、それを咥（くわ）えて呼吸してみてください。ホースの内容積がちょうど1回換気量（およそ５００㎖）くらいになるので、普通の呼吸では新しい空気は肺に入ってきません。ホースを30ｍにすると肺活量と同じくらいになるので、どうやっても呼吸できません。**あ、本当にやると気絶するので、脳内実験だけにしましょう**。

逆に、死腔の影響を減らすには、大きく呼吸して洗い流す空気の量を増やすことです。長距離走でそんな指導されますね。

超高性能な鳥の肺

呼吸をもっと効率よくするなら、鳥の肺をもつことです。

インドガンという渡り鳥はヒマラヤ山脈の上空を8時間ほどで飛び越えるといいます[5]。これが可能なのは、鳥の肺には空気が一方通行で流れていて、気道の中に死腔がないからです。ガス交換の効率がＭＡＸなのですね。

鳥の肺は、細い管が集まった構造をしていて、盲端にはなっていません（**図13**）。その前

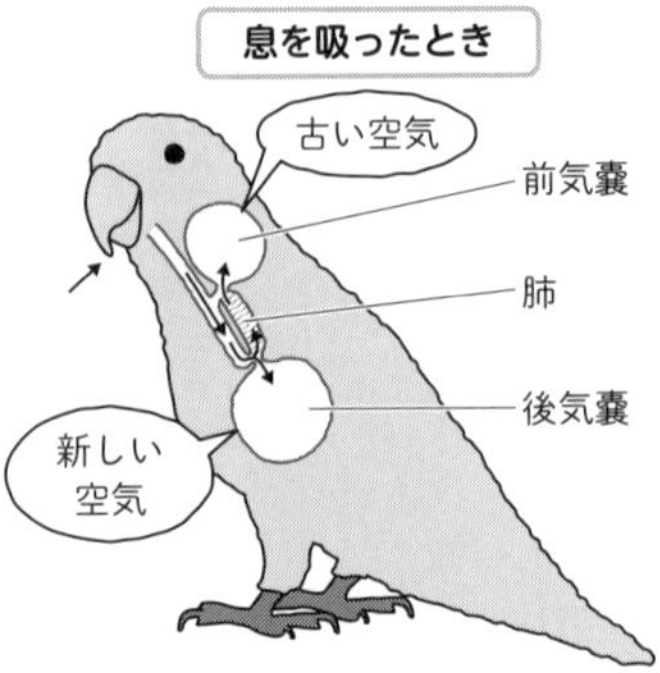
息を吸ったとき
古い空気
前気嚢
肺
後気嚢
新しい
空気

図13　鳥の肺

に前気嚢、後ろに後気嚢という袋がつながっています。気嚢はガス交換には関係しませんが、気道内の空気の入れ換えで重要な働きをします[6]。

息を吸うと、前後の気嚢が膨らみます。このとき、前気嚢は肺から古い空気を吸い上げます。それにつれて、肺には反対側の気管から新鮮な空気が流れ込みます。後気嚢は気管から新鮮な空気を吸い込みます。

息を吐くときには、前後の気嚢がしぼみます。前気嚢は中の古い空気を気管から外に捨てます。後気嚢は、中にある新鮮な空気を肺に吹き込みます。

つまり、息を吸うときも吐くときも、肺の中には新鮮な空気が流れ続けることになります。これによって、酸素が薄くなるような高高度でも、息切れせずに飛行を続けることができるのです。温泉なら掛け流しというやつです。群馬県には、草津温泉をはじめ掛け流しの温泉がたくさんあります。いいですよね〜。

鳥の肺と同じしくみは、その祖先の恐竜（獣脚類）にもあったことがわかっています。獣脚類は体表に羽根も生えていましたが飛べませんでした。鳥類は進化する過程で、たまたまもっていた気嚢や羽根を飛行に転用したと考えられています。

心臓をみよう

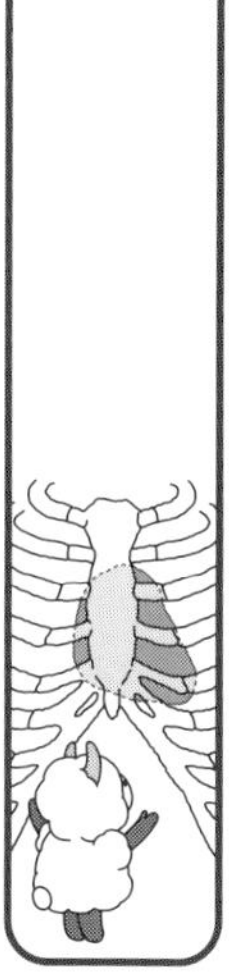

肺の次にみるのは、**心臓**です。内臓の2大ラスボス、その2です。**心臓はポンプ**です。血液の流れをつくることによって、体中に酸素や栄養を行き渡らせ、二酸化炭素や代謝産物を排出場所に運びます。心嚢に包まれた心臓は胸郭のほぼ真ん中にあるんでした。

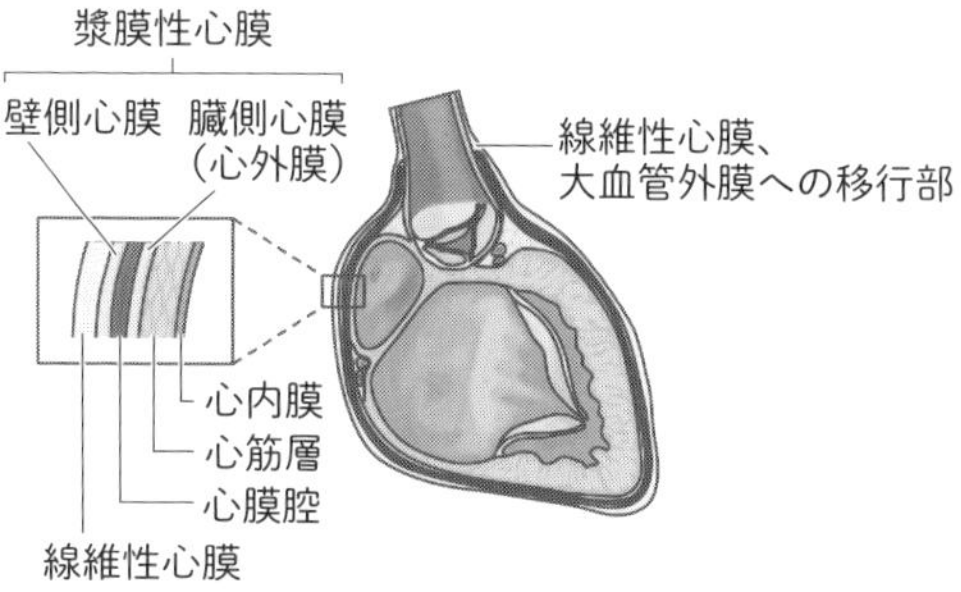

図14　心膜

心膜と心嚢と心外膜

心臓の話の前に、それを包む膜の話をしましょう。心膜、心嚢、心外膜と、似たような名前が出てきます。ややこしいです。心臓も肺と同様に、柔らかい漿膜の袋で包まれています（図14）。その膜を**心膜**といって、心臓に着いている方を**臓側心膜**、壁（縦隔、胸郭、横隔膜）に着いている方を**壁側心膜**といいます（※2）。臓側心膜と壁側心膜は連続していて、心臓に大血管（大動脈、大静脈、肺動脈、肺静脈）が出入りするところで反転しています。

心膜で囲われた空間を**心膜腔**といって、スベスベ、サラサラな漿液（**心膜液**）が少しだけ入っています。15～50 ml程度あるといわれます。心臓が拍動するときの摩擦を減らしています。

壁側心膜は、その外に線維性の層が重なっています。区別のために、**内面を漿膜性心膜、外面を線維性心膜**といいます。線維性心膜は不織布みたいに丈夫で、伸縮性が少ないです。漿膜性と線維性とを合わせて**心嚢**ともいいます。

心臓の壁の層に着目するときは、臓側心膜は心外膜ともいわれます。心臓の内腔から順に、心内膜、心筋層、心外膜となり、名称が対称的になります。

聴診器に虫が入ってるかも？

急性心膜炎は、心膜に炎症が起こった状態です。原因はいろいろあって、感染症、自己免疫、炎症性疾患、心筋梗塞、放射線療法、薬物性などさまざま。胸痛や息苦しさが生じます。

聴診すると、**ドッキン、ドッキン、という心音といっしょに、ザラザラ、ゴソゴソっていう雑音**が聞こえてきます。

聴診器に虫がいる？と思っちゃいますが、これが心膜擦過音。正常なら心膜はつるつるスベスベなので音なんかしないですが、炎症でザラついたんです。

心タンポナーデ

正常では心膜腔は少しの心膜液があるだけです。ここに液体が貯留することがあります。心膜炎はその原因の1つ。心膜の炎症のために、組織液がにじみ出て溜まります。あるいは外傷や心筋梗塞、大動脈解離のために、出血して血液が溜まる場合もあります。心嚢は丈夫で伸縮性が乏しいです。心膜腔に液体が溜まってしまうと、心臓が拡がらなくなり、ポンプ作用が妨げられます。この状態を**心タンポナーデ**といいます。エコー診断装置を使えば、写るはずのない心膜腔が写ってくるので、すぐわかります。

心不全で命も危ない状態になるので、すぐに処置します。体表から針を刺して、溜まった液を抜きます。心臓を針で傷つけないよう、エコーを使ってリアルタイムに針先をみながら慎重にやります。もし心筋梗塞などで心臓に穴が空いたのが原因だったら、手術になります。

タンポナーデって、聞き慣れているような、ちょっと違うような用語ですね。**傷や体腔を**

※2 臓側板・壁側板ということも多いですが、胸膜・腹膜でのいいかたと合わせておきます。

ガーゼや綿栓や駆血帯や手で圧迫して塞ぎ、出血を止めることをいいます。生理用品のタンポンはその止血材料の1つ。心タンポナーデでは、心嚢が止血の役割をしています。

心臓の向き

さて、ここで心臓の基本的な形を思い出してみてください。小学校高学年か中学校で習ったと思います。

心臓は4つの部屋と4つの弁からできています。左右に仕切りがあり、それぞれが心房と心室にわかれています。その間には弁があります。心室と動脈との間にも弁があります。心房が上、心室が下です。血液が静脈から心房に戻り、心室に流れ、心室から動脈に吐き出されます。右側が肺循環、左側が体循環。肺循環は、体から戻った血液を肺に送り、肺が血液を酸素化。体循環は、酸素化された血液を肺から受けとり、体に送り出します。

そんなに難しくはないですね。

ウソです。

実際の心臓をみましょう（**図15**）。

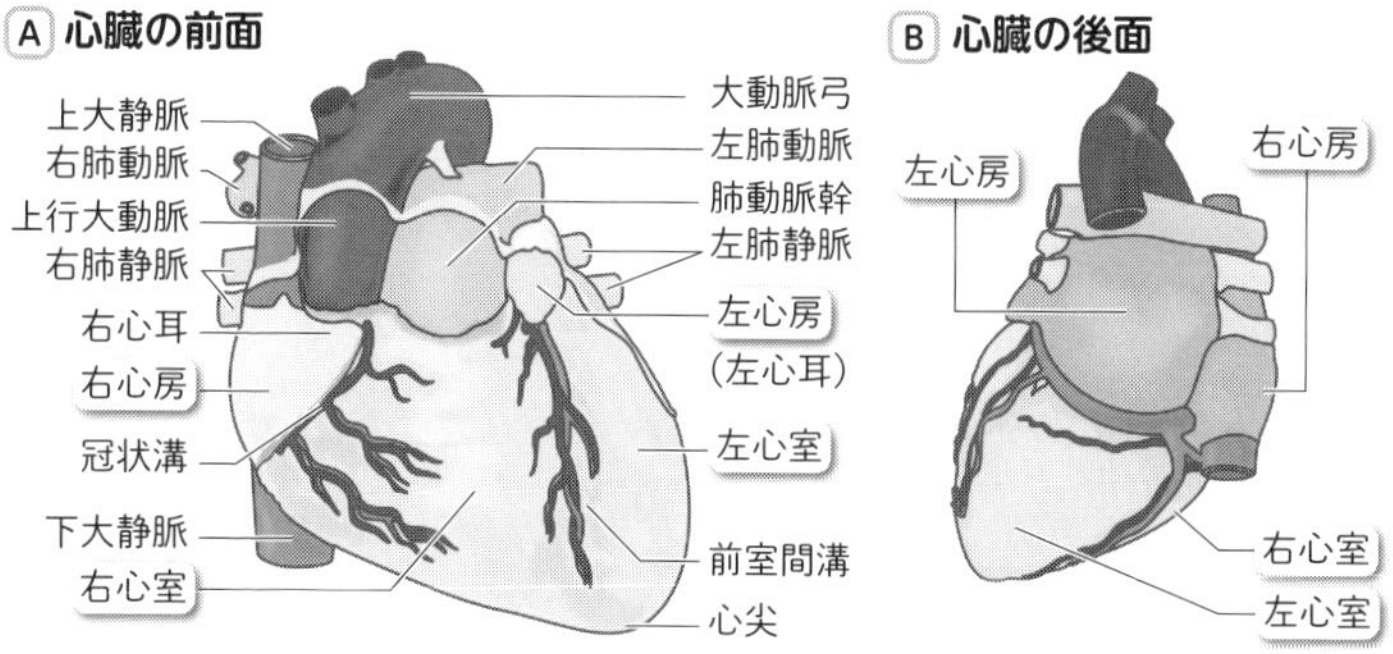

図15　心臓

真正面に大きく張り出しているのが、右心室です。ヤクザ映画とか、鉄砲玉が敵の親分をナイフで急襲するシーンを想像しましょう。正面から胸を刺されて穴が空きがちなのが、右心室です。フィクションでよかったですね。

右心房はその上？　いえ、**心臓の右の真横**に見える、縦に伸びた袋みたいなやつです。

左心室は？　左横に少し見えるだけです。実際には**左後ろにあります**。

左心房は？　左上にちょっとだけ見えます。左右の心房にはワンちゃんの垂れ耳のような部分があって、心耳といいます。いま見えているのは左心耳です。それ以外の本体は**心臓の背面に小さなリュックサックのように**くっついています。

心房と心室の間の溝を冠状溝といって、斜めに傾いていいます。左右の心室の間の前後の溝を室間溝といい、**前室間溝は左斜め前、後室間溝は横隔膜に面した下面**にあります。心尖は左下です（心尖拍動が第5肋間左鎖骨中線だというの、覚えてます？）。

大動脈は？　右上です（左心室から出るのに？）。そして**肺動脈は左上**（右心室から出るのに？）。**上大静脈と下大静脈は右側のほぼ鉛直線上**にあります。肺静脈は左心房に後ろから入っているので、**見えない**です。

つまり、実際の心臓は、ねじれて、後ろに倒れて、左にスイングしています。大動脈と肺動脈は、ねじれながら心臓から出ます。なにいってるかわからないです？　**私も説明に困ってます**。心臓をいろいろな向きからみて納得してくださいね。

右胸心とネコの腰つき

心臓が右向きにできることがあります。**右胸心**といいます。単に右に寄っているのではなく、心臓の形が普通とは鏡像になっています。

内臓全体が鏡像になっている全内臓逆位なら、心臓の機能には問題ないことが多いです。心臓だけが逆の場合には、まわりと辻褄が合わずに障害になります。

心臓の左右が決まるのは、胚の中で心臓がまだ1本の管だったころです。両端には静脈が2本、動脈が2本つながっています。はじめは管はまっすぐですが、膨らみが5つ（静脈洞、心房、心室、心球、動脈幹）できます。これがS字の形にくにっと曲がり、心臓の形になっていきます。これが逆S字になったのが右胸心です。

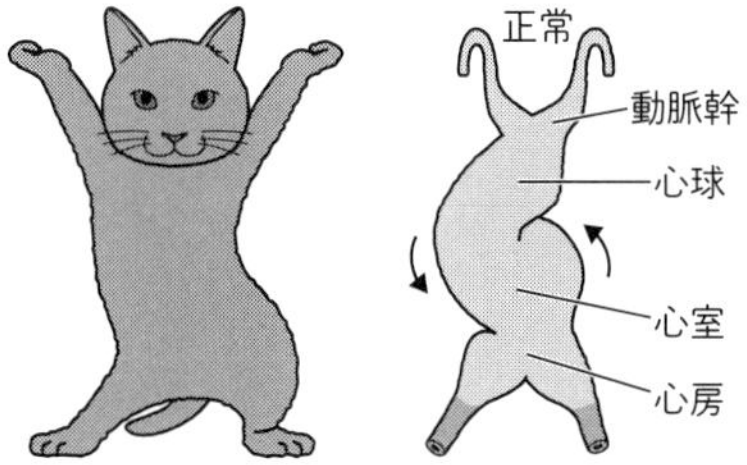

図16　右胸心とネコの腰つき

　このＳ字ループ、**ネコがバンザイをして、腰をクイッと左にひねってる**ように見えるんですが、どうでしょう？（**図16**）後肢が静脈、前肢が動脈です。反対に右に腰をひねれば右胸心。

　かえってわかりにくかったです？

悲しみのオープンハート

　ハートマーク♡は、西洋では中世から心臓の象形として使われていました。でも、実際の心臓とはあまり似てない気がします。

　じつは、**ハートマークは、心房を外して心室だけにした形をあらわしている**と考えられています。というのも、ルネサンス以前の解剖学では、心房は静脈が膨れたものだと思われていたんです。レオナルド・ダ・ヴィンチは心房が独立した部屋だと気づいていたようですが、彼の描いた心臓でも心房はとり去られています。そういえば、焼肉や焼き鳥のハツも心室だけですねえ。

　心臓や血管系が現在のように理解されるようになったのは、イギリスの医師で解剖学者のウイリアム・ハーベーの血液循環説（１６２８

年）からです。

ところで、ハートのジュエリーを見ると少し悲しくなるのは私だけでしょうか？

ヒポクラテス vs アリストテレス

感情が拍動によく現れるので、むかしは心臓が精神の座だと考えられてました。愛情表現にハートマークを使うのもその流れですね。

精神は脳にあるとはじめて記載したのは、ギリシャ時代の医学者、ヒポクラテス（紀元前460年頃～紀元前375年頃）です。「医学の父」ともいわれていて、呪術のような当時の医療を、観察と臨床に基づいた科学につくり替えました。医師の心得をまとめた「ヒポクラテスの誓い」は現代まで伝えられています。

ヒポクラテスに猛反対したのが、大哲学者アリストテレス（紀元前384～紀元前322年）です。当時の常識のとおりに精神は心臓にあると反論をぶちあげました。あいにくアリストテレスの方が有名だったからか、押しが強かったからか、パトロンのバックアップもあったからか、この後しばらくは精神が心臓にあることになってしまいました。

ヒポクラテスのはじめた医療は、現代では「根拠に基づく医療（ＥＢＭ）」としてアップデートされています。でもそれがスタートした１９８０年代より前は、医師個人の経験や勘、権威者の意見とかが重視されることもあったんです。[7]　ヒポクラテスvsアリストテレスは、いつでも起こり得るのかもしれないですね。

心臓はおにぎり2～3個

心臓の大きさと重さはどうでしょうか。成人では、心臓は握りこぶしより少し大きいくらい、重さは２００～３００gというところです。コンビニおにぎりが約１００gなので、２～３個ですね。心肥大があれば、もっと大きく重く、２倍くらいになることもあります。これどコンビニでおにぎりを買ったら、手に２～３個もって、心臓だと思ってみましょう。

臓側心膜の下には脂肪があって、黄色く見えます。心外膜脂肪とよばれます。その量には個人差があり、冠状動脈疾患、心房細動、心不全のリスクになるといわれています。[8]　この脂肪から出るいろいろなサイトカインが悪さをするみたいですね。脂肪の多い心臓だったら、冠状動脈に動脈硬化が進んでいるかもしれないです。

冠状動脈を剖出する

突然死の原因のトップは虚血性心疾患です。虚血性心疾患は冠状動脈の狭窄や閉塞で起こ

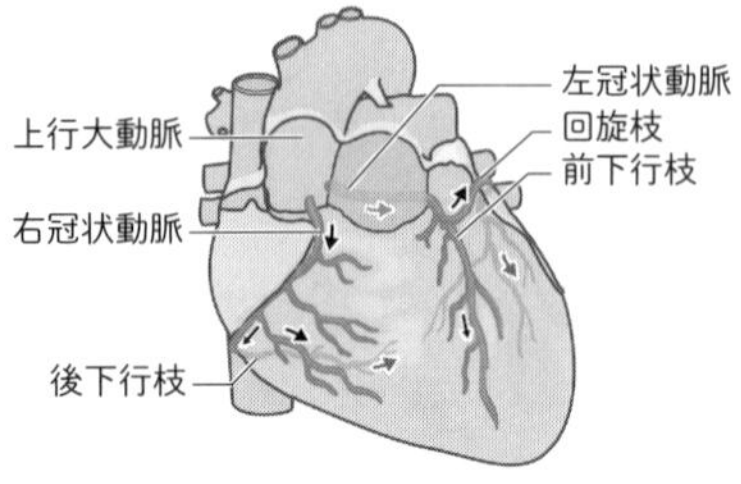

図17　冠状動脈（前面、冠状動脈を透視）

ります。冠状動脈の剖出は心臓の解剖のマストです。

心臓は体や肺に血液を送り出すポンプですが、心臓自身にも血液を送っています。それが冠状動脈です（図17）。冠状動脈は大動脈の最初の枝で、大動脈弁を過ぎてすぐのところから左右2本出ます。他の動脈と違って、**冠状動脈には心臓の拡張期に血液が流れます**。心筋が収縮していると、心筋の血管が圧迫され細くなっているので、血液が流れにくいのです。がんばって仕事したあとのお酒とかスイーツとか、とりわけおいしいですよね。心筋細胞たちもそんなキモチなんですかね？

そんな一方で、**医学生は冠状動脈がどう分岐してどこに血液を送るか暗記します**。説明しましょう。

右冠状動脈は、大動脈を出ると冠状溝を右まわりに進みます（図17）。途中、心室の右縁に枝を出します。この縁が横隔膜に当たって角張っているので鋭縁枝といいます。心臓の後ろまで回り込んだところで急カーブして後室間溝へ入り、後下行枝になります。ここはちょうど心臓の下面になります。

左冠状動脈は、大動脈を出てすぐに2つにわかれます。1つは前室間溝に向かう前下行枝です。前下行枝からは左室に斜めに枝が2～3本出ていて、対角枝といいます。左冠状動脈のもう一方の枝の回旋枝は、冠状溝を左まわりに進み、左心室の後面に拡がって終わります。その途中、心室の左縁に枝を出します。ここが丸くなっているので、鈍縁枝といいます。以上が大部分の場合のパターンです。後下行枝を右冠状動脈が出すという意味で、右優位といいます。反対が左優位で、左冠状動脈が後下行枝を出します。**細かなパターンは、心臓ごとにいろいろ**です。

刺激伝導系と心筋梗塞と不整脈

冠状動脈の分岐を覚えたので、応用してみましょう。

冠状動脈が細くなって心筋が酸欠になると**狭心症**、詰まって心筋が壊死すると**心筋梗塞**になります。冠状動脈のどこが詰まるかで、症状が少し変わってきます。

心臓には心拍を司る特殊な心筋の束があって、**刺激伝導系**といいます（図18）。ペースメーカーになる部分が心房と上大静脈の境目にあって、**洞房結節**といいます。ここからスタートした刺激が心房に伝わり、心房が収縮します。そのあと**房室結節**が刺激を受けとると、タイミングをワンテンポ遅らせてから、**房室束（ヒス束）**に伝えます。房室束は**右脚**と**左脚**にわかれて心室中隔を跨ぎ、刺激を心室に伝えます。

ささっと説明しちゃいましたが、図を見ながら、刺激の伝わりを実際の心臓で指でたどっ

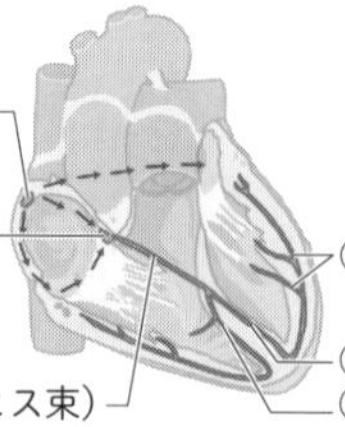

図18　刺激伝達系

てみてくださいね（**図18**の①〜⑤の順です）。刺激伝導系って、心臓を肉眼でみてもほとんど判別できないんで、お話だけなんです。

ここで大切なポイントがあって、**洞房結節と房室結節を栄養する動脈は、右優位の場合は右冠状動脈から、左優位の場合は左冠状動脈から出ることが多い**ってことです。

で、あなたはタバコを止められなかった中年だとします。右優位の心臓の右冠状動脈がもとの方で詰まって心筋梗塞になってしまいました。心筋梗塞では、病院到着前の致死率が14％、到着後でも7％になります。今回は幸い治療が早く一命をとりとめました。それでも心室の右壁から下壁にかけて壊死すれば右心不全になり、静脈の血液がうっ滞して体がむくんできます。

そしてたぶん、不整脈も出ます。洞房結節が障害されて心拍が遅くなります（洞不全）。房室結節が障害されると心房から心室に刺激が流れず、心房と心室がバラバラに動いてしまいます（房室ブロック）。

詰まったのが左冠状動脈だとすると、左側の心臓の前壁から左壁にかけて壊死して左心不全になり、肺がうっ血して肺水腫になり胸水も溜まってきます。けれども洞不全や房室ブロックは免れるかもしれません。

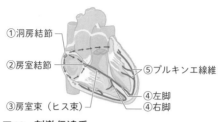

透視図でスケッチする

心臓専門の医師になると、冠状動脈の枝をX線でも見分けられます。解剖学実習では冠状動脈のスケッチをしてもらいます。手前側の動脈だけでなく、向こう側に隠れている血管も描いて、透視図にします。実際の診療ではX線で透かしてみるので、透視で枝を見分ける練習です。実際にスケッチすると、半日くらい苦労しますけどね。

これ、画力がものをいいます。かっこよくいうと空間認識能力です。そのため、パブロ・ピカソかジョルジュ・ブラックかというような「画伯」の絵が量産されます。採点のときに、絶対こうはならないだろうっていう形に悩みます。でも理詰めで立体の捉え方を考えて練習すると上手になるんで、諦めずにガンバってと学生には伝えます。

スケッチするときは、心臓の向きをきっちり決めます。ポイントは、上大静脈と下大静脈です。これを結ぶ線が鉛直になるように描きます。そして、右心房が右の真横、右心室が手前になるように、向きを調節してください。

心尖部と後面では、左右の冠状動脈が吻合しているかもしれません。していないかもしれません。じつは、**冠状動脈は分岐はしても他の動脈との吻合はないか、あっても細くて役に立っていません**。こういうのを**終動脈**といいます。終動脈が詰まると、他から迂回する血液がないので、その先は壊死してしまいます。冠状動脈が詰まると、その先は必ず梗塞になるというわけです。

心臓に迷い込んで歌う

ふう、冠状動脈の透視図は上手にできましたか？

いよいよ心臓の中を見ていきます。内臓のラスボスだけあって、ダンジョンです。いきなり血液の流れを辿ろうとすると、たぶん迷子になります。

ひみつの攻略法「Flick of the Wrist」をそっと教えましょう(15)。心臓の中の流れは、**すうっと引いて、スイッチバック、ひらりっ**、です。なにいってるか、わかんないです？

心臓が収縮した直後から話をはじめましょう。

右手を握手するときの形にして、手のひらを下に向けてください。親指が右心側、残りの4本の指が左心側の流入路です。流入路というのは、静脈から心房です。手はそのままで少し待ちます。弛緩している心房に静脈から血液が戻って溜まってくるのをイメージしましょう。

そのまま肘をすうっと引いて手を引っ込めます。これが心室拡張期の心房から心室への血流。心室筋が弛緩し、縮んでいた心室が壁の弾性によって拡張します。この力で心房から血液を吸い込みます。ちょうど、スポイトのゴムみたいな感じです。最後に心房が一瞬先に収縮し、残った血液を心室に押し込みます。

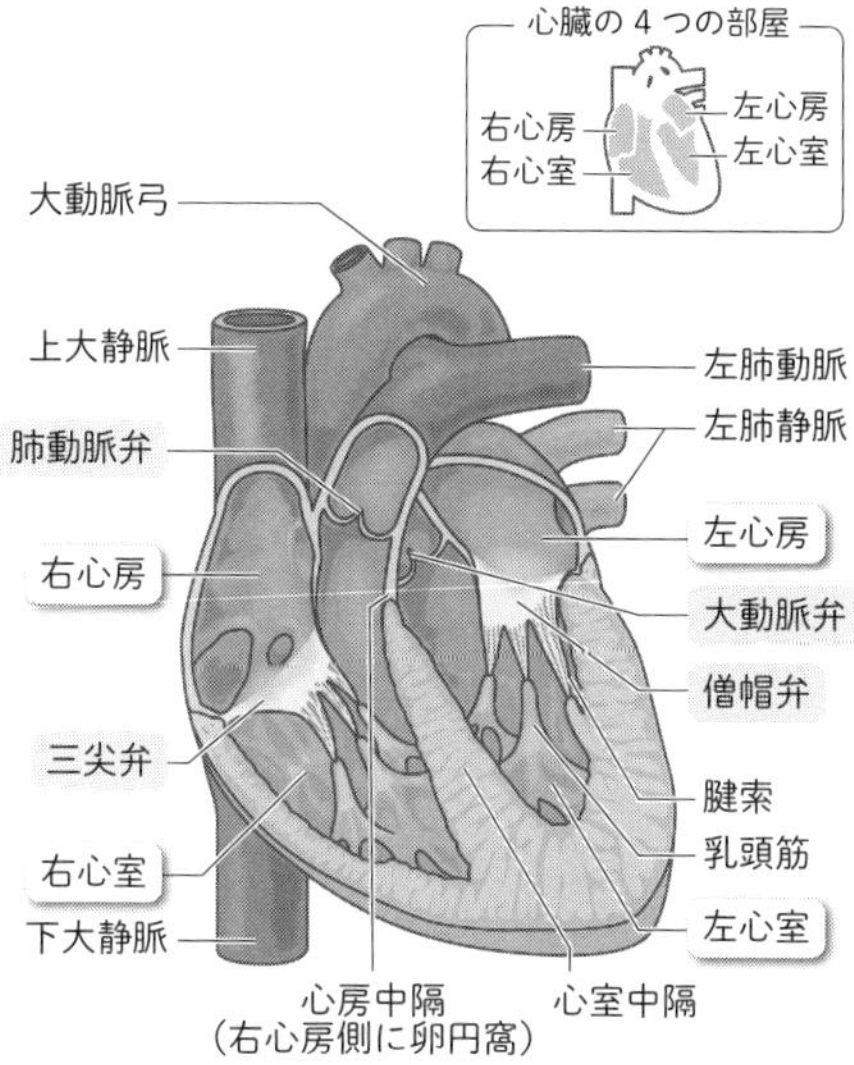

図19　心臓の断面

ここでおもむろに肘を戻します。心室の心筋が収縮し、心室に流れ込んだ血液が心室内で反転し、流出路に向かいます。このとき手首をひねって、手のひらを自分に向けます。大動脈と肺動脈幹がねじれて出ていく様子です。

ちなみに、「Flick of the Wrist」は、クイーンの１９７４年、３枚目のアルバム「Sheer Heart Attack」の４曲目です。

心臓の右側を回る

まず**肺循環**から。

心臓を右から見ましょう。**右心房**です（**図19**）。上下から大静脈が注ぎます。静脈内圧は動脈に比べて低く、脈動がないので、血液は一定に、しかしすみやかに心房に戻ります。

右心房の前方に**三尖弁**があり、ほぼ垂直に縦になっています。

右心房の左の壁に**心房中隔**があり、楕円形のへこみは**卵円窩**です。胎児のときにはここが弁になっていて、血液が右から左へショートカットしていました。生後すぐに塞がれます。**右心耳**（**図15**）の内壁はデコボコです。**櫛状筋**（しつじょうきん）です。上下の大静脈の近くの壁はツルツルです。じつは、デコボコな部分はもとから心房だったところで、ツルツルな部分は発生のときに大静脈が右心房にとり込まれて拡がったところです。ルネサンス以前に心房は静脈だと思われてたという話、しましたよね。半分正しかったです。

心臓を前から見ましょう。**右心室**が大きく見えます。

血液は、**三尖弁から心尖部に向かって**吹き付けます。心室が収縮するとすぐに三尖弁が閉じ、血液は**V字反転して動脈円錐を前から左上に**回り、**肺動脈弁**を押し開いて肺動脈幹へ後方に出て行きます。

右心室の中もデコボコです。**肉柱**といいます。デコボコのひときわ太いのが**乳頭筋**で、先端から白くて細い紐のようなのが伸びて三尖弁の縁に着いています。**腱索**です。

右心室の出口付近は漏斗（ろうと）のようにすぼまっていて、**動脈円錐**または**漏斗部**（ろうとぶ）といいます。この内面はツルツルです。そう、デコボコはもともとの心室で、ツルツルは発生で動脈の一部が心室にとり込まれてできたところです。右心房でもそんな話しましたね。動脈円錐の先が肺動脈弁で、そこをぐるぐると**肺動脈幹**です。

ふう、これで心臓の右側を回りました。血液はこのあと肺を回って酸素化されて心臓に戻ってきます。くたびれてたら、あなたもひとまわり散歩してリフレッシュしてきましょうか。まだ大丈夫だったら、肺をおさらいしてください。

心臓の左側を回る

次は**体循環**です。

心臓を後ろから見ましょう。手前に**左心房**が見えます（**図19**）。

左心房には、左右2本ずつの**肺静脈**があります。肺で酸素化された動脈血がここから流れ込みます。左心房も、心耳の内壁はデコボコ、肺静脈の近くはツルツルです。デコボコがもともとの心房、ツルツルは肺静脈がとり込まれてできた部分です。左右それぞれ2本が1本に合流する手前までとり込まれたので、左心房に4本直接注いでいる形になりました。

左心房を前方に進むと、**僧帽弁**があります。僧帽弁は斜め下に向いています。つまり、左心房の血液は、僧帽弁を通って後ろから前方左斜め下に向かい、**左心室**に流れ込みます。血液は心尖部で反転して、右斜め後ろ上方にある**大動脈弁**から出て行きます。

「前方左斜め」とか「右斜め後ろ上方」とか、迷子になりそうですが、図をみて「Flick of

the Wrist」をやりながら流れを思い描きましょう。

左心室は壁が厚いので、壁の弾力を感じます。左心室の内面も、肉柱でデコボコです。乳頭筋とそこから僧帽弁につながる腱索もあります。

大動脈の上行部と肺動脈幹が、右ネジの向きにねじれているの、わかりますか？　大動脈と肺動脈幹はもともと1本の管で、そこに隔壁ができて2本にわかれます。この隔壁が右ネジのらせん形なのです。

文章を読んでも、図を追っても、難しかったですね。実物を見ながらでも、脳内に形を写しとるのは苦労します。

これを、医師はエコー装置でみるんです。エコー装置は心臓をいろいろな断面でみられるし、血流がどっち向きかもわかります。簡単便利でリアルタイムでお値打ち価格で（ン億円のＭＲＩとの比較ですが）自由度の高い装置なんですが、それは即、医師の空間認識能力が問われるってことです。

台風中継と壊れた傘と乳頭筋

台風が上陸するとテレビキャスターが現地の状況を伝えます。風に飛ばされていく人々が映ったりしますね。傘が力なくひっくり返るのをよく見ます。

心臓の弁は、なんでひっくり返らないんでしょうか？　結合組織が心内膜で覆われただけのピラピラな膜なんですが。

心臓の弁の内で、逆流に必死で耐えているのが２つの房室弁、特に僧帽弁です。僧帽弁は５００円硬貨くらいの大きさです。運動時で血圧が 200 mmHg になったとすると、僧帽弁には１・５ kg くらいの力がかかることになります。iPad にして３台分です。

この力に耐えているのが、弁を引っ張る**腱索**と**乳頭筋**です（**図19**）。収縮期では心室が縮んで弁と内壁とが近づくので、単純な腱索だけではタルんでしまいます。**乳頭筋は心室と同じタイミングで収縮・弛緩するので、腱索をタルませず引きすぎもせずに、いい具合に引っ張る**ことができます。

心筋梗塞のときに、乳頭筋が壊死して切れてしまうことがあります（乳頭筋断裂）。三尖弁や僧帽弁が反転してうまく閉じなくなり、閉鎖不全という状態になります。心室の血液が心房に逆流してしまうので、ただでさえ梗塞で循環不全になっているのがさらに悪化します。

心臓の「骨格」

骨格といっても、骨も軟骨もありません。

心臓の４つの弁は、それぞれ輪状の丈夫な結合組織に支えられています。これを**弁輪**といいます。弁輪もまた、結合組織のフレームでつながっています。これらを合わせて**心臓骨格**といいます。これが弁を補強し、ゆがむのを防いでいます。

心臓骨格には**心房と心室を電気的に絶縁する**役割もあります。心臓骨格の中心に1カ所だけ心筋の束が通っていて、電気刺激が通ります。それが**房室束**です（**図18**）。心房と心室がタイミングをずらして別々に収縮できるのは、これらのおかげです。

肉柱の謎

心室の壁は、デコボコで隙間の空いた**肉柱**の層と、隙間なく緻密になっている層の、２つの層からできています。肉柱が何の役に立っているのか、どのようにできるのか、わかってきたのはまだ最近です。

胚の心室の壁は、はじめはツルツルです。心臓が拍動をはじめて血液が循環するようになると、血流のストレスで心室の内壁の一部が剥がれます。剥がれずに残った部分は、血流からのストレスが刺激になって増殖し厚くなります。こうして肉柱ができると考えられます。

肉柱は心臓の機能を決めます(9)〜(12)。心筋自体の機能が障害される病気に心筋症があります。そのなかには肉柱が少なすぎたり、多すぎたりするタイプがあります。つまり、肉柱は心筋が正常に機能するのに重要だ、というのは確かです。それに関係する遺伝子もわかってきました。

心臓を聴診する

胸に聴診器を当てて、心臓の音を聞いてみます。

心尖拍動を見つけて、そこに聴診器を当てます。乳房が重なっていたら、左手で上にずらしてください。

「ドッキン、ドッキン」と聞こえます。どちらも弁の閉じる音です。**「ドッ」は三尖弁と僧帽弁で、収縮期の最初**に聞こえます。**「キン」は肺動脈弁と大動脈弁で、拡張期の最初**に聞こえます。

それぞれの弁の音が一番よく聞こえる場所があります。音の伝わる位置なので弁の位置とは少しズレています。僧帽弁は第5肋間鎖骨中線。音が最も大きく、心臓の働きをよく反映するので、まずここを聴くことが多いです。三尖弁は第5肋間胸骨右縁。肺動脈弁は第2肋間胸骨左縁。大動脈弁は第2肋間胸骨右縁。**流出路のねじれを反映して左右逆になっている**ことに注意します。

弁の異常などで**血流が乱れると、雑音**になります。英語では、murmur（マーマー）といいます。ささやき、ざわめきという意味の単語ですが、医療業界では心雑音のことです。

例えば、僧帽弁が閉まらなくなる僧帽弁閉鎖不全症なら収縮期に、僧帽弁が狭くなる僧帽弁狭窄症なら拡張期に、「ザー」という音が出ます。

心臓の神経

大動脈弓のあたりで、いつもどおりピンセットで何気なく結合組織をとり除こうとすると気づくんです。やけに線維がピンセットに引っかかってやりにくい…**心臓神経叢**です。大動脈弓のカーブのイン側には、**血圧をモニターしている大動脈小体**もあります。

心臓の拍動は心筋自体が自律的に発生させています。しかし、その強さや速さは自律神経系が調節しています。心臓神経叢がそれです。**大動脈小体の感覚線維は迷走神経経由で中枢**へ向かいます。

心臓神経叢から心臓に達する線維が、心臓の機能を調節します。ドキドキさせるのが交感神経、反対に心拍を下げるのが副交感神経です。じつはこの副交感神経の作用が強力で、**MAXまで副交感神経の刺激を高めると、心臓をほぼ止められる**くらいになります。

心臓が痛い？

失恋とか肋間神経痛とかだったらいいんですけどね、胸が痛くても。

心臓が悪いせいかもしれません。でも、不思議とそういうときに「心臓が痛い」といういいかたはしません。心臓の痛みって、変なんです。

心筋梗塞は、冠状動脈が詰まって心筋が壊死していく状態です。鈍く激しい痛みが典型的で、**胸の真ん中をドカンと殴られた、ギューッと万力で締め付けられた**、というような表現をされます。しかし、そうならないことも少なくないです。こんな感じです―

老健施設に入所している老婦人なんですが、このところ消灯で横になると左腕から肩のあたりが痛むといいます。介護士さんは肩こりかと思い、やさしく湿布を貼ってあげていました。ある晩も湿布でがまんしていましたが、一向に痛みが引きません。たまたま夜勤だった看護師さんが話を聞き、婦人にそっと触れると、冷たく汗ばんでいます。すぐに当直医を呼びに走りました―どういうことでしょう？（あ、架空の話です）

心臓の痛覚は、脊髄レベルでいうとＴ１～Ｔ４に入ります。左右でいうと、左側優勢です。このとき、心臓の痛みを脊髄まで伝える最初のニューロン、それを引き継ぐ介在ニューロン、さらに脳まで情報を送るニューロンと、脊髄の中だけでも３つのニューロンがつながっています。

じつは、この介在ニューロンには、体壁からくる痛覚の線維もつながっています。内臓からの痛覚と体壁からの痛覚が、ここで合流し、混線しています。これを**収束説**といいます。他の内臓でも同様です。

脳は、痛いのが心臓なのか体壁なのか、区別できません。しかし、体壁の痛みの方がよく知っているので、心臓のせいで痛みが生じているとしても、体壁が痛いと勘違いしてしまいます。これを**関連痛（放散痛）**といいます。痛みのもとから離れた場所に痛みを感じる現象です。

ここでデルマトームが役立ちます。心臓のT1～T4に相当する体表は？ 上肢の内側から上胸部にかけてになります。さっきの老婦人の「肩こり」は心臓の関連痛だったのですね。毎夜痛んでいたのは狭心症というもので、冠状動脈の攣縮（れんしゅく）によるものでした。放っておけば悪化して心筋梗塞になります。冷や汗が出ていたのは、心機能低下を補おうと交感神経が興奮したためです。交感神経は汗腺もコントロールしているので、必要ないのに発汗していました。しくみを知っていたらヤバいと気づけます。迷わず救急車をよびましょう。

縦隔

内臓の2大ラスボスをなんとかやっつけられました。残党感が漂いますが、胸部の最後に**縦隔**を倒していきます。

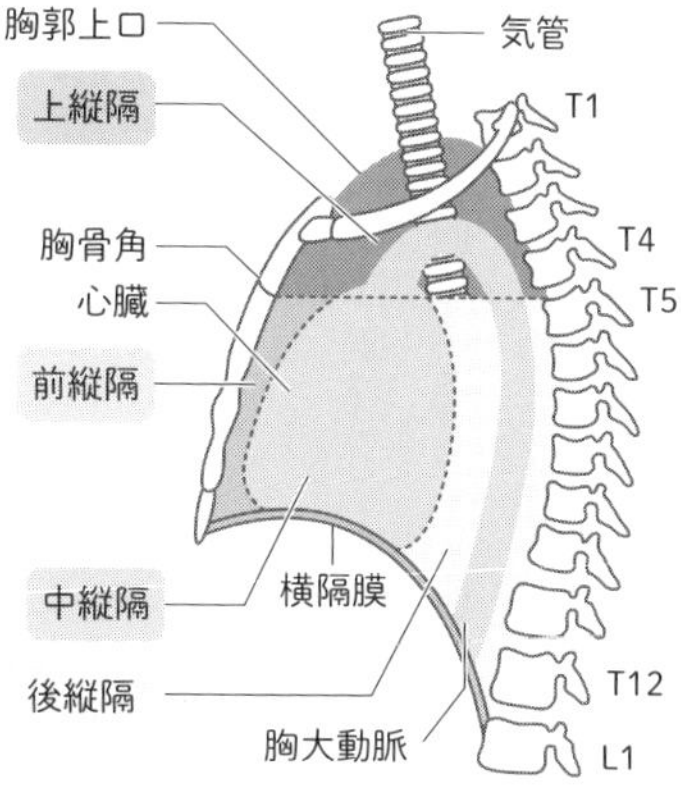

図20　縦隔の区分
参考文献13より引用

縦隔というのは、左右の肺に挟まれた胸腔内の領域です。いろいろな構造があって、心臓はそのうちの最大のものでした。あとは地道に結合組織から掘り当てる作業になります。

縦隔の区分け

便宜的に、縦隔をいくつかに区分けします。区分けのしかたはいくつかあるのですが、解剖学流をみておきましょう（**図20**）。

解剖学では、胸骨角と第4・5胸椎間を通る平面で**上縦隔**と**下縦隔**に分けます。下縦隔はさらに、心臓の前後の縁を境に**前縦隔**、**中縦隔**、**後縦隔**に分けます。

区分けしてどうするの、ですか？　それぞれの部位に特徴的な病変があるからです。解剖学流でいうと、上縦隔には甲状腺腫と胸腺腫、前縦隔には胸腺腫や奇形腫、中縦隔ならリンパ腫や気管・食道の病変、後縦隔なら神経原性腫瘍という具合です。

上縦隔

前縦隔と中縦隔は説明済みなので、上縦隔と後縦隔を見ていきましょう。構造どうしの位置関係に注意です。

上縦隔は血管やリンパ管や神経などいろいろなものが入り組んでいます。実際にはこれらが結合組織に埋もれています。

胸骨の後ろに、結合組織と脂肪の塊があります。解剖学実習では、無いはずのものがないことを確認することもあります。じつはこれらは、萎縮した胸腺です。

胸腺は幼児期から思春期までに発達し、免疫細胞のTリンパ球の成熟にかかわっています。その後は萎縮していき、老年にはほぼ結合組織と脂肪だけになってしまいます。

気管支内異物は右に入りやすい

大動脈や肺動脈幹をひるがえして、その後ろの気管と主気管支を見ていきます。

気管と主気管支はU字型の軟骨が連なっていて、掃除機のホースのような外観です。軟骨

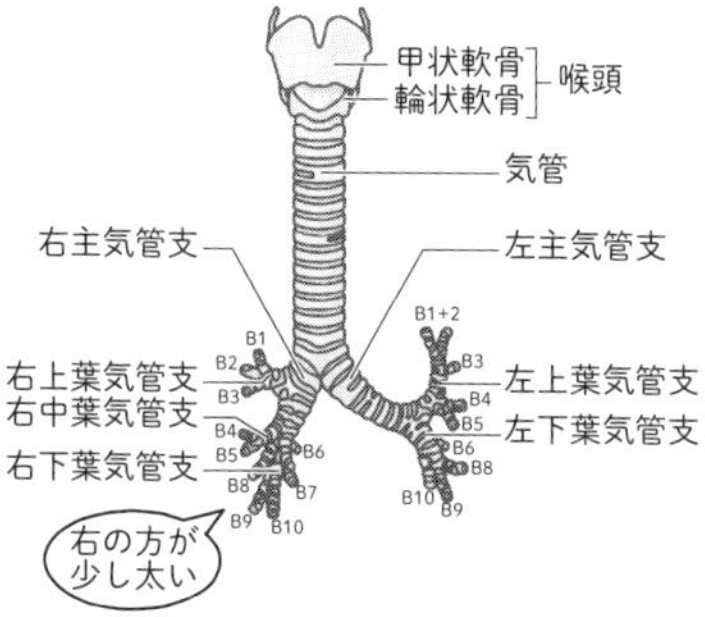

図21　縦隔の区分

は陽圧や陰圧に対する補強です。管の後面は平滑筋の壁でできていて、内径を調節できるようになっています。

分岐部の軟骨はパンツのような形をしています。内腔から見て分岐の峰にある軟骨を竜骨といいます。気管支内視鏡で分岐の目安にします。竜骨というのは船舶用語で、船底を船首から船尾まで縦に通した部材（キール）のことです。パンツの例えだと股当て部分なんですけど、それはいわないでおきましょう。

左右の主気管支を比べると、右の方が少し太いです（**図21**）。右肺の方が少し大きいからですね。成人でおおむね、右が内径15㎜、左が12㎜といったところです。分岐角度を比べると、右が道なりで、左が急カーブしています。右が25度、左が45度です。左主気管支の方が少し長いですが、途中にある大動脈のせいで肺門が少し遠いからです。

太くて道なりで短いために、気管に落ち込んだ異物は右主気管支に入りやすいです。乳幼児が小さなおもちゃを吸い込んでしまったり、お年寄りが食事のときに誤嚥したりしたときに、胸部X線写真を右側から先にチェックするくらいには差があります。

ところで、一般的なルールとして、気管に限らず**何かを流すものが分岐・合流するとき、太い方の角度が小さく、細い方の角度が大きい**です。太さが同じなら角度も同じです。知っておくと、形を観察するときに役立ちます。血管もそうですし、木々の枝も、河川もそうなっていることが多いです。道路やパイプの分岐管などの人工物でもそのようにつくられています。流体力学的なアレなんかな～と思います（わかってない）。

横隔膜なのに頸神経？

横隔膜は体幹の真ん中辺なのに、それを支配する横隔神経は頸からはるばるやってきます。その長い経路のどこかにできた病変（例えば肺がん）のせいで横隔神経が麻痺することがあります。遠回りしても不都合だけなようですが、これにはワケがあります。

胚発生での巻き込みを思い出しましょう。胚盤の辺縁の側板中胚葉でできた心臓は、胚が巻き込むときに胚の喉元にきます。横隔膜のもとになった横中隔は、心臓よりさらに辺縁にありましたが、**巻き込みのときに位置が反転して心臓のすぐ尾側にきます**。このときに近くにあった頸神経が横隔膜に達するので、支配神経が頸神経になるのです。

事故やスポーツなどで頸髄損傷になったというニュースをときどきみかけます。このとき、髄節のレベルによって麻痺の範囲が決まります。**横隔神経はC3～C5なので、損傷がC3**

かそれより上の場合には、すべての呼吸筋が麻痺します。損傷がもう少し下でも、肋間筋麻痺のために呼吸はしにくくなります。そんなときに胸鎖乳突筋が補償的に太くなることがあります。胸鎖乳突筋は補助呼吸筋の１つで、支配神経が副神経（第Ⅺ脳神経）なので、頸髄が損傷しても動くからです。

動脈硬化と老化

動脈の壁は加齢によって硬く、脆くなっていきます。程度には個人差が大きく、肥満、高脂血症、喫煙など、リスクファクターが知られています。

解剖学実習の遺体は高齢のことが多いので、**動脈硬化**をよく見ます。動脈硬化が軽いうちは内壁に変色がマダラに見えるくらいですが、進むと石灰化が起こって硬くなり、ときには壁が壊れて膨らんできます。動脈瘤です。

実習でも、冠状動脈にガチガチした感触を触れたり、青黒く膨らんだ大動脈を見かけることが多いです。死後ＣＴがあれば、石灰化が明るく映っているはずです。解剖学実習では、こんなふうに老化のことも知っていきます。

後縦隔は心臓の後ろ

心嚢の後ろには食道があります。心臓と突き合わせれば、左心房の真後ろに食道が接しているのを見てとれます。この位置関係、よく見て忘れないようにしましょう。

食道の壁に食道神経叢があります。左右の迷走神経からできたものです。食道の下の方では、神経が集まって前と後ろに束をつくります。迷走神経幹というのですが、これが左右ではなく前後なのには理由があります。発生過程で、**頭側から見て胃が時計回りに回転するため**です。このときに食道がねじれて、左が前に、右が後ろになりました。

食道を左右どちらかに寄せると、胸椎が見え、椎体のまわりにハシゴのようなパターンの**奇静脈**が見えます。**奇静脈は体壁や食道からの血液が集まります**。奇静脈は上大静脈に合流します。

椎体の前をよく見ると、静脈に似た管がみつかります。これが**胸管**（左リンパ本幹）です。**胸管には下半身と左上半身のリンパが集まります**。最終的に左鎖骨下静脈と内頸静脈の合流するあたりにつながります。

胸椎の左前側には**胸大動脈**があり、横隔膜を貫いています。胸大動脈は、左鎖骨下動脈を最後に、太い枝は出しません。それでも、肋間動脈、食道動脈、気管支動脈といった細い枝が多数出ています。

先生、顔の片方だけ汗が出ないんです

あなたは地方で開業している内科のお医者さんです。

夏の暑い日の午後、初診の患者さんがやってきました。中年男性です。日差しの中を歩いてきたのか、シャツが汗ばんでいます。「先生、なんか、顔の右側だけ汗が出ないんです」といいます。確かに顔から頸にかけて、右側だけ乾いています。

話を聞いてハタッと思い当たったあなたは、診察したりX線写真をとったりし、近くの大学病院に紹介状を書きました。そこに記載した病名は…

「肺がんによるホルネル症候群」

X線写真には後縦隔に拡がった肺がんが写っていました。後縦隔には、**交感神経幹**という交感神経の集まりがあります。がんのために、片側の交感神経が麻痺してしまいました。汗腺は交感神経が支配しているので、片側だけ汗が出なくなったのです。

治療は、ちょっと長引きそうです。…あ、フィクションなので心配しないで大丈夫です。

でも、もし思い当たるようなことがあったら、すぐに医師に相談しましょう。

参考文献

（1）坂本晶子：日本女性の加齢による体型変化. アンチ・エイジング医学, 10：78-83, 2014
（2）Rinker B, et al：The effect of breastfeeding on breast aesthetics. Aesthet Surg J, 28：534-537, 2008
（3）English JC & Leslie KO：Pathology of the pleura. Clin Chest Med, 27：157-180, 2006
（4）Sawabe M, et al：Standard organ weights among elderly Japanese who died in hospital, including 50 centenarians. Pathol Int, 56：315-323, 2006
（5）Hawkes LA, et al：The trans-Himalayan flights of bar-headed geese（Anser indicus）. Proc Natl Acad Sci U S A, 108：9516-9519, 2011
（6）O'Connor PM & Claessens LP：Basic avian pulmonary design and flow-through ventilation in non-avian theropod dinosaurs. Nature, 436：253-256, 2005
（7）Thoma A & Eaves FF 3rd：A brief history of evidence-based medicine（EBM）and the contributions of Dr David Sackett. Aesthet Surg J, 35：NP261-NP263, 2015
（8）Ansaldo AM, et al：Epicardial adipose tissue and cardiovascular diseases. Int J Cardiol, 278：254-260, 2019
（9）Wu M：Mechanisms of trabecular formation and specification during cardiogenesis. Pediatr Cardiol,

39 : 1082-1089, 2018
（10）Meyer HV, et al : Genetic and functional insights into the fractal structure of the heart. Nature, 584 : 589-594, 2020
（11）Bloomekatz J, et al : Cardiac morphogenesis: crowding and tension resolved through social distancing. Dev Cell, 56 : 159-160, 2021
（12）Gunawan F, et al : Sculpting the heart: Cellular mechanisms shaping valves and trabeculae. Curr Opin Cell Biol, 73 : 26-34, 2021
（13）「ＰＴ・ＯＴビジュアルテキスト専門基礎　解剖学」（坂井建雄／監，町田志樹／著），羊土社，２０１８
（14）「これを知れば呼吸器の診断が楽になる」（周東 寛／著），医療法人健身会，２００４
（15）「The Ontogenetic Basis of Human Anatomy : A Biodynamic Approach to Development from Conception to Birth」（Erich Blechschmidt MD/Brian Freeman, ed）, North Atlantic Books, 2004

まとめ

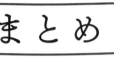

- よくフィットするブラを買ってきた。まだ遅くないと思う
- VANチャケットってなんだっけ？
- 外肋間筋で肋骨が上がって吸気、内肋間筋はその反対（合ってる？）
- 胸腔に肺はあるけど胸膜腔には肺はないっていう
- 肺が縮むので胸腔は陰圧、腹腔はいっぱい食べたので陽圧
- 気管支体操をやりこんで完璧になった
- 鳥になってエベレストを越えたい
- 心臓はおにぎり2～3個
- 心臓に迷い込んで、クイーンをへビロテ♫
- 大動脈と肺動脈幹はねじれている
- 台風でもひっくり返らない乳頭筋
- 自分で心臓を聴診して雑音がなくてよかった
- 肩こりと思ったら心筋梗塞っていわれて焦った。冷や汗出たよ

第6章 腹部

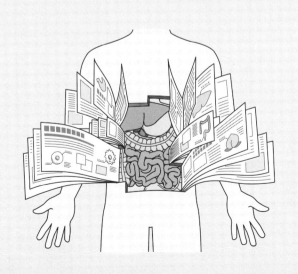

ふう、胸部はなかなか手強かったですね。そんなあなたに、お知らせです。腹部もボス戦が続きます。

お腹が痛い!!っていうこと、だれにでもありますよね。腹部は何かとトラブルのもとです。それを解剖学から説明できるようにしておきたいです。

これまでと同様に、話を骨格からはじめます。

腹部の骨格

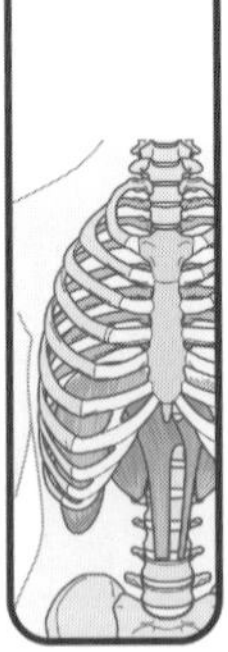

腹部の範囲も骨格から定義されます。

まず、**腰椎**。5つあって、他の椎骨より大きいです。基本形は胸椎と似ていますが、腰椎の横突起は胸部の肋骨に相当するものです。

体表から見ると、腹部は胸部と下肢の間の部分。つまり、**上の境界は肋骨弓、剣状突起、胸椎。下の境界は腸骨稜から恥骨結合まで**（**図1**）。そこから下は下肢になります。

腹腔はこれよりも広いです。横隔膜が上に凸のドーム状になっているので、**腹腔は胸郭内にも拡がっています**。

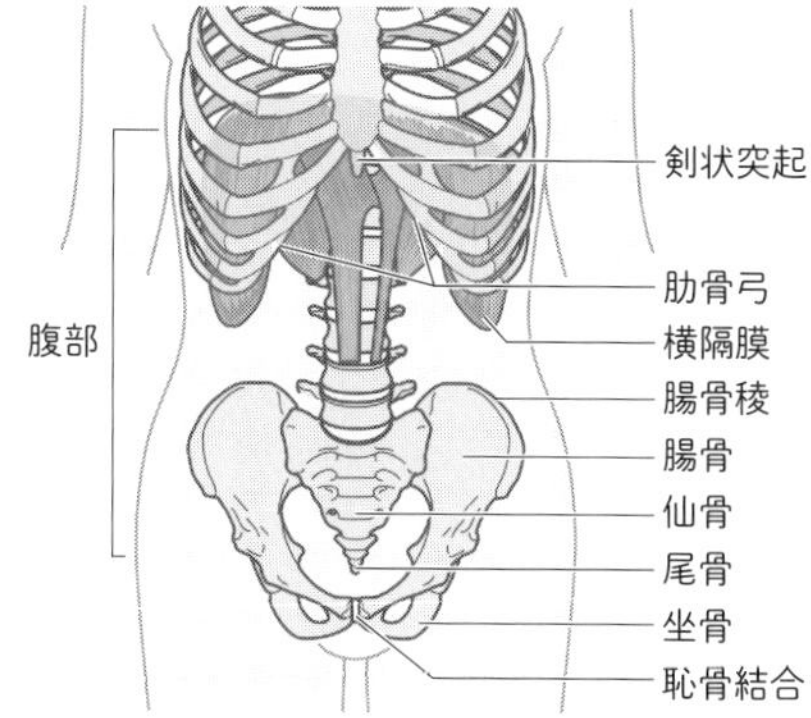
剣状突起
肋骨弓
横隔膜
腸骨稜
腸骨
仙骨
尾骨
坐骨
恥骨結合
腹部

図1　腹部の範囲

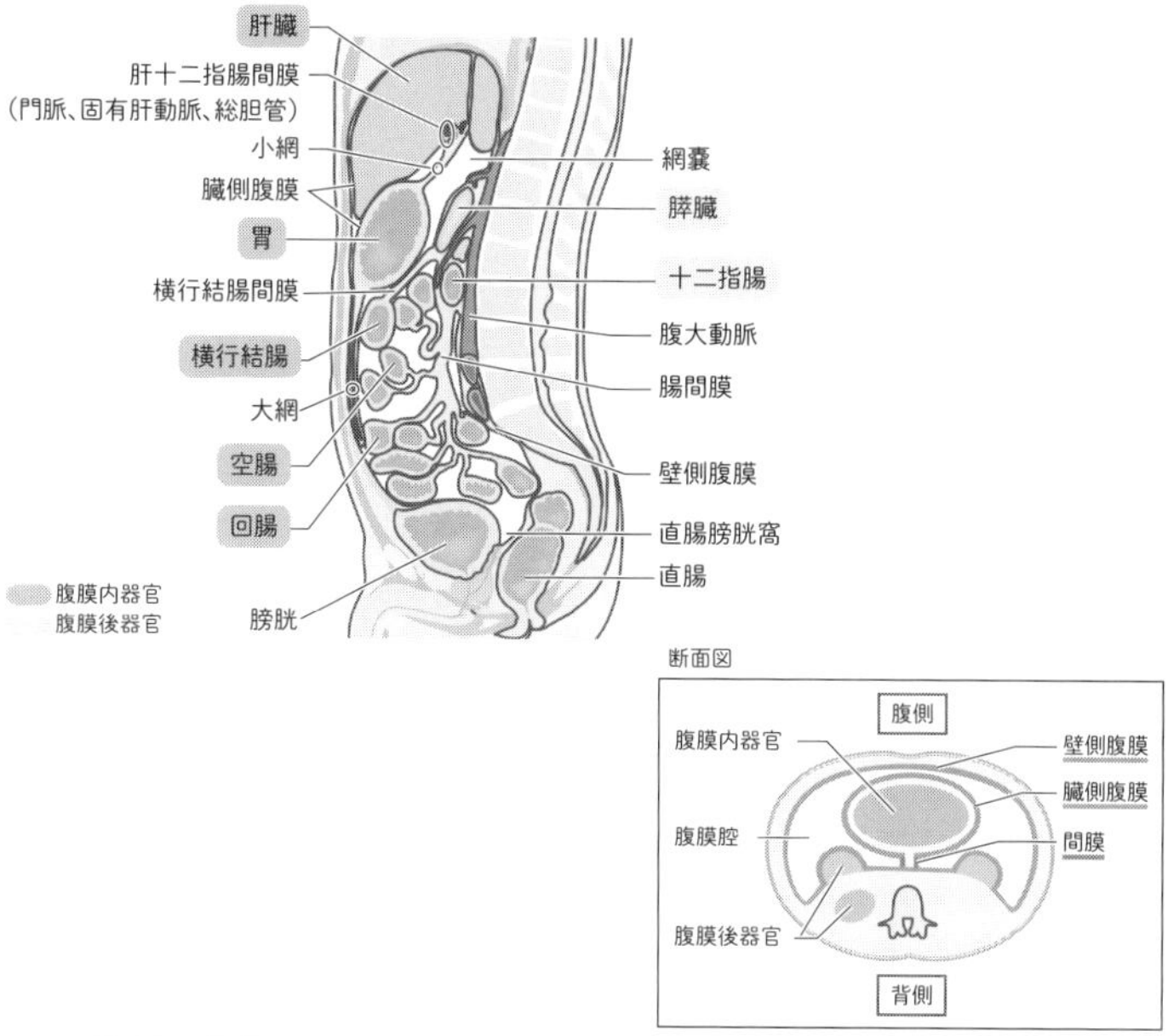
肝臓
肝十二指腸間膜
（門脈、固有肝動脈、総胆管）
小網
臓側腹膜
胃
横行結腸間膜
横行結腸
大網
空腸
回腸
膀胱
網嚢
膵臓
十二指腸
腹大動脈
腸間膜
壁側腹膜
直腸膀胱窩
直腸
腹膜内器官
腹膜後器官
断面図
腹側
腹膜内器官
腹膜腔
腹膜後器官
壁側腹膜
臓側腹膜
間膜
背側

図2　腹部の概要図

腹腔は下に骨盤腔と連続しています。その境にあるのが、分界線です。仙骨の上端の岬角から恥骨結合にかけて、弓状にのびる峰です。分界線より上では腸骨が大きな杯のように拡がって、腹腔の内臓を支えます。分界線より下では寛骨（腸骨、恥骨、坐骨）、仙骨、尾骨が骨性の壁になり、骨盤腔をつくります。

腹部を腹腔と後腹壁の2つに分けましょう（**図2**）。腹腔には消化器系に属する臓器の大半が納まっています。胸腔と同様に、腹壁は壁側腹膜に裏打ちされ、後腹壁から**間膜**が伸び、そこから消化管を覆う臓側腹膜が続きます。つまり消化器は後腹壁から間膜でぶら下がっています。後腹壁には大動脈があり、その枝が間膜を通って消化器に達します。後腹壁には泌尿器系もあります。

腹壁の目安

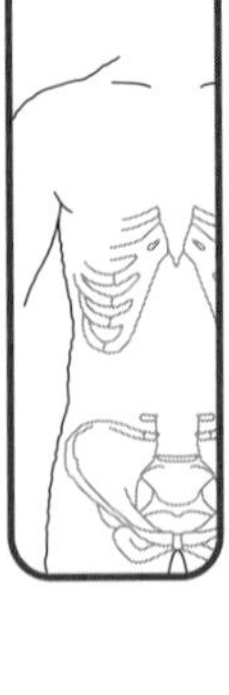

医師が腹部を診察するとき、どこが痛むのかなど、**異常のある部位を腹壁にマッピングしていきます**。そのときの目安として、腹壁をいくつかに分割します。ここでは臨床でよく用いられる9分割をみていきましょう（**図3**）。

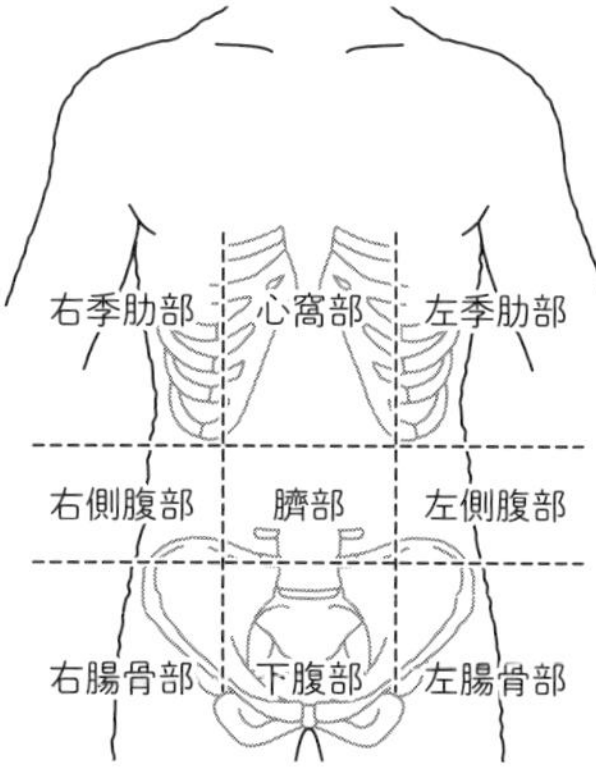

図3　腹壁を9つに分ける

正中の3つの区画は、上から心窩部（胃上部）、臍(さい)部、下腹部（恥骨部）。心窩部の左右は、季肋(きろく)部。臍部の左右は側腹部（腰部）、下腹部の左右は腸骨部（鼠径(そけい)部）です。右腸骨部は回盲部ともいいます。

心窩部と季肋部は、定義上は胸部まで及びます。しかし、腹腔が胸郭内まで突出して胸腔と重なっているので、胸部のトラブルも腹部のトラブルもここに出てきます。

腹部の皮下が気になって

おなかの脂肪、気になりますよね。解剖学的にいうと、浅筋膜になります。腹部の浅筋膜は大きく2層に分けられます。最も深いところの浅筋膜は、線維が多く、脂肪がほぼありません。ここを**スカルパ筋膜**とい

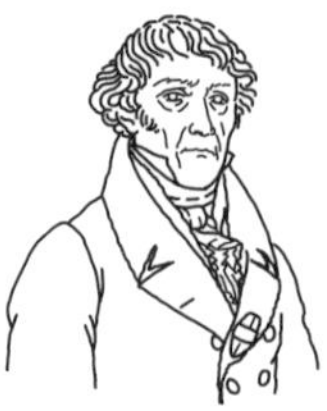

図4　アントニオ・スカルパ
（1752～1832年）

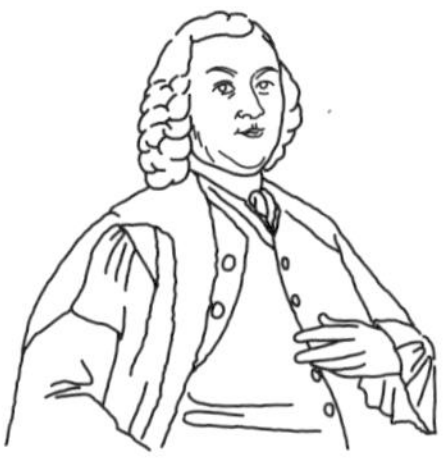

図5　ペトルス・カンパー
（1722～1789年）

います。腹壁全体を薄く覆っています。四肢や胸部には丈夫な深筋膜があって筋を覆っていますが、腹壁の筋をくるむ被包筋膜はずっと菲薄（ひはく）で、スカルパ筋膜との境はあいまいです。

スカルパ筋膜の上には、脂肪が多く線維のまばらな層があります。これが**カンパー筋膜**です。カンパー筋膜の厚さには、**個人差や性差が大きい**です。つまり、太ってたりむちむちしてたりする人は厚いです。スカルパ筋膜とカンパー筋膜にもはっきりした境はありません。

浅筋膜には血管や皮神経が通ります。デルマトームの図を参照してください。腹部の皮膚にはＴ6からＬ1までの脊髄神経が分布します。**心窩部がT6、臍（へそ）がT10、鼠径部がL1**です。

スカルパ筋膜は、イタリアのアントニオ・スカルパからきています（**図4**）。貧しい家庭に生まれながらも、パドヴァ大学で学んで解剖学の教授になり、裕福に暮らしました。生涯独身で養子を育てていましたが、敵に辛く当たり身内は束縛するという、ちょっとアレな性格でした。

カンパー筋膜は、オランダのペトルス・カンパーからきています

（図5）。外科医で、解剖学・外科学・博物学の学者で、ヨーロッパ学術界のセレブリティでした。当時のハーリンゲン市長が体調を崩したときに、市長の邸宅で診ていたのがカンパーでした。市長の年の離れた若妻と邸宅で逢い引きするのを望遠鏡で監視されていたといいます。市長を看取ってから、その若い未亡人を妻にし、遺産の邸宅もカンパーが引き継ぎました。

スカルパとカンパーをモデルにして昼ドラができそうですね。ふたりともヘルニアの研究をしたことがあり、そこから筋膜の名称に名を残しました。

脂肪吸引

カンパー筋膜の脂肪なんかとれるものなら今すぐとりたい、と思う人は多いかもですね。浅筋膜の脂肪組織をカニューレで吸いとる手術を脂肪吸引（リポサクション）といいます。濃ぉいスムージーを太いストローでずずずっと吸う感じですかね。痩身で落としきれなかった脂肪をとり去る美容手術で行われます。

脂肪を減らす目的では効果的な手法で、修練を積んだ専門医であればおおむね安全にできるようです。神経、血管、線維組織をなるべく残して脂肪細胞を吸引するため、装置には工夫が施されています。

副作用には局所の腫れや感覚鈍麻など軽いものから、腹壁穿孔や脂肪塞栓症などの致命的なものまであります。吸引量が多いほどリスクは高まります。また、脂肪吸引で細くなったからと安心して暴飲暴食すると、吸引しなかった部位（内臓脂肪や男性なら乳房など）に、行き場を失ったカロリーが脂肪になって溜まることがあります[1〜4]。

美容関係の医療情報って宣伝が多いので、判断が難しいですね。エビデンスを調べてセカンドオピニオンも求めて、よく考えたらいいと思います。

ヒトはそもそもなぜ余ったカロリーを脂肪にしちゃうんでしょう。ヒトは飢餓の時代に進化したので、余ったカロリーは溜め込むようにできてるんです。減量しようとして飢餓状態になると、体は「もっと食え」モードになるといいます[5]。うん、お腹へってきたな。

魅せる腹壁の筋

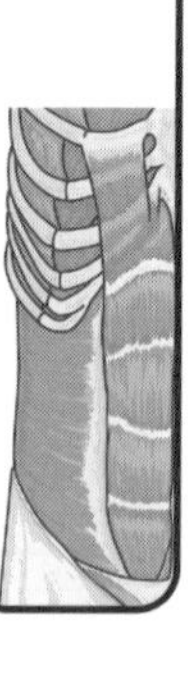

腹部の前方と側方の壁は筋でできています。

筋トレといえばなんといっても、まず「腹筋運動」ですね。仰臥位から上体を起こしたり、電極を貼ってピクピクさせるやつ。腹壁の筋は、腹部の体表をムキムキにして魅力的にみせる他にも、いくつか重要な働きをしています。

まず、腹部の内臓を納め、支えます。そして腹圧を生みます。吸気では弛緩して横隔膜の収縮のジャマにならないようにし、呼気では収縮して横隔膜を下から押します。排便、排尿、出産のときにも働きます。

これらの筋は体幹の運動にも働きます。外腹斜筋・内腹斜筋は、両側が働けば体幹を曲げ、片側が働けば体幹をそっちに傾けます。腹直筋は、脊柱の屈曲に働きます。

ちなみに、下肢をおさえて上体を起こすむかしながらの「腹筋運動」の場合、股関節の屈曲の成分が多いです。その主動筋は後腹壁にある大腰筋で、鍛えても体表からは見えません。腹筋の映(ば)えが目的なら、「AB(アブ)ワークアウト」というような名前のやつを試してみましょう。

そういうわけで、側腹部の筋、腹直筋鞘、腹直筋を紹介しましょう。

側腹部の筋

側腹部の筋は3層あります。表層から順に、外腹斜筋、内腹斜筋、腹横筋です（36頁）。それぞれ、肋間の3層の筋、外肋間筋、内肋間筋、最内肋間筋に相当します。

実際、胸郭に近い部分では筋束の向きがそれぞれ同じですし、支配神経が2層目と3層目の間を通るのも共通してます。

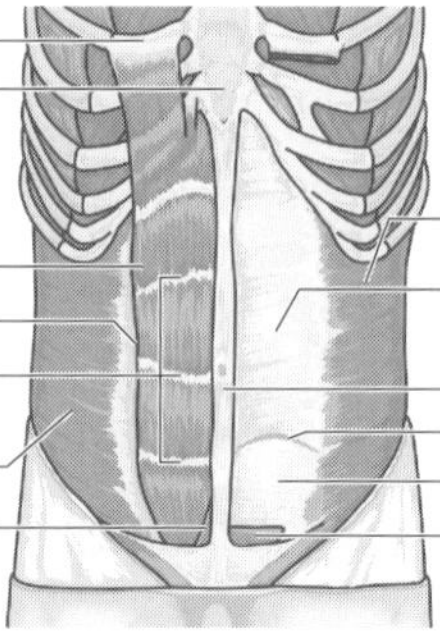

図6　腹部の筋肉

どの筋も、支配神経は第7〜12胸神経、停止は白線です。**白線**というのは、腹壁の正中にある丈夫な結合組織の束で、胸骨と恥骨結合の間に張っています。

外腹斜筋は第5〜12肋骨の表面に起始し、前鋸筋の起始とノコギリのような形をつくります。ボディービルダーなら体表からその様子がよく見えます。

内腹斜筋と**腹横筋**（**図6**）は、背部の胸腰筋膜に起始します。胸腰筋膜というのは、脊柱起立筋と腰方形筋を囲む強靱な筋膜です。

　腹横筋の裏面には壁側腹膜が接しています。それらを接着させている結合組織の薄い層が、**横筋筋膜**です。これは、胸部なら胸内筋膜に相当します。

割れた腹筋が映える

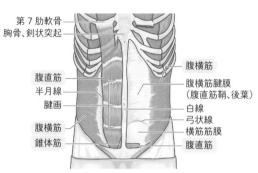

　SNSを検索すると、筋トレで割れた腹筋を自撮りする人がたくさん見つかります。成果がわかりやすくて、モチベーショ

ンにつながるんでしょうね。私の場合は、自撮りしてもカンパー筋膜が写るだけなんですが。

外腹斜筋・内腹斜筋・腹横筋の腱膜は前腹壁で長い封筒のような袋をつくります。これを**腹直筋鞘**といい、その中に**腹直筋**があります。腹直筋鞘は腱膜が縦横に重なってできるんで、ブルーシートみたいに丈夫です。

なんといっても、腹直筋の特徴は**腱画**です（**図6**）。筋の途中に3カ所（※1）、筋を横断する腱があり、これを腱画といいます。腹直筋は腱画によって4つの筋腹にわかれています。腹直筋を鍛えると筋腹だけが肥大し、体表に特徴的な凹凸をつくります。**「腹筋が割れている」状態ですね**。上3つの筋腹の肥大が特に目立つので、左右合わせて「シックスパック」なんていわれ方もします。

鼠径管の謎を解く

腹壁には1カ所、隙間が空いています。鼠径部（※2）にある鼠径管です。鼠径管を説明

※1　4～5カ所のこともあります（参考文献6）。

※2　下腹部の左右の大腿の付け根に相当する領域（**図3**の腸骨部）。

する前にまずお願いがあります。

鼠径管が管でないことをわかってほしい。

腹壁の下端に鼠径管があって、男性ならそこを精索が、女性なら子宮円索が通ります―こう書くと、腹壁に管があって、その中を何か紐みたいのが通ると思いますよね。

違います。

男性の解剖体で鼠径管を熱心に探していた学生が、2㎜径くらいの白い管をピンセットでつまんで聞くのです―「これが鼠径管ですか？　精索みたいのは通ってないんですけど？」

もちろん違います。見ると鼠径管も精索もすでにほぐされて原形がなく、つまみ上げていたのは精索から掘り当てた精管でした。ちゃんと前説するのを怠ると、こんなことになる解剖班が毎年複数発生します。

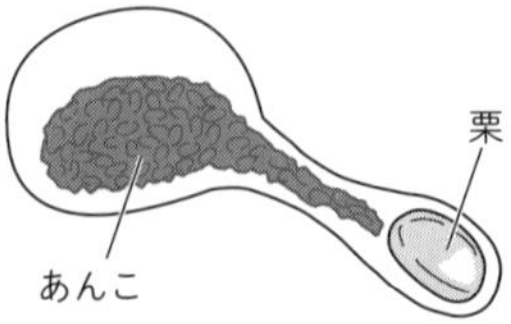

図7　栗大福

説明しましょう。

栗大福を買ってきます。大福の皮を破らないように注意して、中の栗を大福からみよ〜んと押し出します（**図7**）。薄皮に包まれた栗が大福本体から引き出されて、伸びた皮でブラブラしている形をつくれますね。食べながらこの感じを覚えておいてください。

性腺（精巣と卵巣）は、胎児期に腹腔内ででき、導帯というヒモのようなものに引かれて下行します。男性の精巣は陰嚢まで、女性の卵巣は骨盤腔まで移動して止まります。女性の導帯は子宮円索として残り、鼠径管を通って恥丘の皮下に分散して終わります。

男性の方が構造が大きくて見やすいので、ここからは男性をモデルにして説明しましょう。側腹部の層はどうなってましたっけ？　ええと、皮膚～カンパー筋膜～スカルパ筋膜～外腹斜筋～内腹斜筋～腹横筋ですね。さらに横筋筋膜～腹膜外筋膜～壁側腹膜と続いて、腹膜腔になります。

精巣はこの壁をみよ～んと押し出しながら、腹壁から突出します。このとき、壁は破れずに層構造を保ったまま袋をつくります。これが**陰嚢**です。

ついでに腹膜も精巣の横を突出していきます。これを**鞘状**（しょうじょう）**突起**というのですが、これは途中で切れて精巣のまわりだけ残り、**精巣鞘膜**になります。精巣は陰嚢内でキョロキョロ動かせますね。ツルツルした精巣鞘膜のおかげで、精巣は突然の外力を躱（かわ）すことができます。

精巣が腹壁に突入した部分を**深鼠径輪**、突き抜けた部分を**浅鼠径輪**、その間を**鼠径管**といいます。そして、精管とそのまわりの血管や神経、それらを包む元腹壁の層をまとめて、精索といいます。鼠径管といってもあくまでイマジナリーなもので、物理的な管にはなっていません。深鼠径輪は横筋筋膜のレベル、浅鼠径輪は外腹斜筋のレベルなので、ムリに管をつくると壁を壊してしまいます。精索も「通っている」とはいいにくいです。だって、腹壁に突っ込むときは精管・血管・神経だったのが、壁を通るうちに壁をまとって太り、出てきたのが精索ですから。

つまり、鼠径管を解剖していてトンネルっぽい穴ができていたら、あれこれ破壊してるはずということです。

ええと、いってること、わかってもらえてるでしょうか？　栗大福は役に立ったかな？（おやつにはなったからいいか…）

腹壁と精索・陰嚢との関係をまとめます（**表1**）。

表1　腹壁と精索・陰嚢との関係

カンパー筋膜	陰嚢では消失
スカルパ筋膜	陰嚢では平滑筋を含んだ肉様膜になる
外腹斜筋（腱膜）	外精筋膜
内腹斜筋（筋束）	精巣挙筋
腹横筋	精索には含まれない
横筋筋膜	内精筋膜
腹膜外筋膜	精管のまわりの脂肪組織
壁側腹膜	陰嚢内の精巣鞘膜だけ残り、途中は消える

鼠径ヘルニア

鼠径管やそのまわりは、腹壁のウイークポイントです。腸管がここを突き抜けて飛び出した状態を**鼠径ヘルニア**といいます。

鼠径ヘルニアは、直接鼠径ヘルニアと間接鼠径ヘルニアに分けられます。これ、原因が異なり、手術の内容も変わってきます。

間接鼠径ヘルニアは、鞘状突起が消えずに残っている場合に生じます。腹膜の袋の中に腸管が落ち込んだ状態です。間接というのは、ヘルニアが腹膜越しだからです。新生児～幼児に多いです。

直接鼠径ヘルニアは、鼠径部の腹壁の脆弱化によって生じます。中高年に多いです。体壁を破って出てくるので直接といいます。

鼠径ヘルニアの手術は、日本では年間およそ13万人が受けています。年齢別では、約1割が0～14歳で、約9割が15歳以降になります。男女比をみると、0～19歳の約6割が男性で、20歳以降になるとその割合が約9割になります(7)。

手術では、腸管を押し戻してヘルニアの穴を閉じ、弱くなっているところをパッチで補強します。飛び出た腸管が穴にはまって戻らなくなった状態を嵌頓（かんとん）といい、血流が途絶えて腸管が壊死してしまうので、緊急手術です。

精巣を冷やす

精巣が腹腔から外に飛び出ているのは、**精子形成の至適温度が体温より少し（2～4度）低い**からだといわれます。実際、精巣の下降が途中で止まる変異（停留精巣）では、男性不妊や精巣がんのリスクが高まります。

陰嚢内の精巣を冷やすしくみがあります。血管です。精巣動静脈が精管といっしょに鼠径管を通ります。精巣静脈は分岐吻合して静脈叢（**蔓（つる）状静脈叢**）をつくり、精巣動脈をとり囲みます。これは**熱交換器そのもの**です。動脈と静脈との間で熱交換され、動脈血が静脈血で冷まされてから精巣に届きます。

放熱の調節も完備してます。男性の皆さんはご存じと思いますが、寒いと陰嚢がシワシワに縮こまりますよね。表面積を減じて熱の放散を抑制しています。逆に暑いと陰嚢はだらんと伸びます。このときに働いているのが、陰嚢の皮下にある肉様膜。この中の平滑筋が、皮膚への寒冷刺激で収縮し、陰嚢自体の面積を減らします。これを陰嚢反射といいます。肉様膜は交感神経に支配されています。このため、何か緊張したときにも陰嚢はキュッと縮こまります。

ところで、そもそもなんで精巣は腹腔から飛び出るんでしょう？　哺乳類のなかには、精巣が腹腔にある種もいます。ここからは仮説を含みます。まず、精子形成の効率と精巣の保護との兼ねあいで陰嚢ができ、精巣がそこに納まりました。その後、精子形成に必要な分子に至適温度が上がる変異を生じた種では、陰嚢がなくなって精巣が腹腔に留まるようになったようです[8)][9)]。

精巣捻転

精巣が陰嚢内で回転して、精索がグリンとねじれてしまうことがあります。**精巣捻転**（ねんてん）といいます。放置すると**血流途絶のために精巣が壊死**します。精巣を失う要因の１つです。

男児から若い男性に多いです。下腹部に急に激痛が生じ、陰嚢が腫れてきます。吐き気や嘔吐を生じることもあります。腹痛で受診した若い男性患者をみたら、精巣捻転も念頭に置きます。陰嚢に触れてギャッとなったらほぼ精巣捻転です。

精巣挙筋反射も消失します。これは、大腿内側の皮膚をなでると同側の精巣がゆっくりもち上がる反射で、Ｌ１が関与します。必要ならエコーで確認します。手術でねじれを戻し、再発しないように精巣を固定します（ついでに両方留めてしまうことが多いです[10]）。

股間で七転八倒

男性なら、あの苦しみは知っていますね。股間を打ったときの痛みをどういったらいいのか、そもそもどこが痛いのか。これは精巣の発生と神経支配が関係します。

精巣は腹腔でできます。このときに、精巣へ痛覚線維がＴ10～Ｌ１から入ります。その後精巣は下行して陰嚢に納まりますが、支配神経はそのままです。精巣の障害が、局所ではなく臍～下腹の痛みとして感じられるのは、関連痛だからです（２８６頁）。

一方、精巣が下降するときにいっしょについてくる陰部大腿神経、腸骨鼠径神経（Ｌ１～Ｌ２）が精巣の皮膜、陰嚢、精巣挙筋、鞘状突起の感覚を伝えます。陰嚢から陰茎の皮膚は陰部神経（S2〜S4）です。つまり、股間に打撃を受けると、**下腹部への関連痛に加えて、精巣の付属物と陰嚢の直接の痛みが、同時にやってくるのです。**臓性痛覚の鈍痛と体性痛覚の鋭い痛みが混じります。もだえ苦しむのもムリないです。

じつは、精巣から関連痛が腹壁に生じるのとは反対に、他の部位の障害が精巣に関連痛として現れることもあります。よく知られているのが、尿管結石。尿管の上の方の痛覚線維が精巣と同じ髄節に入るため、関連痛が精巣に生じることがあるのです。また、腰部の椎間板ヘルニアの関連痛が精巣や陰嚢に現れることもあります(11)。

消化管と腹膜の発生

ふう、腹壁がすみました。これから腹腔に進みます。でも、その前に消化管の発生をみておきましょう。

腹腔には臓器がたくさん、所狭しと詰まっています。かなり複雑なつくりになってしまっていて、手を差し込んでみたり、ひっくり返してみたりしただけでは、なかなか構成を理解できません。それでも、発生の最初のうちは単純な構造なので、**いったん時を戻して経緯を**

辿った方が、理解が早いのです。

なんていってますけど、発生の説明をここまで先延ばしにしてたのは、ヒミツです。

動脈が原始腸管を分ける

腸管が最初にできるのは、受精後第4週。笹かまぼこのような形の平たい三層性胚盤の周辺部から巻き込みが起こり、内胚葉を腸管、外胚葉を体表にした体がつくられます。この原始腸管は、頭側から順に、前腸、中腸、後腸と3つに分けられます（**図8**）。

前腸から、口腔から十二指腸の前半までができます。肝臓や膵臓、気管支や肺も前腸からできてきます。**中腸**は十二指腸の後半から横行結腸の右3分の2まで、**後腸**はその後から直腸までになります。この区分を決めるのが動脈です。横隔膜以下の前腸は、**腹腔動脈**が栄養します。中腸は**上腸間膜動脈**、後腸は**下腸間膜動脈**です。

原始腸管の3つの部位と栄養動脈との関係、成体での境目がどこに相当するかは、また後で参照することになります（**表2**）。ここに付箋を貼っておいていただければ…。

このあと腸管がぐんぐん伸びていきます。まっすぐでは腹

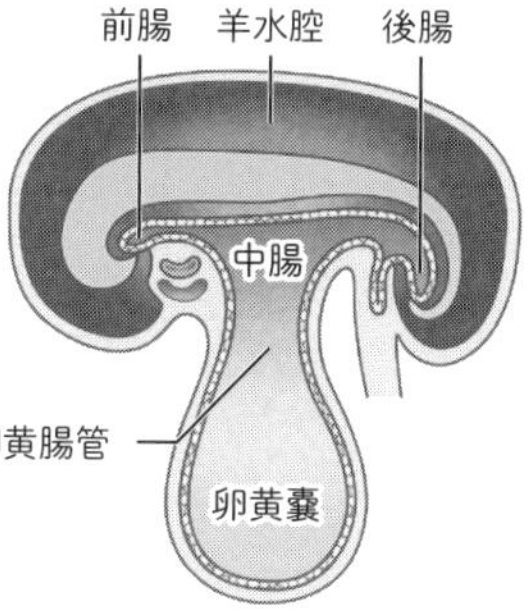

図8　原始腸管

参考文献12より引用

表2　原始腸管と脊髄レベルのまとめ

原始腸管	腸管の範囲	脊髄レベル	デルマトーム
前腸	十二指腸前半までと肝胆膵	T5〜T9	心窩部
中腸	横行結腸右2/3まで	T10〜T11	臍周囲
後腸	直腸上部まで	T12〜L1	下腹部

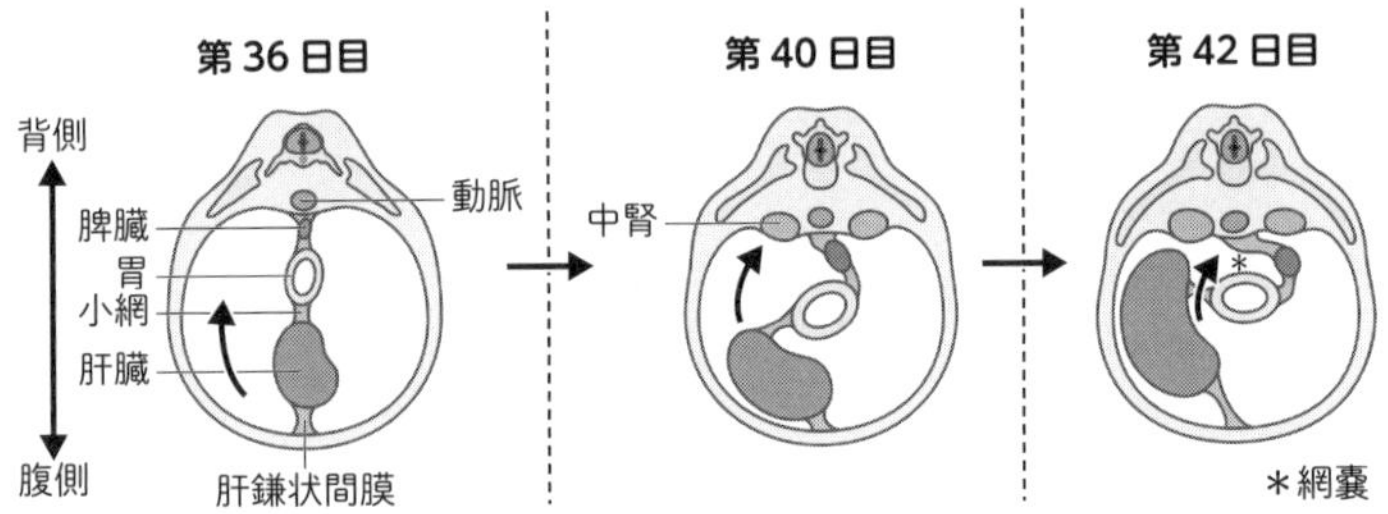

図9　胃のでき方

参考文献12より引用（＊は著者による追記）

腔に納まらず、ループをつくったり、回転したり、しまいには腹腔から飛び出してしまいます。

胃が90度回転していろいろ振り回される

胃は前腸が膨らんでできます。膨らみながら「J」字にカーブし、**頭側からみて時計回りに90度ねじれていきます**（**図9**）。胃の右側が背側へ、左側が腹側を向きます。食道の下端も胃といっしょにねじれます。

十二指腸も延長してC字を描き、胃といっしょに90度回転します。このとき、十二指腸は右側に倒れて、右側面が後腹壁に接します。やがて腹膜や間膜は癒着して消えてしまいます。背側の体壁と壁側腹膜との間にある臓器を**腹膜後臓器（後腹膜臓器）**というのですが、十二指腸はこうして二次的に腹膜後臓器になります（※3）。

肝臓と胆嚢は、十二指腸から腹側間膜の中に管が伸び出してできます。**胃の回転で肝臓は右側に移動し、これも腹壁と一部くっつきます**。

ここまで大丈夫です？

腹側間膜と背側間膜（※4）のそれぞれに芽ができるのが、**膵臓**です。背側にできた背側膵芽は90度回転して左向きになります。腹側膵芽もやはり回転しますが、90度よりも多く、**ぐるりと270度回転**して背側膵芽と重なります。背側膵芽と腹側膵芽はやがてくっついて一体になり、後腹壁とも癒着して二次的な腹膜後臓器になります。

胃の右側にあった腹膜腔は、胃が90度回転するので、背側に押しやられて小さなポケットになってしまいます。ここが**網嚢**（もうのう）です。胃の左側にあった腹膜腔は腹側に大きく拡がります。腹壁を開いて最初に見える「腹膜腔」は、もとは胃の左側の空間だったんです。

胃の背側にあった間膜は、胃の回転と屈曲によって胃の左下にきます。

ここから間膜がさらに伸びて拡がって、横行結腸を乗り越えて腸の腹側にだらりと垂れ下

※3　以前は「後腹膜」といってましたが、今の解剖学用語では「腹膜後」といいます。ただし、臨床医学ではまだ「後腹膜」が一般的です。

※4　前腸では腹側と背側に間膜ができます。他は背側だけ。

がります。これが**大網**(だいもう)です。ここでは間膜が二重に重なります（腹膜の数でいうと4枚重ねです）。

前腸の背側間膜には脾臓もできます。これは間膜をキープしたまま腹腔の左上後ろに移動します。

…ええと、着いてこれてるかな。まだ続きます。

中腸は出たり入ったり大回転

中腸はぐんぐん伸びます。伸びてループをつくり、ねじりドーナツのようにねじれます。ループの先端は卵黄管につながっています。体が大きくなるより先に腸が伸びてしまうので、お腹に納まりきらずにループごと臍帯(さいたい)に飛び出てしまいます。これを生理的臍帯ヘルニアといいます。

やがて体の成長が追いついてきて腹腔に余裕ができ、中腸は臍帯から腹腔に戻ってきます。中腸は、戻りながらもさらにねじれます。回転角は前から見て反時計回りに270度にもなります。このときに上行結腸と下行結腸が後腹壁に押しつけられ、癒着して二次的な腹膜後臓器になります。卵黄管は消えてしまいます。

こんなダイナミックな中腸の回転ですが、何らかの異常は稀ではありません。200人に

１人ともいわれます。回転が不足したり、逆向きに回転したりします。このうち腹痛などの症状が出るのはずっと少なくて、６千人に１人といいます。**腸回転異常症**といいます。新生児や小児に多いですが、成人でも起こります。

症状が現れる原因は、小腸のねじれ、捻転（ねんてん）です。なぜねじれてしまうのかというと、**回転異常のために小腸のはじめと終わりが後腹壁に固定されていなくて、自由に動きすぎる**からです。ねじれが戻らず血行障害になると腸が壊死してしまうので、緊急に処置します。

桐箱の臍の緒とメッケル憩室

桐箱にしまわれたあなたの臍（へそ）の緒、まだありますか？　でも、どうしてそれが残っているんでしょう？

赤ちゃんが産まれると、臍輪（さいりん）が収縮して臍帯の血流が絞られます。助産師さんが臍帯にクランプを２つかけて止血し、クランプの間で臍帯を切ります。臍に残った臍帯は、いずれ乾燥し、１～２週で臍から剥がれ落ちます。

この切る位置ですが、必ず体表から数㎝離します。というのも、稀に、卵黄管が消えきらずに臍帯にちょっとだけ飛び出ていることがあるからです。で、安全のため残された臍帯が、桐箱に大切にしまわれるというわけです。

卵黄管が、臍帯にはなくとも消えずに腸管に残っていることがあります。これを**メッケル憩室**（けいしつ）といいます。ヒト全体の約2％にありますが、ほとんどは何の症状もなく、気づかれないままです。位置は、回盲部からさかのぼって1m以内の回腸のどこかです。

稀に、メッケル憩室で炎症が起こることがあります。また、メッケル憩室に胃と同じ粘膜や、膵臓の外分泌腺と同じ組織が生じることがあり、炎症のもとになります。

腹腔をみていこう

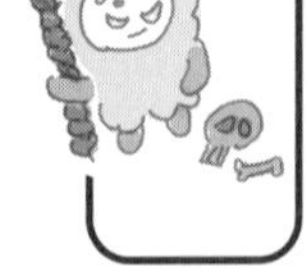

いよいよ腹腔をみていきましょう。

腹壁を開いてまず目につくのは大網です。小さなエプロンのように胃から垂れ下がっています。大網は、胃の背側間膜が腹腔の前面に伸び出してできたものです。間膜が2枚重ねになっているので、腹膜の数でいえば4枚分になっています。

大網には血管が多く、血管に沿って脂肪があります。脂肪の量には個人差があり、向こう側が透けて見えそうにピラピラに薄いことも、脂肪が溜まって黄色い板のようになっていることもあります。

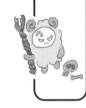

大網を上にめくりあげると、横行結腸ごともち上がります。つまり、大網は胃から垂れ下がり、横行結腸の前面に癒着し、そこから小腸の前に垂れています。横行結腸といっしょにもち上がる間膜は、横行結腸間膜です。

それにしても、大網って、見た限り変な器官ですよね。何の役に立っているんでしょう？

アミアブラと悪魔の子

大網は、食材でいうと網脂（アミアブラ）です。脂肪の少ない肉を調理するときに、網脂で包んで脂を補います。フランス料理では、網脂を「クレピーヌ」、それで包んだ料理を「クレピネット」といいます。フランス語にすると上品な感じになりますね。

そのクレピーヌは、英語でオメンタム（omentum）といいます。その語源はオーメン〔omen（前兆）〕です。古代エジプトのミイラ職人が、大網の形態をみて亡者の行く末を占ったことからきています[13]。

そして、オーメンといえば、1976年リチャード・ドナー監督作品のホラー映画「オーメン」。1973年ウィリアム・フリードキン監督作品「エクソシスト」ともに、1970年代のホラー映画の代表作と申せましょう。ローマの産院で6月6日午前6時に生まれ落ちた孤児が、アメリカ外交官に引きとられダミアンと名付けられました。しかし額に「66

6」の形のアザがある彼は、悪魔が山犬を孕ませて生ませた悪魔の子だったのです。なぜ大網がオーメン（前兆）だったのかを説明しましょう。

正常な腸は常に蠕動（ぜんどう）運動でムニムニと動いています。そこに炎症が起こると、麻痺が生じて蠕動が止まり、局所的なイレウス（腸の通過障害）になります。大網は動きのなくなった腸に移動して、炎症部を覆って保護します。大網にはマクロファージやリンパ球が豊富で、ここで免疫反応が惹起されます。エジプトのミイラ職人は、大網に何か変わったところがないかをみて、亡者の健康を占っていたのでしょう。「モリソン窩」で知られる外科医ジェームズ・ラザフォード・モリソン（1853〜1939年）は、1910年の著書で大網を「腹腔の警察官」と表現しました[14][15]。

大網の運動は受動的です。動きの止まった腸に自然と集まっていきます。これ、あなたも経験があるんじゃないでしょうか？　タオルケットを掛けて一晩寝て起きたら、ベッドの隅でタオルケットがクシャクシャになっていた、なんてことありますよね。あなたが睡眠中にモゾモゾ動いていたので、動きのないところにタオルケットが押しやられて集まったのです。大網の移動も同じです。

受動的なので、大網の動く範囲には限りがあります。季肋部、心窩部や骨盤部はカバーできません。できませんが、「お腹が痛い!!」というとき、思わず2つ折りに屈む姿勢になりませんか？　この姿勢をとると、大網が下の方まで届くのです。

腹膜腔を巡る

次は、腹膜腔を巡っていきましょう（**図10**）。脳内でシミュレーションします。

ポイントは「奥まった場所」です。腹水、血液、膿、がん細胞など、腹膜腔に何か溜まったとき、そういうところに溜まるからです。

正常では肝臓は肋骨弓にほとんど隠れています。剣状突起付近では肝臓が少し覗いていますが、体表から触れられるほどではありません。肝炎などで肝臓が腫れると肋骨弓から下に張り出します。

肝臓と横隔膜との間の空間の拡がりを調べます。**横隔膜下腔**です。ここは肝鎌状間膜で左右にわかれているので、左右とも調べます。肝臓には直接横隔膜に接着している部分、無漿膜野があります。そこが横隔膜下腔の後端になります。

肝臓をもち上げると、その下面に胆嚢がくっついています。その左奥に肝胃間膜（小網）があります。その向こうの空間が**網嚢**です。小網を右に辿ると**網嚢孔（ウィンスロー孔）**が見つかります。右側の肝臓をもち上げて後腹壁に触れると、腎臓の膨らみがあります。肝臓と腎臓との間が**肝腎陥凹（モリソン窩）**です。あおむけでは一番深いところになります。

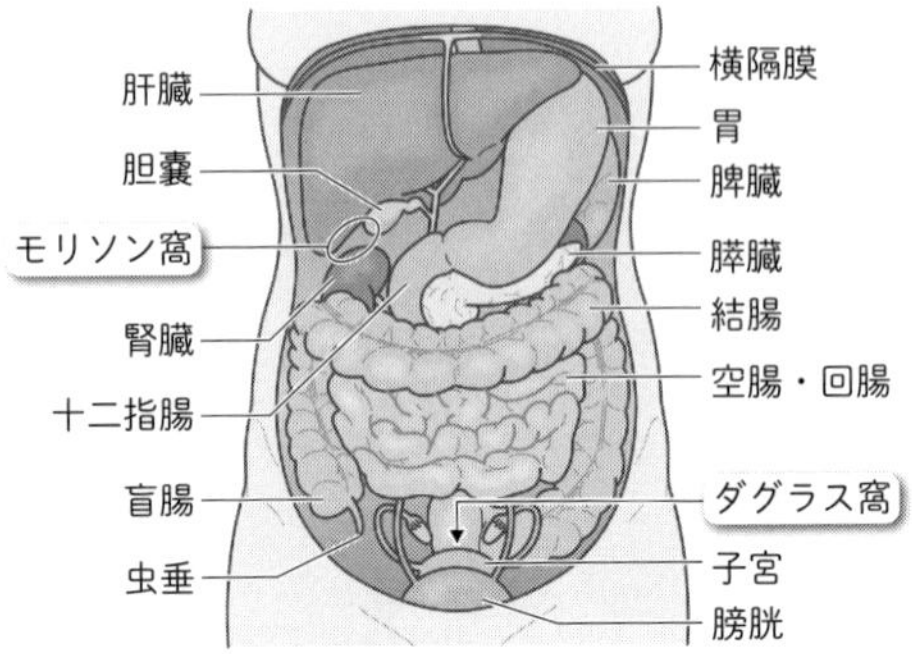

図10　腹膜腔を巡ろう

胃を右によけると、脾臓が見つかります。**脾臓は背側の肋骨に半分乗っかっています**。これも正常なら腹壁からはほとんど触れられません。脾臓のまわりの腹膜腔も、左季肋部では最も背側に位置します。

小腸をもち上げて骨盤腔に手を差し込むのをイメージして下さい。恥骨の後ろの膨らみが膀胱です。解剖体の場合、尿は抜けているので、しぼんだタコの頭を撫でるような、むにっとした感触です。女性ならその後ろに子宮があります。ニワトリの卵くらいの大きさで、弾力のある塊です。その後ろが直腸です。直腸は仙骨に貼り付いていて、間膜はありません。

子宮と直腸との間の空間が、**直腸子宮窩（ダグラス窩）**です。男性でダグラス窩に相当するのが、直腸膀胱窩です。ここは、腹膜腔のうちで立位でも仰臥位でも一番下に位置します。そのため、腹水、血液、膿、がん細胞などが溜まりやすい場所です。膣や直腸を経て簡単にアクセスできるので、調べやすい場所でもあります。

横隔膜下膿瘍で肩が痛い

横隔膜と肝臓との間の腹膜腔に膿が溜まることがあります。他の場所の腹膜炎がここまで及んで生じることが多いです。また、肝臓や胆嚢の炎症がここに波及することもあります。このとき、頸から肩にかけて関連痛が生じます。横隔膜の中央部の痛覚が横隔神経（Ｃ３～Ｃ５）を通るからです。

炎症が横隔膜の辺縁に及んだ場合には、肋間神経のＴ６～Ｔ11を痛覚が伝わります。この場合は、右季肋部から側腹部にかけての体壁が痛みます。

腸を辿る

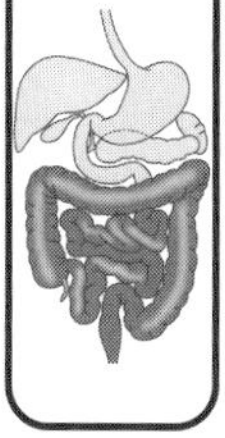

消化管も、まずそのままの状態でざっと辿っていきましょう（**図10**）。

大網と横行結腸を脳内で持ち上げます。小腸を上に辿って、小腸が後腹壁から腹腔に出てくるところを見つけます。ここには十二指腸提靱帯（トライツ靱帯）という線維の集まりがあって、十二指腸末端を後腹壁に固定しています。

十二指腸に続く小腸を**空腸**といい、途中から**回腸**とよばれます。空腸や回腸は、臓側腹膜で包まれてツルッとしていて、太さが一定してます。小腸の長さは平均6〜7ｍです。４ｔトラックくらいの長さですね。かえってわかりにくいですか？　男性の方が女性より少し長く、体重が重くても長いです。そして、年齢とともに短くなります。身長とは相関ありません。

空腸と回腸には間膜があって後腹壁につながっています。間膜の付け根も辿りましょう。空腸と回腸はうねうねしていますが、間膜の付け根は後腹壁を斜め一直線に通っています。回腸を辿ると盲腸につながります。盲腸の先で虫垂を見つけます。虫垂にはヒダのような間膜があり、血管が通っています。医師は、開腹して虫垂切除するときに、**虫垂間膜を指で感じて虫垂の目安にします**。

盲腸から先が大腸です。小腸と違って壁が厚く、何かとボコボコしてます。**上行結腸と下行結腸は、間膜がなく腹膜後臓器**になっています。**横行結腸には間膜があり、大網がくっついています**。下行結腸の先がＳ状結腸で、骨盤腔に向かっています。上行結腸の右側、下行結腸の左側には、腹壁との間が溝になっています。

このあたりの実習中に、「みつからないんですけど」とよく質問されるのが、胆嚢、虫垂、子宮です。それたぶん、術後です。胆嚢と虫垂は腹腔鏡手術で、子宮は膣から摘出されることが少なくなく、手術の傷が目立たないのです。

胃はバグパイプの形

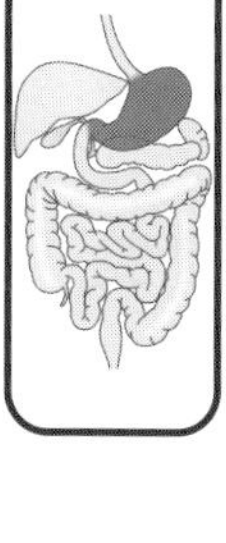

腹膜にけりをつけ、消化管も一通り確認できたので、詳しく臓器を見ていきましょう。腹部では、食道の末端からはじまり、胃、小腸、大腸と続けて見ることになります。肝臓や膵臓も見ます。

まず胃や十二指腸からです。

胃は、膨れて「J」の形に弯曲した、バグパイプのような袋です（図11）。食道からつながる入口が**噴門**、十二指腸へつながる出口が**幽門**です。幽門には括約筋があって、内容物の流れをコントロールしています。

噴門より上に位置する部分を**胃底**といいます。上にあるのに胃底というのは変な気がしますが、これは二等辺三角形の底辺と同じだと考えてください。弯曲の右側を**小弯**、左側を**大弯**といいます。小弯の幽門に近いところが鋭角に曲がっていて、**角切痕**といいます。角切痕より先を**幽門部**といいます。胃底と幽門部との間が**胃体**です。

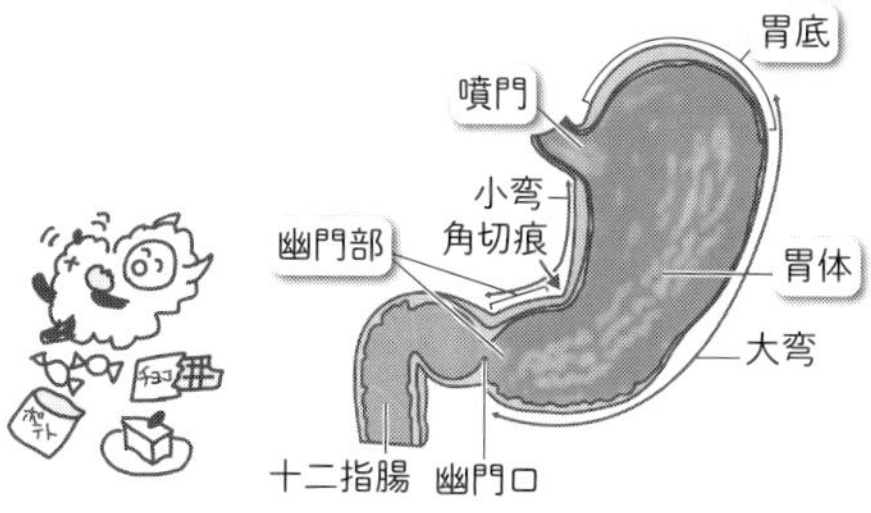

図11 胃

胃体を「痛い」「遺体」と誤変換しがちなので、注意しましょう。ええ、つい今しがたも危ないところでした。

胃の内面をみると、粘膜の大きなヒダが縦方向にたくさんあります。胃粘膜からは塩酸、ペプシノーゲン、粘液が分泌されます。塩酸は強力な殺菌作用を発揮します。ペプシノーゲンは、塩酸の働きでペプシンというタンパク質を分解する酵素になります。粘液は消化から胃粘膜を保護します。

ひとつ、ふたつ、よっつ

動物の胃の形は、食性によっていろいろです。四足動物はもともと肉食で、一部が草食に進化したと考えられています。動物は、植物に含まれるセルロースを消化する酵素をもっていないので、微生物による発酵作用を借ります。

ウシやキリンなどの**草食の反芻動物**（※5）**には、胃が4つ**あります。**第1胃**（ルーメン、ホルモンでいうとミノ）が最大で成牛では200Lにもなります。ここには微生物がいて、発酵によってセルロースを分解します。このときに生成される揮発性脂肪酸（酢酸、酪酸、プロピオン酸）は第1胃で吸収されて糖や脂質になります。動物の体には合成できないビタミンも微生物がつくってくれます。**第2胃**（蜂巣胃、ハチノス）は反芻のために食物を口に押し戻します（ヒトが反芻動物でなくてよかったです）。**第3胃**（葉状胃、センマイ）には粘膜にヒダヒダがあって、食物をすりつぶす作用があります。**第4胃**（しわ胃、ギアラ）はヒトと同じく酸と酵素を分泌し、化学消化によって微生物ごと食物を消化していきます。

トリには胃が2つあります。前の胃は腺胃（前胃）で、酸と酵素を分泌します。後ろの胃は筋胃（後胃、砂嚢）で、平滑筋の厚い壁と硬い粘膜が特徴です。焼き鳥でいうと砂肝です。トリの大半の種では、砂を飲み込んで筋胃に溜め込み、食物をすりつぶします。くちばしには歯がないので、その代わりです。公園のハトが地面をつついているのを見たことありますよね。砂を飲み込んでいます。

そういうわけで、クルマにトリのうんちが落ちていたら、あわててコスッてはいけません。砂が混ざっているので傷がついちゃいます。

※5　ウシ、ヤギ、ヒツジ、キリン、ラクダなどは、いったん胃にとり込んだ食物を口に戻して咀嚼し、再び胃に戻して、微生物による発酵作用を促進させている。

十二指腸は12指よりちょっと長め

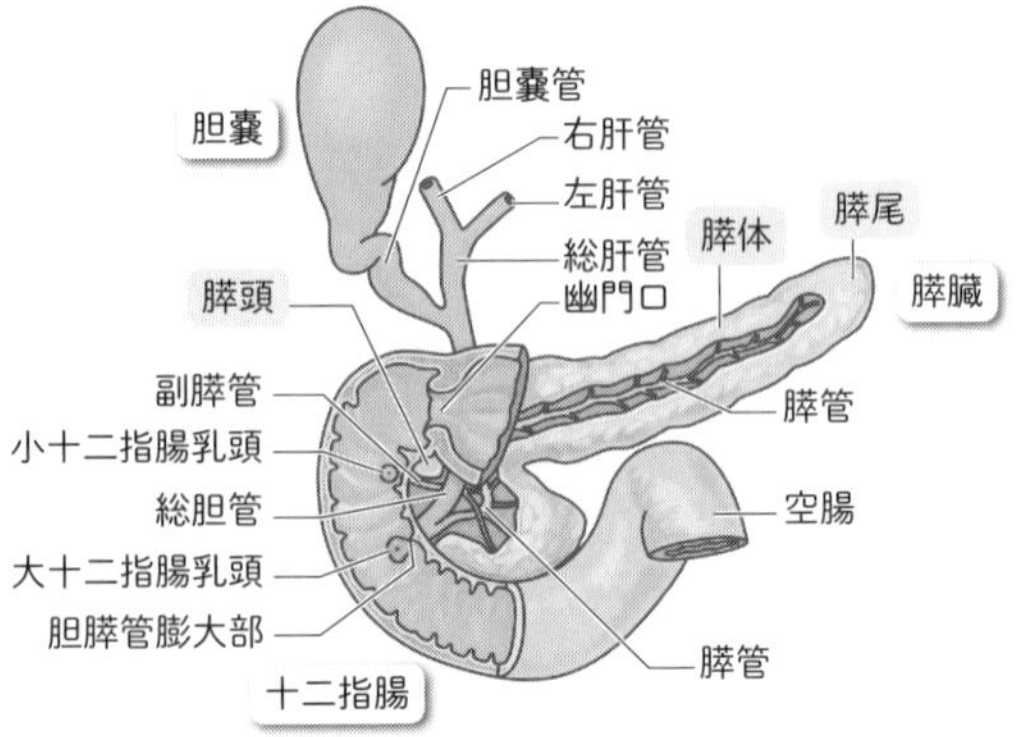

図12　十二指腸と膵臓と胆嚢

医師が診察で長さを測るとき、指を揃えて測りたいものに当てて、指の幅の何本分かで測ります。指1本分なら「1横指」といい、およそ1・5㎝です。「指の太さなんか個人差あるし」といいたくなりますが、だいたいでいいんです。正確を要するときはちゃんと測りますよ、ええ（診察室では物差しがいつも見つからないのはヒミツです）。

十二指腸の名前は、長さが12横指分ということからきているらしいですが、実際には20〜25㎝ほどあります。13〜17横指です。…だいたいでいいとさっきいいましたよね。

十二指腸は腹膜後にあります（**図10**）。

十二指腸は全体で「C」の形になっています（**図12**）。胃から十二指腸に食べ物が流れるとき、環境が激変します。胃の中は強酸性ですが、十二指腸に入るとアルカリ性の膵液や胆汁で中和されます。そのしくみが十二指腸の「C型」に集中してます。

「C」の内カーブの中間地点の内壁に、**大十二指腸乳頭（ファーター乳頭）**があります。ここには、総胆管と主膵管が合流してできた胆膵管膨大部が開口しています。そのまわりに、**膨大部括約筋（オッディ括約筋）**があって、胆汁と膵液の分泌をコントロールしています。大十二指腸乳頭の少し上には、小十二指腸乳頭があります。副膵管がここに開口します。

十二指腸の粘膜には細かなヒダがあって、**輪状ヒダ**とよばれます。輪状ヒダはこのあとの空腸、回腸とも共通した、小腸の特徴です。

大十二指腸乳頭より先が、中腸由来の部分です。十二指腸と空腸の境目はクイッと折れ曲がっていて、靱帯で後腹壁に固定されています。これを**十二指腸提靱帯（トライツ靱帯）**といいます。平滑筋線維も含むので、十二指腸提筋ともいわれます。

膵臓は消化して中和して調整する

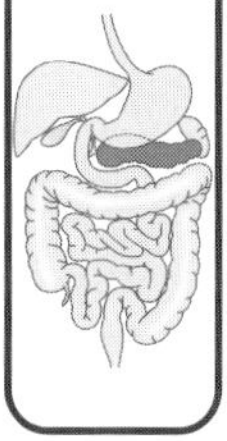

膵臓は腹膜後にあり、胃の後方に隠れています。鉤形の**頭部**が十二指腸のC字にはまり込み、そこから細長い**体部**が左に伸び、尖った尾部が続きます（図12）。**尾部**は脾臓に向かっ

ています。膵臓の後面には脾動脈と脾静脈が通っています。

膵臓の中には膵管があり、十二指腸に開きます。主膵管が大十二指腸乳頭に、副膵管が小十二指腸乳頭にです。

膵臓は消化腺で、膵液を十二指腸に分泌します。膵液には、アミラーゼ（デンプン分解）、トリプシン（タンパク質分解）、リパーゼ（脂質分解）などの消化酵素が含まれます。膵臓はまた、大量の炭酸水素ナトリウムを分泌して胃酸を中和します。

膵臓は、内分泌器官でもあります。膵臓の中には消化液を分泌する細胞に混じって、ホルモンを分泌する細胞の集まりである**膵島**がたくさんあります。膵島が分泌するホルモンは主に3つ。

まず、**インスリン**。細胞のブドウ糖の吸収を促進して血中のブドウ糖（血糖）を下げます。インスリン関係に不具合が生じたのが、糖尿病です。もう1つがグルカゴン。肝臓に作用して貯蔵された糖を放出させ血糖を上げます。最後にソマトスタチン。これら2つの分泌を抑制します。

膵炎と膵がん

膵臓に炎症が急激に生じたのが急性膵炎です。原因は、胆石とアルコールが多いです。**膵**

臓の組織が壊れると消化酵素が漏れ出し、まわりを溶かしてしまいます。

心窩部に現れる関連痛と（膵臓は前腸由来でしたよね）、後腹壁を刺激することで起こる背部痛（膵臓は後腹壁にくっついてます）が現れます。ＣＴなどの画像や、血液に漏れ出た酵素を測って診断します。

治療は、全身状態をサポートするための点滴です。重症化しても開腹手術はキビシイのでやっぱりサポートが主ですが、内視鏡手術で壊れた組織や膿をとり除くこともあります。

膵がんは、進行しても症状が現れることが少ないために、治りにくいがんの１つと数えられます。がんが拡がる前に見つかれば、手術でまず切りとります。手術できなくても、放射線療法や化学療法などを組合わせて治療します。現在では、これらをまとめた「標準治療」が確立しています。

脾臓

膵臓を左に辿ると、**脾臓**（ひぞう）が見つかります。横隔膜でできたドーム天井の左上に納まっています。普通は胸郭に隠れていて、おなかからは触れられません。背側は第９〜10肋骨に接しています。このため、**交通事故などで背中を打ったときに脾臓が破裂することがあります。**

脾臓は、なんというか、平たいナマコみたいな形をしています。外側は横隔膜に沿ってカーブし、内側に血管の出入りする脾門があります。縁には1～5個の切れ込みがあり、**脾裂溝（脾切痕）**といいます[16]。脾臓が腫れた状態、脾腫でも脾裂溝は残ります。おなかの左上に何か腫れものがあるぞ？というときに、腹壁から脾裂溝に触れられたり、エコーで見えたら、脾臓だとわかります。

脾臓には2つの働きがあります。1つは古くなった赤血球を壊して鉄などの素材をリサイクルすること。もう1つは免疫です。脾臓の中は、赤脾髄と白脾髄という2種類の組織でできています。古い赤血球は赤脾髄でトラップされ、処理されます。白脾髄にはリンパ球やマクロファージが集まっていて、抗体を産生し病原体を除去しています。

小腸の空腸と回腸

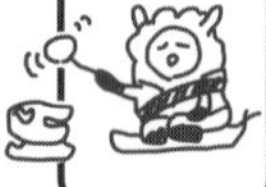

小腸の吻側は**空腸**、肛側は**回腸**です。境目があるわけではないです。真ん中辺をみて、はて空腸か回腸かといわれても、困ります。前から5分の2あたりが境ということになってます。そもそもどっちが先だったか、覚えにくいんです。私は、偉いお坊さんの空海を連想して覚えました（ちなみに、俗名を佐伯さんというんです。関係ないですが）。

とはいえ、空腸と回腸には多少の違いがあります。空腸の方が壁が厚く、内腔が広いです。粘膜の輪状ヒダは、空腸の方が多く、はっきりしています。

また、**空腸・回腸の機能は消化と吸収**です。糖、アミノ酸、脂肪酸などの栄養素を吸収します。回腸の下流部では、ビタミンB12の吸収や、十二指腸で胆汁として流れ込んだ胆汁酸の回収も起こります。

消化には酵素による分解が重要です。小腸の消化酵素は、小腸粘膜の細胞表面にあって、糖やペプチドを分解しています。でもどうしてそんなところに酵素が？　膵液のように、ブシュ～と食物に混ぜた方が早そうですよね。これは、腸内の微生物との栄養のとり合いのためなんです。吸収しないうちにうっかり分解を進めてしまうと、微生物にせっかくの栄養を横取りされます。酵素が粘膜にあれば、分解してすぐに粘膜で吸収できるわけです[17]。

腸管の壁

食道から直腸まで、腸管の壁には共通した構造があり、部位による機能の違いに応じて、壁にも違いがあります。ここで押さえておきましょう。

とりあえず、小腸を基本にして学んでみましょう。

まず、内腔に面しているのが、**粘膜**です（**図13**）。**粘膜は３層**からなります。最内層が、

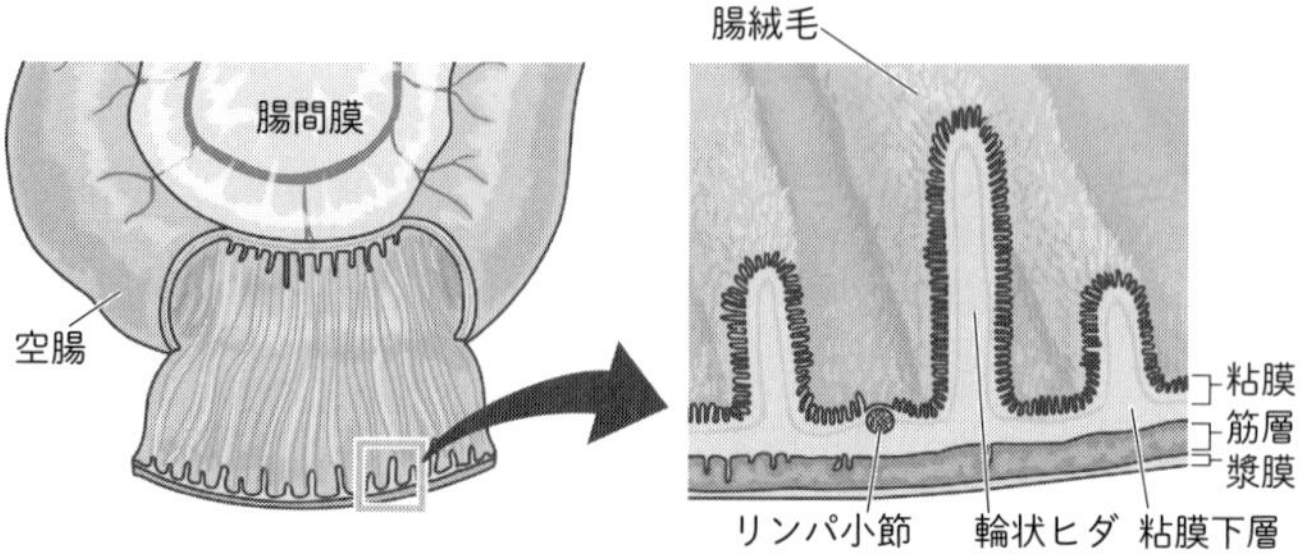

図13　腸管の層構造

細胞がシート状になった**上皮**。消化・吸収の働きの主役が、まさにこれです。その外(そと)に**粘膜固有層**という結合組織。血管、リンパ管、神経が通っています。上皮と固有層は**絨毛**という突起をつくって表面積を増しています。上皮細胞自体にも微絨毛という突起があります。粘膜固有層の外に**粘膜筋板**という、薄い平滑筋組織があります。ここまでが粘膜です。粘膜の外は**粘膜下層**という結合組織があります。

粘膜自体もヒダをつくって表面積をさらに増やします。**ヒダの形は場所によって違います**。胃のヒダは太くてうねうねしています。小腸のヒダは細かい輪状ヒダです。結腸のヒダは大きく三日月型で、半月ヒダとよばれます。

粘膜と粘膜下層を囲むのが**筋層**です（**図13**）。筋層は平滑筋からできていて、腸管の蠕動運動を担っています。筋層は2層にわかれています。内腔側は腸管を輪のように囲っていて、内輪層(ないりんそう)とよばれます。外表側は腸管を縦に走っていて、外縦層(がいじゅうそう)とよばれます。「内輪・外縦」と、リズムよく覚えましょう。胃の筋層は3層になっていて、内輪・外縦、プラス、最内層が斜めになっています。

消化管の外表を覆うのが、**漿膜**または**外膜**です（**図13**）。「または」の意味は、腹膜に覆われている部分は漿膜、腹膜後などにあって腹膜に覆われていない部分は外膜、ということです。

腸管の壁の中には独自の神経系があります。内輪層と外縦層の隙間にあるのが**アウエルバッハ神経叢（筋層間神経叢）**、粘膜下層にあるのが**マイスナー神経叢（粘膜下神経叢）**です。これらを合わせて腸管神経系といい、独立したネットワークを構成して自律的に働いています。交感神経や副交感神経が、中枢神経系の側から腸管全体の働きを調節しています。

盲腸と虫垂

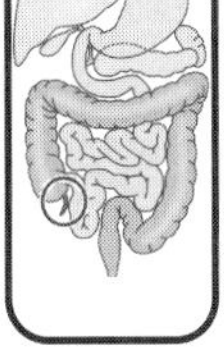

小腸の次が大腸です。**大腸は、盲腸にはじまり、結腸、直腸と続きます**。盲腸には**虫垂**が付いています。直腸の出口が肛門です。

回腸が結腸に接続するところには弁があって逆流を防いでいます。**回盲弁（バウヒン弁）**といいます。回盲弁の先のふくらみを盲腸といいます。

虫垂は細い盲端の腸管です。虫垂の粘膜下にはリンパ球がたくさんいて、免疫で重要な役割を果たします。また、腸内細菌叢の維持にも役立っているようです[18][19]。

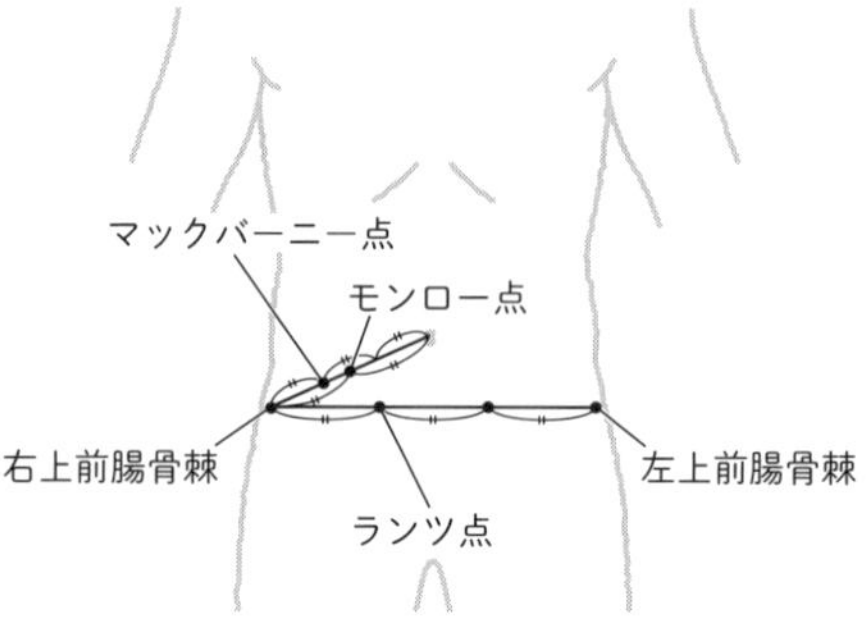

図14　圧痛点

虫垂炎かもというとき押してみる

「お腹が痛いっ!!」と急に訴えて、もしかして手術かもというような状態を**急性腹症**といいます。急性腹症の原因にはいろいろありますが、**急性虫垂炎**はその上位を占めます。

虫垂炎の原因の多くは虫垂が詰まることで、詰まらせているのは、便の固い塊（糞石）、異物、稀に寄生虫です。炎症が進むと虫垂が破れて腹膜炎になります。炎症が盲腸まで波及すると盲腸炎です。お年寄りが虫垂炎を盲腸炎ということが多いのは、むかしはそんな状態のを診ることが多かったからだといわれます。

急性虫垂炎の診断に使う腹壁の目安があります（**図14**）。腹部の診察でそこを押してみて、イテテッとなったら虫垂炎を疑います。もちろん他の疾患でも痛むことはあるので，採血やエコーなど他の検査は必須です。

臍と右上前腸骨棘を結んだ線分をとり，その外側三等分点がマックバーニー点，二等分点がモンロー点（**図14**）。左右の上前腸骨棘を結んだ線分の右三等分点が**ランツ点**。虫垂はだいたいこの辺りにあります。

治療は抗菌薬で炎症を抑え，手術で切除します。治療を何もしない場合の致死率は50％を超えていたというので，決して軽い病気ではありません[20]。

虫垂炎のバッテンとコマネチ

なりはじめの虫垂炎では，臍のまわりが痛むことが少なくないです。もちろん，虫垂が臍まで移動したわけではありません。これは関連痛です。説明しましょう。

虫垂の痛覚を伝える神経線維は，T10の後根から脊髄に入ります。痛覚の信号は，脊髄の中で次のニューロン（介在ニューロン）に伝えられ，それがまた次のニューロンに伝えられます。そしてそのニューロンが脳に信号を送ります。この同じ介在ニューロンには，皮膚からの痛覚を伝える神経線維も接続しています。つまり，**虫垂からの痛覚と皮膚からの痛覚が，途中から同じ神経に合流して脳に伝わっています**。脳からすれば，虫垂も皮膚も判別できません。そのため，本当は痛みの原因が虫垂でも，皮膚が痛いと感じてしまいます。心臓の痛覚のところでも話した、収束説です（231頁）。

さてここで、デルマトームを思い出しましょう。**「へそにバッテンの10」と覚えましたよね**。臍のレベルがT10なのでした。つまり、虫垂炎の痛みはそこに感じられます。**内臓由来の痛覚なので、鈍くて重苦しい痛みです**。本当の皮膚の痛みなら、チクチクとした鋭い痛みのはずです。

虫垂炎が進むと、炎症がまわりに波及します。右鼠径部の壁側腹膜に炎症が及ぶと、こんどはそこからの痛みがL1を経て脊髄に伝わります。「コマネチの1」です。覚えてます？ 体壁の痛みなので、その場所そのものが痛むと脳は正しくとらえます。

腸の発生と動脈と神経と関連痛

さて、虫垂炎の話が出たところで、腹部の関連痛をまとめておきましょうか。

関連痛が重要なのは、知っていれば誤診を減らせるからです。痛みのもととは離れたところが痛むのが関連痛なので、痛みの場所だけから判断してしまうと間違ってしまいます。しかし、これはもしや関連痛？と思い出せれば、正しい診断はもうすぐそこです。

とはいえ、丸暗記では混乱するだけなので、発生に話を戻して考えてみましょう。

原始腸管は、前腸・中腸・後腸にわかれるのでしたね。栄養動脈はそれぞれ腹腔動脈・上腸間膜動脈・下腸間膜動脈です（２６１頁）。痛覚を伝える神経線維は、これらの動脈に沿って腸に伸びていきます。その結果、腸管の痛覚を伝える線維は、腸の区画ごとに決まった髄節に振り分けられることになります。

ここからが重要です。心臓や虫垂の関連痛のところでも説明した、収束説です[21]。腸管からの痛覚線維と体表からの痛覚線維が、脊髄の中で同じ神経経路に合流します。そのために、腸管に痛みの原因があっても、同じ髄節に相当する体表が痛いように感じてしまうのです。

前腸の髄節はＴ５〜Ｔ９で、ここに相当する体表は心窩部になります（45頁、図16）。中腸はＴ10〜Ｔ11で、臍周囲です。後腸はＴ12〜Ｌ１で、下腹部です（２６２頁、**表２**）。

いくつか、実際の話をしてみましょう。暴飲暴食で胃炎になると「胃が痛いっ」っていいますね。このときの「胃」は、心窩部です。実際の胃の場所に近い位置ではありますが、これは前腸の関連痛です。

虫垂炎で最初に痛むのは臍のまわりでしたね。虫垂が中腸からできたからです。

急に便意を催したりすると、下腹部が痛みます。このとき下行結腸からＳ状結腸がきゅきゅっと収縮して痛むわけですが、これらは後腸です。これも関連痛です。

胆石症では、心窩部に関連痛が出ます。胆嚢や胆管が前腸由来だからです。炎症が横隔膜に及べば、痛覚が右横隔神経を経由して右肩に関連痛が出ます。

走ると脇腹が痛くなる

ランニングのときに脇腹がチクチク痛むことがあります。苦しいですよね。正月の駅伝で脇腹を押さえながら苦悶の表情で走っている選手を見ると、たいへんそうだなと思います。まあ、暖かい部屋でゆったりテレビで見てるんですけど。ちなみに、私はお汁粉にお餅を2つ入れます。

この現象には医学的な名称があります。英語なので直訳すると「運動誘発性一過性腹痛」(Exercise-Related Transient Abdominal Pain：ＥＴＡＰ）になります。一般名だとサイド・スティッチ（side stitch）です。その名前の通り、**チクチクとした鋭い痛みで局所的です**。内臓痛のような、重苦しい鈍痛で、場所もハッキリしないのとは違います。

食後にいきなり走ると（お餅！）ＥＴＡＰになりやすかったりします。ランニングに慣れた人で起こることは少ないですが、起こらないわけではありません。乗馬や水泳、モトクロスなどでも起こります。

これが起こる理由はハッキリしません。いろいろな説が提唱され、横隔膜虚血説、筋肉痛説、内臓虚血説など一部は否定されてきましたが、まだ決定的なものはないです。今のところ確からしいのは、壁側腹膜の刺激によるとする説。運動や振動によって内臓と腹壁とがこすれ、摩擦によって腹壁に痛みが生じます。これは、ETAPが鋭い局所的な痛みなのと合います[22]。

さらに、痛みの場所を実際に調べると、側腹部だけでなく腹部全体にわたっています。これも腹膜刺激で説明できます。また4分の1くらいの人で肩にも痛みが生じます。横隔膜下の腹膜刺激が横隔神経を介して現れた関連痛とすれば説明できます。食後に起こりやすいのは、内臓の揺れが大きくなるためと考えられます。

結腸の目安

大腸の続きに戻りましょう。ええと、盲腸まできたんでしたね。ここから**結腸**です（**図15**）。結腸には小腸にない外観上の特徴が3つあります。手術で腸管を区別するとき、これらのポイントを確認します。

まず**結腸膨起**。腸管の膨らみとくびれが連続しています。次が**結腸ヒモ**。外縦層の平滑筋が厚くなってリボンのように見えます。結腸ヒモは3本あります。最後に**腹膜垂**。結腸ヒモ

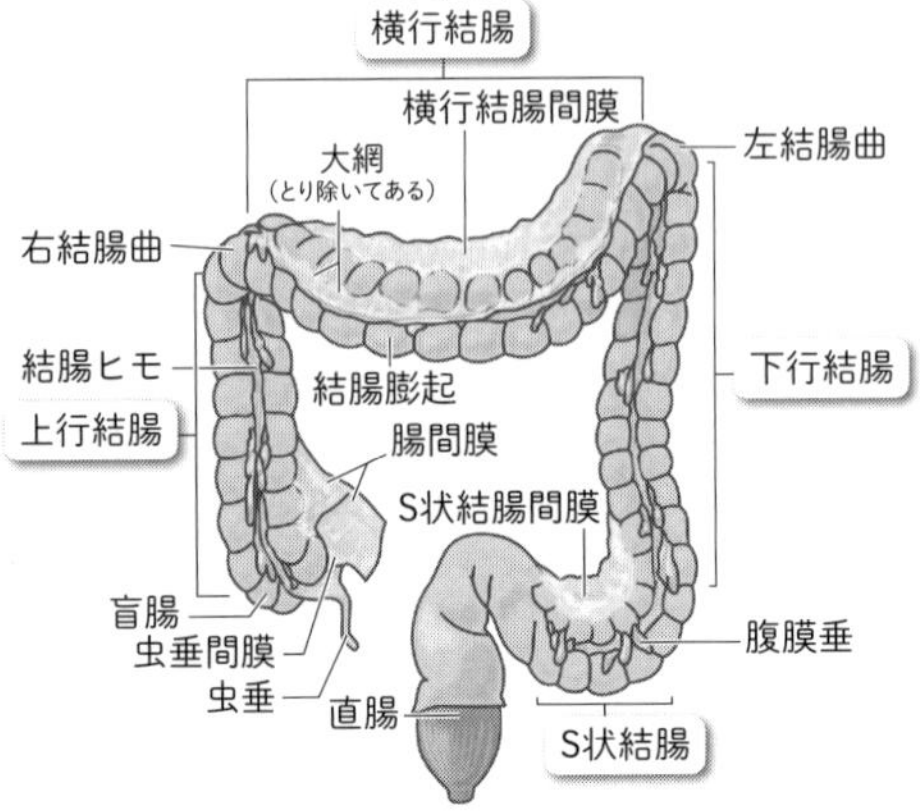

図15　大腸

から腹膜に包まれた脂肪が房のように垂れ下がっています。この役割は不明です。

結腸ヒモは、結腸膨起の形成に役立っています。3本の結腸ヒモが内輪層をくびりとり、投げ輪のようになった内輪層の収縮弛緩で生じる膨らみとくびれの差を大きくしています。結腸ヒモ以外の縦走筋は薄いので、内輪層が弛緩すると余計にぷくりと膨れます。これが結腸膨起です。

結腸膨起は静的な構造ではありません。動き、膨れ、しぼみ、また膨れて、内容物を送ります。しかし、そもそも膨起がなんの役に立っているのかはハッキリしていません。内容物の進みを遅らせて吸収と発酵に時間をかけていると推測されています。

結腸には内観にも特徴があります。小腸の粘膜のヒダは細かな輪状ヒダですが、結腸のヒダは三日月型の**半月ヒダ**です。

結腸でうんちになる

結腸は盲腸にはじまり、**上行結腸、横行結腸、下行結腸、S状結腸**と続きます（**図15**）。横行結腸の両端の折れ曲がりを結腸曲といいます。上行結腸と下行結腸は、腸の回転に伴って後腹壁に癒着し、二次的に腹膜後器官になっています。これらの間膜も腹膜後に癒着し、もとの血管は腹膜後にあります。横行結腸とS状結腸には間膜があります。

結腸の働きを考えてみましょう。

腸内容物は、小腸までは液状です。これが結腸を通る間に水分と塩類が吸収されて固形化します。人により、あるいはその日の調子にもより、食後1～3日でそうなります。固化した便はS状結腸から順に溜まっていきます。S状結腸と直腸の境は強いカーブになっていて、機能的な弁になっています。通常では直腸内には便はありません。

下行結腸まで便が溜まると、あるところで下行結腸～S状結腸が一斉に収縮して便を直腸に向かって押し出します。これを大蠕動（だいぜんどう）といいます。直腸が便で膨らむと、その信号が便意として脳に伝わります。そして括約筋が開いて、便が出てくると。

結腸では細菌による発酵も進みます。ただし、水分以外の吸収は結腸ではさかんではなく、長さも短いので、発酵でできた栄養は利用されずに排出されます。もったいないですね。もったいないのでウサギには自分の便を食べる習性、食糞があります。それによって発酵でできたビタミンB12などを利用しています。ヒトは雑食なので食糞しなくてもビタミンB12は足りてます。ヒトが雑食でよかったです。

肝門脈

腹部の消化管の静脈は、特別です。**肝門脈**、または簡単に門脈といいます。

普通の血液循環では、動脈→毛細血管→静脈というように血管が移り変わります。腹部消化管では、動脈→毛細血管→肝門脈→毛細血管→静脈と、毛細血管が2回現れます。一度目が消化管、二度目が肝臓です。肝門脈はその間にある血管です。構造自体は普通の静脈と同じです。

消化管の静脈がこんななのは、吸収と関係があります。

消化管の粘膜から吸収された糖、アミノ酸、ビタミンなどの栄養、あるいはアルコール、毒素、アンモニアなどの有害な分子は、粘膜の毛細血管に入り、血液とともに肝門脈に集められ、肝臓に送られます。肝臓では、分子の種類や要・不要に応じて、代謝されたり、貯蔵されたり、分解されたり、無毒化されたりします。

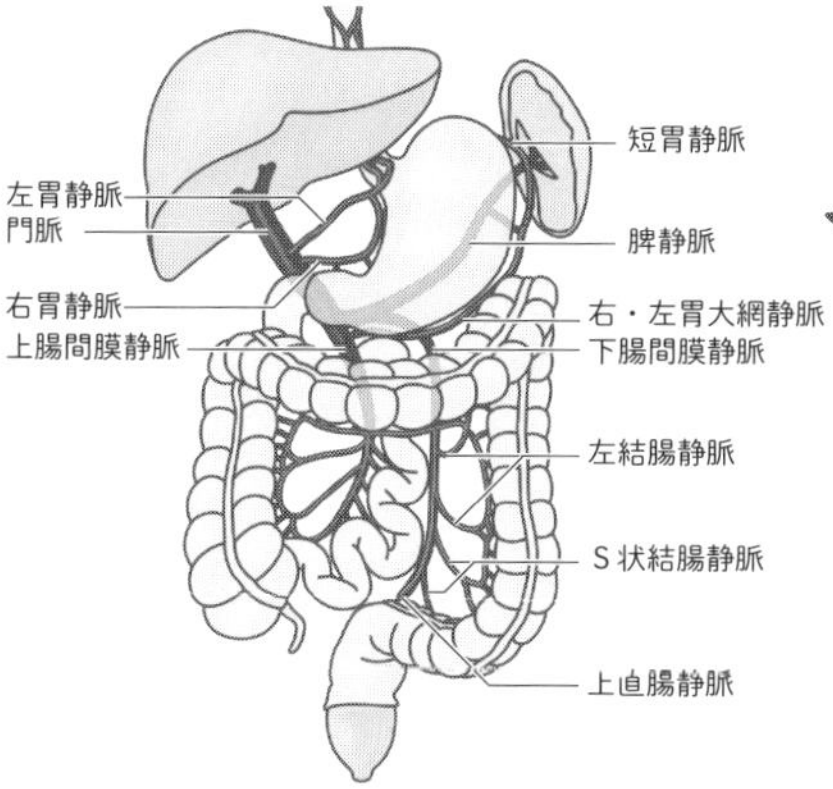

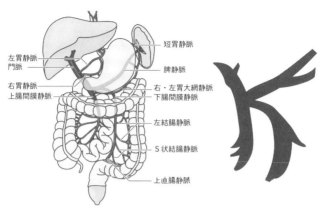

図16　門脈系はKに似ている

脾臓や膵臓も、肝門脈系のなかまです。脾臓は古くなった赤血球を壊します。そして、ヘモグロビンを分解して鉄と間接ビリルビンとして回収し、肝門脈から肝臓に送って処理を任せます。膵臓はインスリンやグルカゴンを門脈の血中にリリースし、肝臓での糖代謝を調節します。これらの働きは、肝臓との間に専用の血流路があるから可能になってます。

肝臓にはこの肝門脈と肝動脈の2系統から血液が入ることになります。そしてじつは、肝門脈から入る血液の方が多く、全体の4分の3にもなります。そして、**肝臓自体を栄養する役割も肝門脈の方が大きいのです**。

肝門脈は末梢では動脈と伴走していますが、1本にまとまっていく関係で動脈とは全体の形が違います。ヘビメタっぽいフォントの「K」に似ていると思ってるんですが、ちゃんとした解剖学のテキストでそういってるのを見たことがないので、ここだけのヒミツにしておきましょう（**図16**）。

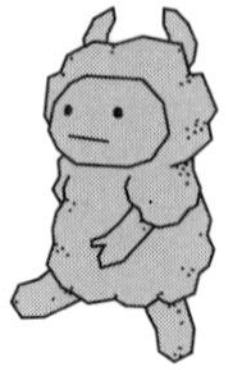

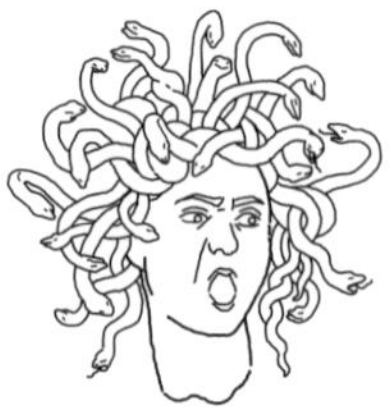

図17　メドゥーサ

肝臓を悪くして血を吐いて痔になって怪物に石にされる

肝臓は、ウイルス、アルコール、医薬品、自己免疫、脂肪の蓄積などによって、炎症を起こします。肝炎です。肝臓が腫れて、肋骨弓から張り出し、腹壁でも触れられるようになります。

肝炎が慢性化すると、しだいに肝細胞が壊れて線維に置き換わり、肝臓がしぼんで硬くなります。肝硬変です。血管も傷んで血液が流れにくくなり、門脈の内圧が上がってきます。**門脈圧亢進症**といいます。門脈を流れにくくなった血液は、他に流れ出すしかありません。その逃げ道が3カ所あります。

まず、**食道下端の粘膜下にある静脈叢が、門脈と奇静脈の両方につながっています**。門脈圧が上がると、これが膨れて静脈瘤になります。さらに悪化すると静脈瘤が破裂し、大量に吐血します。危険な状態です。同様のことが直腸でも起こります。**直腸下端の粘膜下にある静脈叢が、門脈と下大静脈の両方につながっています**。門脈圧亢進によってこの静脈叢が膨らむと、痔核になります。痔核が破綻すると下血です。

腹壁にも異常が現れます。

門脈圧亢進症では稀に、臍のまわりの細い皮静脈が放射状にうねうねと怒張することがあります。**メドゥーサの頭**とよばれる症状です。この皮静脈は、肝円索を通じて肝門脈とつながっているのです。メドゥーサというのは、ギリシャ神話に出てくる怪物で、頭には髪の毛の代わりに毒蛇が無数に生えています（**図17**）。この姿を見た者は、石に変わってしまいます。

門脈圧亢進症が進んで門脈から下大静脈へのバイパスが増えると、腸から吸収されたアンモニアなどの毒物が肝臓で代謝されず、脳に影響することがあります。門脈大循環性脳症（肝性脳症）といって、錯乱、羽ばたき振戦、昏睡といった、重篤な精神神経症状が現れます。昏睡まで至ると、多くは亡くなってしまいます。

沈黙の肝臓

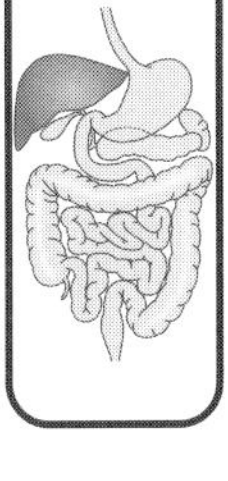

肝臓はヒトの体で最大の内臓です。成人男性で1～1.4kg、成人女性で1～1.2kgあり、**体重比で3％に相当します。脳とだいたい同じくらいです。**

大きいからには、肝臓は何かいろいろなことをたくさんこなしているんでしょうね。実際、いろいろなものを蓄えたり、合成したり、変化させたり、分解したり、無毒化したり、分泌したりしています。簡単にまとめるとこんな感じです。

- **胆汁をつくる**：胆汁は脂肪の消化・吸収を助けています
- **栄養の貯蔵**：腸から吸収された栄養を蓄え、必要なときに放出します。そのために物質を変化させます
- **解毒**：腸管から吸収されたもの、体内での代謝で生じたもののうち、有害な物質を無害にします
- **免疫**：肝臓にはマクロファージやナチュラルキラー細胞が待機しています

グリソン嚢と肝臓の痛覚

肝臓の表面全体は結合組織の膜で覆われています。これを**グリソン嚢**（のう）といいます。ここには痛覚の線維終末が豊富に分布しています。肝臓の病気でグリソン嚢が引き伸ばされたり刺激を受けたりすると、右季肋部に鈍痛というか、不快感というか、なんとも重苦しい感覚を生じます。これを**肝臓痛**といいます。肝臓のあたりを押したり叩いたりすると痛みが強まるので判定できます。

炎症が腹壁に及ぶと、その部分の激しく鋭い痛みになります。横隔神経を介して右肩に放散することもあります。これは肝臓自体より胆嚢や胆管の炎症で起こることが多いですが、

急性肝炎で生じることもあります。

「肝臓は沈黙の臓器」といわれることがあります。内部に痛覚の神経終末がなくて病気の発見が遅れがちという説明がされますが、これって肝臓に限らず多くの臓器にいえることです。脳だってそうです。そういうわけで、日頃から健康に気をつけて健診は忘れず受けましょうね。

肝臓は腹壁から下がっている

肝臓は、前腸から腹側間膜に伸び出た芽が大きくなってできます。胃が回転するときに、肝臓も回り込んで右上に寄り、横隔膜に一部癒着します（図9）。つまり、重い肝臓が横隔膜からつり下がっています（図10）。そして、横隔膜は胸腔の陰圧と腹腔の陽圧で上に押され、肝臓にかかる重力と横隔膜自身の収縮で下に引かれることになります。

喘息や左心不全で呼吸困難になったとき、寝るとかえって苦しく、半身を起こすと呼吸が少し楽になることがあります。これを**起坐**（きざ）**呼吸**といいます。肝臓に引かれた横隔膜が下がって肺が拡がるとともに、右心への血液の還流が減って肺うっ血が軽減するために、呼吸が少し改善するのです。

胆嚢と胆石

肝臓の下面にくっついている袋が**胆嚢**です（図10、12）。肝臓の左右から**肝管**が出て、それが合流して**総肝管**になり、そこから胆嚢に**胆嚢管**が分岐して胆嚢につながります。胆嚢管と総肝管が合わさったのが**総胆管**です。総胆管が大十二指腸乳頭に開口します。ひとつながりの管なのに、名前がめまぐるしく変わりますね。まあ、解剖学なんで。

で、その胆嚢なんですが、肝臓の分泌する胆汁をいったん蓄えて濃縮する作用があります。胆汁にはビリルビンという緑黄色の色素が含まれているので、胆嚢のなかみは緑色です。胆嚢の内壁は、蜂の巣のような形のヒダがたくさんあります。胆嚢管も切り開くと、らせん形のヒダがあります。

もしかすると、胆石がみつかるかもしれません。胆石にはいろいろな種類があります。コレステロールが主成分のコレステロール石は、淡褐色です。8割くらいがこれです。ビリルビンカルシウム石は、褐色で、CTに映ります。黒色石は、砂状、小石状で、胆嚢に多数溜まっていることが多いです。これらの他にも、混合型のがいろいろあります。胆石があっても、数割の人は無症状です。しかし、胆石が刺激になったり、胆嚢管や総胆管を詰まらせたり、細菌がとり付いて胆嚢炎になると、激痛が起こります。

さあ、ここで胆嚢の関連痛を考えてみましょう。ちょっと前にもならいましたよね。それを応用するときです。

胆嚢も前腸に由来するので、はじめは心窩部付近に違和感のような鈍痛のような痛みを感じます。炎症が胆嚢のまわりの壁側腹膜に及ぶと、右季肋部痛になります。これは体壁の痛覚なので鋭い痛みです（事ここに至ると、激痛といった方がいいですが）。また横隔膜に刺激が伝わると、右横隔神経を介して右肩に関連痛が出ます。右横隔神経は直接胆嚢の痛覚を伝えてもいます。これらの痛みの様子が特徴的なので、「胆道痛」という名前が付いています。

解剖体では、胆嚢からビリルビンが染み出してまわりを緑色に染めていることも多いです。そういうのを見たら、それが胆嚢炎の波及しうる部分だと思っていいかもしれません。

腎臓と副腎

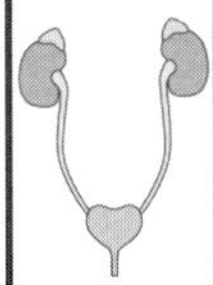

解剖学実習で消化器系を外すと、ずいぶん空っぽになった気がします。でもまだ、後腹壁に重要なものが組込まれています。**腎臓**と**副腎**です。

腎臓と副腎は、後腹壁の脂肪の中に埋まっています。こんもりとしたふくらみでそれとわかります。高さを比べると、右の方が少し低いです。右には肝臓があるからですね。

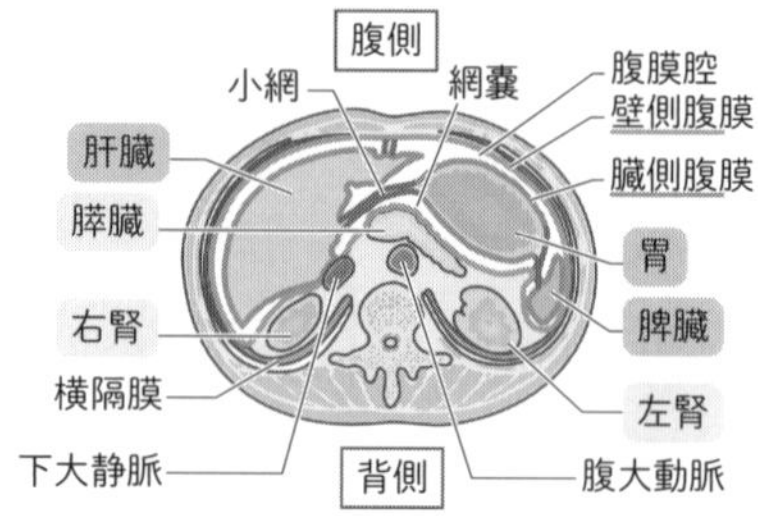

図18　腹部の水平断面

腎臓はいろいろな臓器と接しています。右腎は、肝臓、十二指腸、右結腸曲、小腸に接します（**図18**）。左腎は胃、脾臓、左結腸曲、空腸と接します。背面は下位肋骨に載っていて、横隔膜、大腰筋、腰方形筋、腹横筋と接しています。右は第11～12肋骨、左は第12肋骨です。

これらに何かあったときに、腎臓も影響を受けるかもしれないです。よくあるのは、背中を打撲して下位肋骨を折ったときに腎臓が傷ついて腹腔内に出血です。血液が溜まるのは、モリソン窩か脾周囲です。もう実感できますね、すばらしい！（２６９頁）

腎臓の皮膜

腎臓を包む筋膜が重要なので、少し詳しく見ていきましょう。

まず、壁側腹膜の下の脂肪。これは腹膜外筋膜の続きです。その下に**腎筋膜**という線維性の膜が袋をつくっています。その中にまた脂肪があって、これを**脂肪被膜**といいます。ここに、腎臓と副腎が納まっています。腎臓を直接覆っているのは線維性の被膜で、**線維被膜**といいます。

腎筋膜は別名、**ジェロタ筋膜**ともいいます。ルーマニアの解剖学者で泌尿器科医のディミトリ・ジェロタ（１８６７〜１９３９年）からきています。人名の付いた通り名があるということは、もうわかりますね、臨床的に何か重要だってことです。

腎がんで腫瘍が腎臓の表面から飛び出てきたときに、脂肪被膜とジェロタ筋膜ががん細胞をいったんせき止めてくれます。このようながんになれば腎臓全体を摘出することになりますが、ジェロタ筋膜を破らないようにして脂肪被膜ごと腎臓をとり出します。こうすれば、がん細胞を腹腔にばら撒かずにきれいにがんをとり除けるのです。

がん細胞が腹膜にこぼれたら、そこで腫瘍が育っちゃいますからね。慎重にやります。

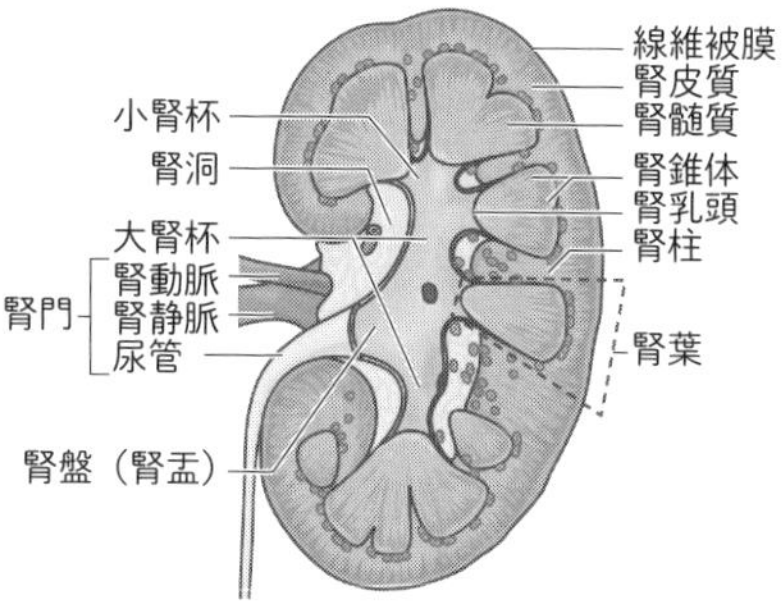

図19　腎臓

腎臓を殻割りする

腎臓は、ソラマメの形をしていて、**前から見ても、横断で見ても、「ハ」の字に少し傾いています**（図19）。腎臓の内側部を腎門といいます。ここに腎動脈・腎静脈が通ります。また腎臓でつくられた尿を受けとる漏斗型の腎盤（じんばん）があり、尿管につながります。

正常な腎臓は、つるっとなめらかな感じです。しばしば腎嚢胞という、ピラピラな膜でできた袋が腎臓の表面に見つかります。数個くらいは普通で、無害です。腎不全だったりすると、腎臓が小さく萎縮しているかもしれません。その場合は、腎臓の表面に凹凸ができています。

まず腎盤から見ていきましょうか。腎盤が腎臓でできた尿を受けとって集め、尿管に流します。臨床では**腎盂**(じんう)という方が多いです。「腎盂腎炎」というように使われます。腎盤はいくつかに分岐して、端が杯の形をしています。小腎杯(じんぱい)といいます。小腎杯が2、3集まったのが大腎杯です。小腎杯には腎臓の円錐形の組織がはまり込んでいます。腎錐体です。この先端から尿が出てきます。いくつかある腎錐体をまとめて、腎髄質といいます。それ以外の部分を腎皮質といって、腎臓の辺縁部や腎錐体と腎錐体の隙間にあります。

腎動脈・腎静脈

腎動脈は腹大動脈の側面から左右それぞれ1本ずつ、ほぼ直角に分岐します。腎静脈も同様に、下大静脈から直角に分岐します。腎臓には左右合わせて、1L/分、心拍出量の割合にして5分の1の血流があります。それを反映して、腎動脈も腎静脈も太っといです。腎動脈と腎静脈、特に腎動脈は、複数あることも珍しくないです。解剖学実習で30体を見わたすと、1〜数体見つかる感じです。

腎動脈が重複しがちなのは、腎臓はもともと骨盤腔でできて、それが腹腔に上昇してくるからなんです。移動する過程で、最寄りの位置から腎動脈が新しく伸びて付け替わります。最終位置の腎動脈はじつは3本目で、これだけが残るのが普通です。でも、1つ前の動脈も残っちゃうこともあります。これが腎動脈重複です。

腎動脈が重複してもたいていは何ともないです。稀に腎血流がおかしくなって、高血圧になることがあります。腎臓は血圧のセンサーでもあって、血圧を上げるホルモン、レニンを分泌しているからです。

ネフロン

腎臓は、**ネフロン**というミクロな構造が集まってできています（**図20**）。片腎あたりおよそ100万あります。ネフロンのはじまりは、糸球体という毛細血管の塊です。ここで血液の液体成分がろ過されて出ていきます。血球や、分子の大きなタンパク質は血液に留まります。この液を原尿といって、両腎で1日に200Lにもなります。普通のご家庭ならお風呂1杯分です（うちにはジャグジーがあってね、ということでしたらビジネスホテルのお風呂を思い浮かべてください）。このままではヒトはすぐに干上がってしまいますねえ。

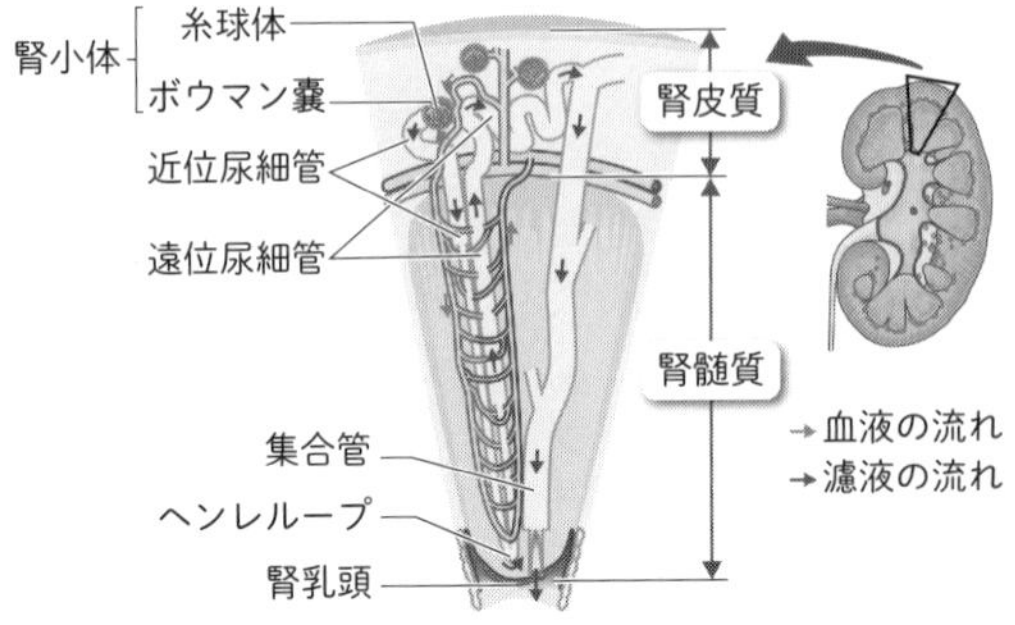

図20　腎皮質と腎髄質

原尿を受ける袋がボウマン嚢です。ボウマン嚢に続いて、近位尿細管、ヘンレループ、遠位尿細管が続きます。糸球体からここまでがネフロンです。多数のネフロンが集合管に集まり、腎錐体の先っぽに開いています。

で、原尿が尿細管と集合管を通る間に、その管をつくる上皮細胞が水を血中に戻していきます。水の再吸収といいます。ナトリウムなどの塩類、ブドウ糖、アミノ酸なども再吸収されます。アンモニア、尿素など不要なものは尿の中に出します。これは分泌といいます。そんなこんなで、実際に尿として腎臓から出ていくのは、1日に2Lくらいです。100分の1ですね。1日の水分摂取量と同じくらいです（汗などとして出ていく分もあるのでイコールではないです）。

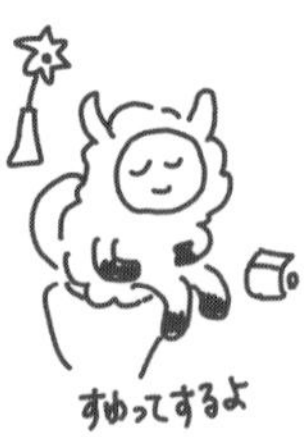

尿管と狭窄部と尿管結石

腎盤から続く管が**尿管**です（**図19**）。尿管は後腹壁の前を下がって骨盤腔に入り、膀胱につながります。尿管には平滑筋の壁があり、蠕動運動で尿を膀胱に送ります。膀胱の壁には斜めに入るので、そこが弁になって逆流しないようになっています。

尿管には狭くなったところが3カ所あります。腎臓でできた結石が尿管を流れていくと、この狭窄部に詰まるので、重要です。

まず、腎盤から尿管への移行部。急に細くなるので、石が詰まりやすいです。次が、骨盤腔の入口で総腸骨動脈を乗り越えるところ。後ろから動脈に押されるので、狭くなっています。最後が膀胱の壁を貫く、弁になっているところです。

石が詰まると、尿管が押し広げられて、ひどい鈍痛がします。尿管の蠕動の波のせいで、強い痛みが間隔をおいてくり返しやってきます。こういうのを疝痛（せんつう）といいます。気分が悪くなり、吐くこともあります。

尿管の痛覚を伝える線維はT11～L2です。それが支配するデルマトームに関連痛が出ます。石のある側の、肋骨と腸骨稜の間の背中、鼠径部から恥骨にかけて、陰嚢・大陰唇、そして大腿の前面です。痛みで苦しみながらもよく注意していると、石が降りてくるのに従って痛みの場所が移動するのがわかるかもしれないです。実際には、寝ても立っても座っても痛くて、うろうろ歩き回ったりするので、そんな余裕ないでしょうけど。

痛む場所には異常がなく（関連痛なので）、背中をこぶしで叩くと「うッ」となって（後腹壁から振動が伝わるので）、尿検査で潜血をみたら（尿管が傷つくので）、たぶん尿管結石です。X線やCTで石が写るはず。

石を溶かす薬を使い、水分を十分とって、石が流れ出るのを待ちます。石が大きすぎて出てこなさそうだったら、内視鏡を尿管に入れて石を砕いてとり除いたりもします。結石が膀胱まで入ると、痛みはなくなりますが、膀胱がくすぐったいというか、痒いというか、おしっこがしたいような刺激があります。しばらくすると、石がコロンと尿道から出てくるでしょう。**便器に当たる音が聞こえるかもしれないので、楽しみにしていましょう。**

副腎は付属品じゃない

副腎は内分泌器官の1つです。副腎は三角形の臓器で、腎臓のてっぺんに烏帽子(えぼし)のようにくっついています。ジェロタ筋膜の中に腎臓といっしょに納まっているので、腎臓の付属物みたいですが、**実際は全く別物です**。副腎はもともと今の位置ででき、骨盤腔でできた腎臓がそこまで登ってきます。副腎に腎臓がガッチャンコとくっついて完成です。

副腎の内部は皮質と髄質にわかれています。皮質と髄質は1つの臓器になっていますが、これももとは全くの別物です。

副腎皮質は中胚葉に由来していて、副腎皮質ホルモンを分泌します。副腎皮質ホルモンにはいろいろな種類のステロイドが含まれます。そのうちの糖質ステロイドは医薬品としても利用されます。かゆみ止めの軟膏とか、アレルギー性鼻炎の点鼻薬なんかにも使われますね。

副腎髄質は、神経堤からやってきた細胞でつくられます。アドレナリンやノルアドレナリンを分泌しています。働きは交感神経系と同じで、何か「ヤバい」ときの反応、闘争逃走反応を起こします。

副腎を栄養する動脈は3系統あります。下横隔動脈からわかれる**上副腎動脈**、大動脈から直接分岐する**中副腎動脈**、腎動脈の枝の**下副腎動脈**です。

腹大動脈と胸管

腹部の血管、リンパ管を見ていきましょう。**腹大動脈**と**下大静脈**は、脊椎の両脇に立派に見えます。これらの太い枝、腹腔動脈、上腸間膜動脈、下腸間膜動脈は、観察済みです。腎動脈と腎静脈も見ました。自明じゃないのは、動脈の細い枝と、後ろに隠れている胸管です。細くても隠れていても、重要なんです。

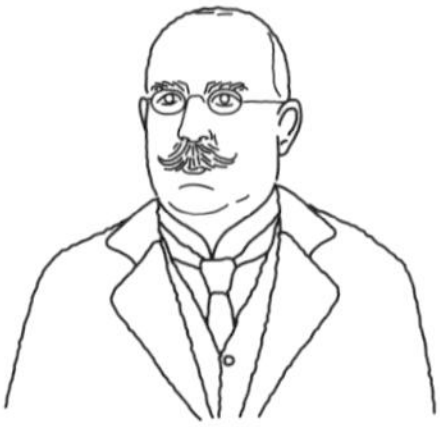

図21　アルバート・W・アダムキュービッツ（1850～1921年）

腹大動脈の細い枝

まず、精巣動脈／卵巣動脈。腎動脈のすぐ下の腹大動脈の前面から左右に分岐して、骨盤腔に向かいます。精巣動脈／卵巣動脈がこんな高い位置から分岐しているのは、精巣／卵巣が腹腔でできたときに動脈がつながったからです。精巣／卵巣が下降するときに、いっしょについて行きます。卵巣動脈は骨盤腔までですが、精巣動脈は精巣といっしょに鼠径管を通って陰嚢まで下がります。

これを知ってるから何なんだとおっしゃる？

精巣がんや卵巣がんのとき、がん細胞はリンパ管に沿って転移していきます。リンパ管は動脈に沿っているので、流れ着く先は腹大動脈のまわりのリンパ節です。転移がないかのチェックではまずここをみないとです。

もう1つの細い枝が、**アダムキュービッツ動脈**。正式な解剖学名は大根動脈（「大・根動脈」と読んでください）なんですが、変すぎるんでそうよぶ人は少ないです。腹大動脈から肋間動脈や腰動脈が分岐し、それらから分岐した髄節動脈が脊髄神経に沿って脊髄まで達し、栄養します。髄節動脈のうち、特に太くて1㎜くらいあるのが、アダムキュービッツ動脈です。脊髄の腰膨大とその尾側は、この動脈が栄養してます。

これを知ってるから何だと、また思ってます？

動脈硬化のせいで腹大動脈解離が起こったとしましょう。解離した部分の細い枝は、このせいで詰まります。**アダムキュービッツ動脈が巻き込まれると、脊髄梗塞になります**。このとき例えば膀胱をコントロールする自律神経がヤラれるんで、神経性膀胱といって排尿障害になります。

この動脈の名前は、ポーランドの病理学者、アルバート・W・アダムキュービッツからきています（**図21**）。脊髄の動脈の研究で成果を上げました。でも、後に提唱した「抗がん血清」というのが間違いだとわかり、引っ越すはめになっちゃいました。

乳び槽と胸管

腹部や骨盤の内臓からくるリンパ管、下肢からくるリンパ管は、いろいろリンパ節を経由して、いくつかの太めのリンパ管、リンパ本幹になります。リンパ本幹が**乳び槽**に集まります（55頁、図20）。乳び槽は、リンパ管が膨らんだ袋のような形をしていて、腰椎の前、横隔膜のすぐ下にあります。

乳び槽から上に伸びる太いリンパ管が、**胸管**です。胸管は胸椎の前をよろよろと上に向かい、頸部に入ります。そこで左にカーブして、左の内頸静脈と鎖骨下静脈の合流部（**左静脈**

角）に合流します。

食物から脂質を吸収するとき、リパーゼで分解され中性脂肪に再合成されます。そして、タンパク質と結合してリポタンパク質、カイロミクロンになります。カイロミクロンは小腸の粘膜から吸収されてリンパ管にとり込まれます。アブラの多い食べ物をたくさん食べると、このせいでリンパ液が白く濁り、ミルキーになります。乳び槽とよばれるのは、そういうわけです。で、それが静脈に合流するので、血液も濁ります。それが肝臓や脂肪細胞に届いて蓄積に回ります。

血液検査の前の晩は食事を控えるようにいわれたことないですか？　血液が濁るほどだと検査できないからです。今の医師はむげに叱ったりしないですが、前の晩に食べたものがバレるし、内心あきれられちゃうかも。

桃太郎的な…

がんが致命的な病気なのは、**無制限に拡がって増える**からです。とはいえ多少の秩序はあり、医療はそこに着目して転移先を探します。桃太郎を思い出しましょう。

――おばあさんが川で洗濯をしていると、ドンブラコ、ドンブラコと、大きな桃が流れてきました。おばあさんは大きな桃を拾いあげて、家にもち帰りました。そして、おじいさんとおばあさんが桃を食べようと桃を切ってみると、なんと中から元気の良い男の赤ちゃんが飛び出してきました。

がんもそんなふうに流れて広まり、住みよいところで大きくなります。川に相当するのが、静脈とリンパ管です。おじいさんとおばあさんの家に相当するのは、毛細血管のある臓器やリンパ節です。

胃がんを例に考えてみましょう。

胃の静脈は門脈です。がん細胞が門脈に流れ込むと、次の毛細血管は肝臓にあります。うまくいけばそこで増殖し、転移性肝がんになります。さらに転移すると、下大静脈を経て肺に流れ着きます。そしてまた転移性肺がんになります。もしそこからまた転移すると、肺静脈から左心を経て大動脈に入ります。その先は全身になるわけですが、特に血流の多い臓器に転移は起こりやすいです。つまり脳のことです。

がん細胞がリンパ管に入ると、胃のまわりのリンパ節に引っかかっては増え、さらに流れ出しては次のリンパ節に引っかかり、をくり返します。そして胸管までたどり着くと、一気に胸腔を登って左静脈角まで流れ着きます。その付近のリンパ節でがんが増殖すると、頸の根元が腫れてきます。これをウイルヒョウ転移といいます。胃がん検診が普及してない頃は、

アッチこっちにありますが、**筋の中に埋まっているのはここだけです**。

筋の中といっても、剖出は簡単です。大腰筋は、食肉店なら「ヒレ肉」です。「棒ヒレかつ」の形のまんまです。脂が少なく、スジもなくて、柔らかいです。ハサミやピンセットや指で簡単にほぐせます。鈍的剥離です。刃を使ってはダメ、絶対。神経も切っちゃいます。もう知ってますよね。

横隔膜の穴

横隔膜は胸腔と腹腔を分けています（**図22**）。起始は体壁のまわりのいろいろ。停止は中心腱といって、横隔膜のまんなかで腱膜がクローバー型になったところです。支配神経は横隔神経で、脊髄レベルでC3〜C5です。中央部の痛覚は横隔神経、辺縁部は肋間神経を通ります。

横隔膜の穴が空いたところを、胸腔と腹腔とにわたるものが通ります。それを最後に確認しておきましょう。

上から順にいうと、**大静脈孔**、**食道裂孔**、**大動脈裂孔**になります（**図22**）。椎体のレベルでいうと、T8、T10、T12です。

大静脈孔には、下大静脈といっしょに右横隔神経が通ります（左横隔神経は、独立して左側の小さな穴を通ります）。食道裂孔には食道とそのまわりの迷走神経が通ります。大動脈裂孔には、大動脈と胸管です。

横隔膜の背側の起始は、**外側弓状靱帯**、**内側弓状靱帯**といって、吊り橋のような靱帯になっています。外側弓状靱帯は第1腰椎の肋骨突起と第12肋骨との間に張っていて、その後ろを腰方形筋が通ります。内側弓状靱帯は腰椎の椎体と第1腰椎の肋骨突起に張っていて、その後ろにあるのが大腰筋と交感神経幹です。

いやはや、腹部の解剖も横隔膜の穴をみたら終わりです。お疲れ様です。

参考文献

（1）Haeck PC, et al : Evidence-based patient safety advisory: liposuction. Plast Reconstr Surg, 124 : 28S-44S, 2009

（2）Chow I, et al : Is There a Safe Lipoaspirate Volume? A Risk Assessment Model of Liposuction Volume as a Function of Body Mass Index. Plast Reconstr Surg, 136 : 474-483, 2015

（3）Cárdenas-Camarena L, et al : Strategies for Reducing Fatal Complications in Liposuction. Plast Reconstr Surg Glob Open, 5 : e1539, 2017

（4）Kadar A, et al : Case 39-2021: A 26-Year-Old Woman with Respiratory Failure and Altered Mental

Status. N Engl J Med, 385：2464-2474, 2021
（5）李 啓充：「肥満は自己責任」論の不毛．医学界新聞，2988：5，２０１２
（6）Rai R, et al：Tendinous inscriptions of the rectus abdominis: A Comprehensive Review. Cureus, 10：e3100, 2018
（7）厚生労働省：第６回ＮＤＢオープンデータ（https://www.mhlw.go.jp/stf/seisakunitsuite/bunya/0000177221_00010.html）
（8）Kleisner K, et al：The evolutionary history of testicular externalization and the origin of the scrotum. J Biosci, 35：27-37, 2010
（9）Ding X, et al：Insights into the Evolution of Spermatogenesis-Related Ubiquitin-Proteasome System Genes in Abdominal Testicular Laurasiatherians. Genes (Basel), 12：doi:10.3390/genes12111780, 2021
（10）Vasconcelos-Castro S & Soares-Oliveira M：Abdominal pain in teenagers: Beware of testicular torsion. J Pediatr Surg, 55：1933-1935, 2020
（11）Patel AP：Anatomy and physiology of chronic scrotal pain. Transl Androl Urol, 6：S51-S56, 2017
（12）「ひと目でわかるビジュアル人体発生学」（山田重人，山口 豊／著），羊土社，２０２２
（13）Platell C, et al：The omentum. World J Gastroenterol, 6：169-176, 2000
（14）Liu Y, et al：The Essential Involvement of the Omentum in the Peritoneal Defensive Mechanisms During Intra-Abdominal Sepsis. Front Immunol, 12：631609, 2021

（15）Platell C, et al：The omentum. World J Gastroenterol, 6：169-176, 2000
（16）吉川文雄：脾裂溝について．日医大誌，28：1303-1306，１９６１
（17）「図解・内臓の進化」（岩堀修明／著），p289，講談社，２０１４
（18）Masahata K, et al：Generation of colonic IgA-secreting cells in the caecal patch. Nat Commun, 5：3704, 2014
（19）Mörbe UM, et al：Human gut-associated lymphoid tissues GALT; diversity, structure, and function. Mucosal Immunol, 14：793-802, 2021
（20）「急性腹症診療ガイドライン２０１５」（急性腹症診療ガイドライン出版委員会／編），医学書院，２０１５
（21）Gebhart GF & Bielefeldt K：Physiology of Visceral Pain. Compr Physiol, 6：1609-1633, 2016
（22）Morton D & Callister R：Exercise-related transient abdominal pain ETAP. Sports Med, 45：23-35, 2015
（23）Tottori N, et al：Trunk and lower limb muscularity in sprinters: what are the specific muscles for superior sprint performance? BMC Res Notes, 14：74, 2021

まとめ

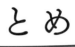

- 腹壁を9分割して「心窩部」「季肋部」といったりして、ちょっと医師っぽい
- お腹の脂肪はカンパー筋膜だった。その下のスカルパ筋膜は、先生に見せてもらったけどアレだという実感はなかった
- 鼠径管が管ではない！とかいわれて、困惑した。しかし栗大福で全回復した
- 股間の痛覚の話でゾクッとしたりワクワクしたり
- 腸管はねじれたり回ったりくっついたりしていそがしい
- 前腸・中腸・後腸、それぞれの神経を学んで、関連痛がわかった（マジ）
- 虫垂炎の関連痛はおへそのまわり。そしてマックバーニー点。覚えた
- 肝硬変で門脈圧亢進症で吐血して下血して臍のまわりがうねうねする
- 腎臓はあぶらとジェロタに包まれていた
- アブラマシマシのラーメンを食べると血液が濁る。ヤサイマシマシしないと！
- 腰神経叢が筋に埋もれていた。上手に剖出できたのでうれしい

第7章

骨盤部・会陰部

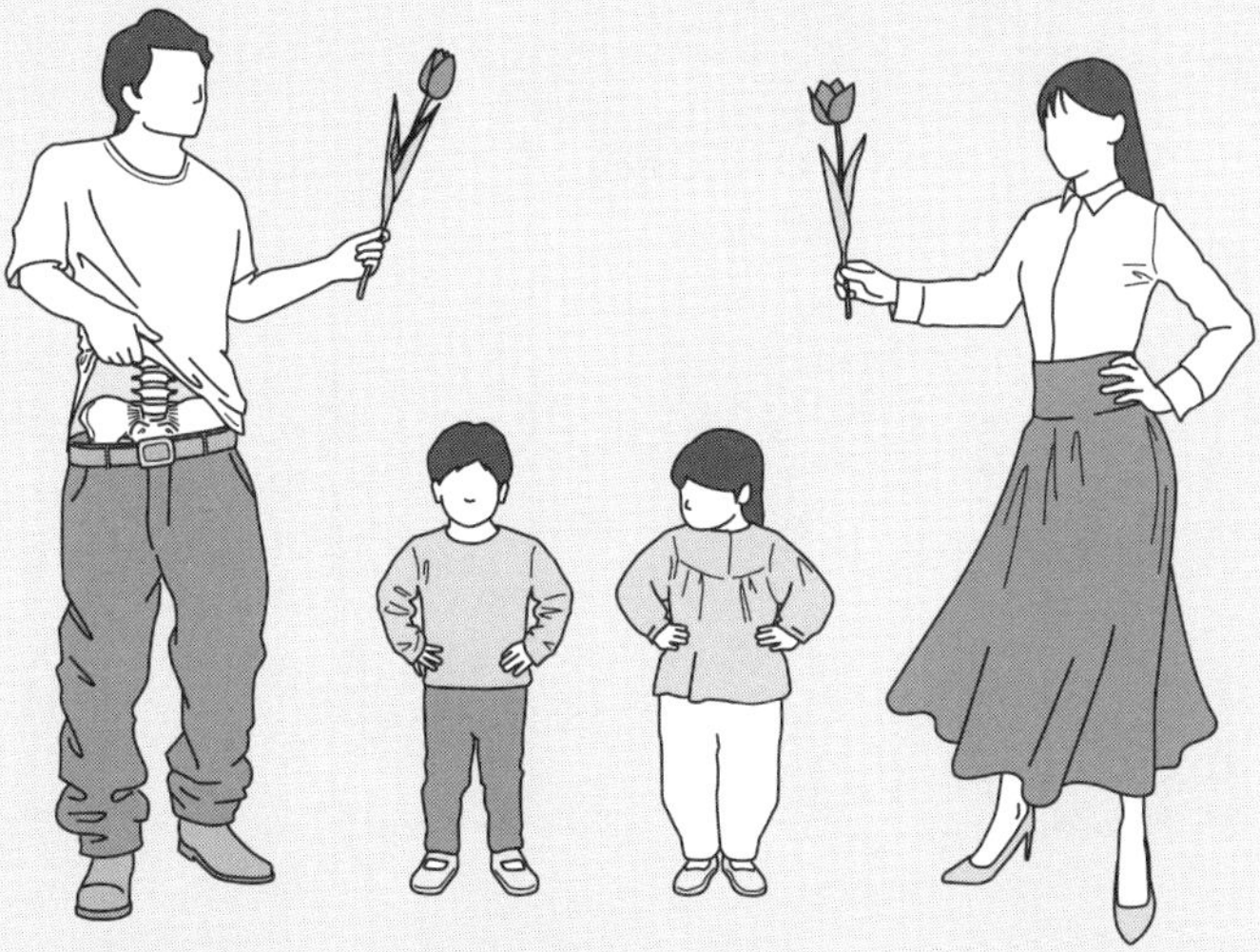

授業でこのテーマを話すときは、いつも緊張します。どうしてもデリケートな話題になりますから。でも、ヒトとして、生物として、話の内容は重要なんで、はじめてしまえばうまくいくと思います。

いつもどおり、話は骨格からです。

骨盤は内臓と下肢の支え

骨盤は、いくつもの役割をもった骨格です（**図1**）。

仙骨に**寛骨**（かんこつ）が組合わさったのを**骨盤**といいます。パチンコ機の開（ひら）いたチューリップの形を思い出してください。開いた花びらの部分を**大骨盤**といい、腹壁の一部になって腹腔の内臓を下支えします。

パチンコ玉が入っていく部分を**小骨盤**といい、骨で囲われたトンネルになって、**骨盤腔**をつくります。ここには、膀胱、子宮、卵巣、直腸といった骨盤内臓が囲われています。大骨盤と小骨盤の境を骨盤上口といいます。ここはちょっとした峰になっていて、**弓状線**といいます。小骨盤の出口、骨盤下口は、靱帯と筋で塞がれていて、肛門や外生殖器を支えてもい

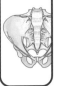

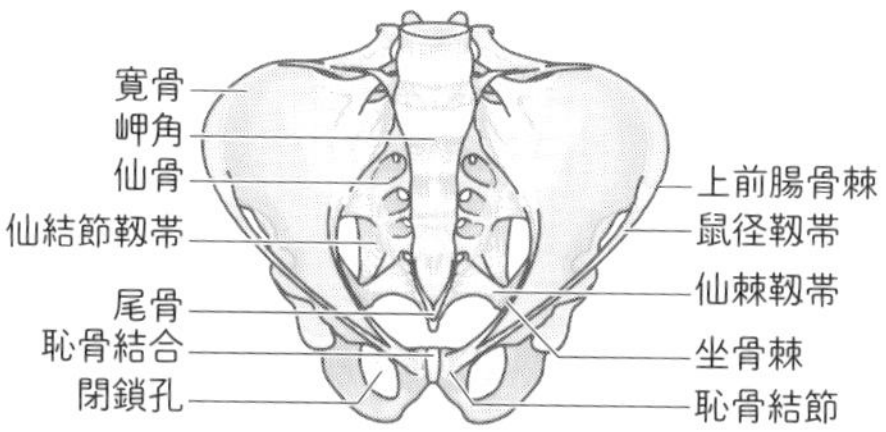

図1　骨盤を前面からみた図

ます。

骨盤とチューリップはそんなに似てない？　たしかにそうかも。すいません、先を急ぎますので…。

寛骨の外側面には股関節があって、下肢に続きます。つまり、寛骨は下肢のはじまり、下肢帯でもあるわけです。

上肢帯である肩甲骨・鎖骨と同じように、寛骨には下肢を動かす筋の多くが起始しています。一方で、上肢帯より大きく、しっかりしています。上肢帯は脊柱に固定されていませんが、寛骨は脊柱に固く固定されています。体重を支え、蹴り出して移動するのによさそうです。

骨盤の体表の目安

骨盤には体表から触れられる目安が多いです。位置の目印になるだけでなく、筋や靭帯が付着する場所でもあります。自分の体で触れてみましょう。

まず**上前腸骨棘**（**図1**）。いわゆる「こしぼね」です。ベルトラインがここより下ならローライズ、というように服飾関係でも重要ですね。

虫垂炎のときのマックバーニー点のところでも使いました。ここには縫工筋が起始し、鼠径靱帯が付着します。

上前腸骨棘から後ろに骨の縁をたどれます。**腸骨稜**です。左右の腸骨稜の頂点を結ぶ線をヤコビ線といいます。第4腰椎のレベルの目安になります。

恥骨結節も体表から触れられます。恥骨結節には大腿の内転筋群が起始します。

最後に**坐骨結節**。椅子に腰掛けていたら、手のひらを上にしてお尻の下に差し込んでみてください。硬く触れる骨が、坐骨結節です。座っているときに、ここで体重を受け止めています。坐骨結節には大腿の伸筋群（ハムストリングス）が起始します。

仙骨と寛骨

仙骨は、脊柱の話のときに学びました。5つの仙椎が癒合して1つの骨になったんでしたね。

仙骨は全体として後ろに凸になってます。腰椎が全体として前に凸になっているのと反対です。第5腰椎と仙骨との境は曲線が不連続になっていて、前に突出した角になっています。**岬角**です（**図1**）。

寛骨は、左右2つです。それぞれの寛骨は、なんというか、蝶ネクタイを90度だけひねった形をしています。下側には大きな穴が空いていて、**閉鎖孔**といいます。骨標本では穴になっていますが、生体では線維性の丈夫な膜、閉鎖膜が張っているので閉じています。そのまんまの名前ですね。全部塞ぐのではなくて、ちょっとだけ隙間があって、そこに**閉鎖神経**が通ります。

大人では寛骨は1つの骨ですが、もともとは3つの骨が癒合したものです。思春期までは、**腸骨・恥骨・坐骨**にわかれていて、その間は軟骨（Y字軟骨）でつながっています（**図2**）。3つの交点がちょうど股関節の関節臼にあります。思春期以降に軟骨が骨化して、3つの骨が跡も残さず一体化します。

寛骨の内側面には、関節面が2つあります。1つは腸骨にあり、**耳状面**（じじょう）といいます。ここが仙骨の耳状面と仙腸関節をつくります。滑膜性関節です。つまり、動きます。動くのですが、実際にはまわりを丈夫な靱帯がとり囲んでいるために、**ほんの少ししか動きません**。

もう1つの関節が**恥骨結合**で、左右の恥骨同士をつなぎます（**図1**）。間には線維軟骨が挟まり、靱帯がまわりを支えています。つまりここも少しだけしか動きません。

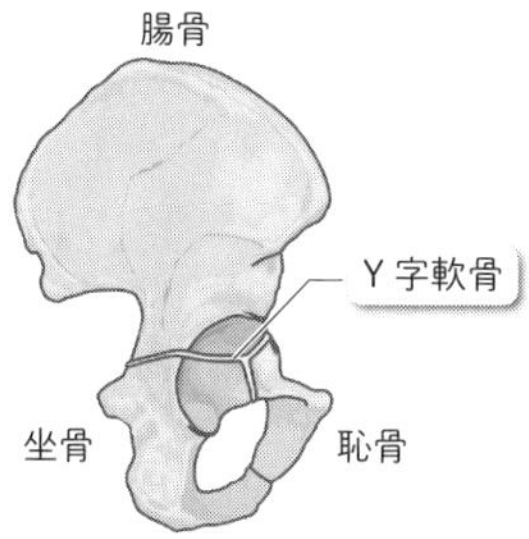

図2　寛骨ともとの3つの骨

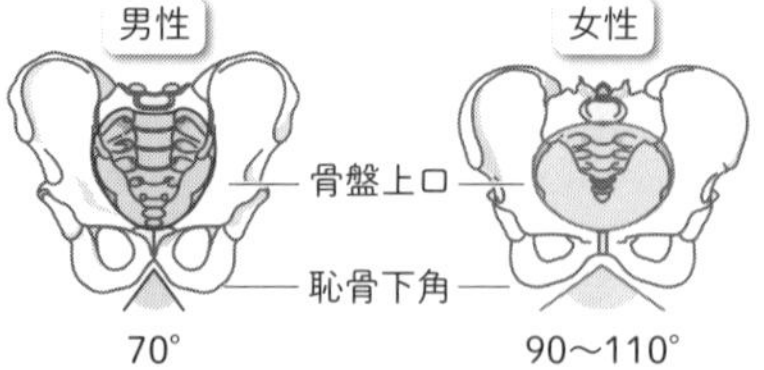

図3　男女の骨盤の違い

女性と男性の骨盤の違い

おしりの形が男女で違うのは、知ってますよね。自分のおしりがどう見えるか、腐心する人は多いです。

男女の形の違いは骨盤を見てもわかります。白骨化死体の性別を簡便に推定するときに、まず骨盤を探すのもそのためです。全体的に、女性の骨盤の方が丸く幅広で、男性の骨盤はがっしりとした感じで縦長です（**図3**）。なんかあいまいですかね？

ディテールを見ると違いがわかりやすいです。まず**骨盤上口の形**。**女性は丸く横に広く、男性はハート型で狭め**です。また**恥骨の下の角度**が、**女性は鈍角、男性は鋭角**です。坐骨棘や尾骨のでっぱりが、女性は小さく、男性は大きめです。これらはもちろん、出産と関係しています。

全然関係ないハナシな気がしますが、医学部で使われるホンモノの骨標本、男性が多いです。これらはほぼすべて輸入されたもので、そのときの男女比が偏っていたようです。手元に30年前の人体骨格標本のカタログがあるんですが、それが最新です。今はどの国でも人体骨格標本の輸出入はされていないので、男女かかわらず貴重ではあります。なかでも女性の骨格は貴重なので、出会えたら幸運です。

骨盤の向き

「骨盤矯正」って、流行りましたね。体操したり、マッサージしたり、ゴキッといわせたりするやつです。でも何をどの状態からどの状態へ直そうというのでしょうか、私にはよくわかりません。

骨学実習で学生の皆さんに仙骨と寛骨を組合わせて骨盤を再現してもらいます。すると、それはもう、向きもデザインもおかしなのができあがります。つぶれた蛾のようなのもできたりします。**「矯正」しないといけないのは、こういう解剖の理解の方です**。

そっちの方は、簡単です。

仙骨と寛骨の耳状面をピッタリ合わせます。そして、左右の恥骨を寄せて恥骨結合を再現します。ティッシュを丸めて、軟骨分の隙間をつくります。養生テープを小さく切って、アトラスを見ながら実際の靱帯の通りに関節をテープで固定していきます。できあがったら、**左右の上前腸骨棘と恥骨結節が、同じ鉛直面上になるように全体を向けます**。骨盤を壁に当てて確認するとよいです。このときに、体の重心からの垂線が左右の股関節の軸上を通り、バランスよく立てます。

立ち上がって自分の骨盤も壁に当ててみましょう。上前腸骨棘と恥骨結節とが鉛直面上になりますか？　…お腹が先に壁に当たる？　私もです、ごめんなさい。

たしかに、疲れていたりすると、この向きが鉛直面からズレていることがあります。脊柱や筋への負担が増して不具合のもとになるかもしれません。ちょっと足腰が疲れた、だるい、というとき、この位置関係を見直して気をつけるといいかもしれません。

骨盤底

骨の次の話は、靱帯と筋です。

腹腔と骨盤腔との境界、骨盤上口は、骨盤の形を目安にしたイマジナリーな境界です。これに対して、骨盤腔の下の境界には物理的な壁があります。**骨盤底**です（**図4**）。

骨盤底は、骨盤の骨といくつかの靱帯と筋とでできています。

坐骨棘（ざこつきょく）と仙骨との間に**仙棘**（せんきょく）**靱帯**があり、それと同じ形の尾骨筋が乗っています（**図1、4**）。坐骨結節と仙骨との間には、**仙結節靱帯**が張っています。

仙棘靱帯と仙結節靱帯が、仙骨と寛骨との隙間を仕切り、穴が2つできます。**大坐骨孔**と**小坐骨孔**です。大坐骨孔には**梨状**（りじょう）**筋**が通り、大坐骨孔をほとんど塞ぎます。閉鎖孔は閉鎖膜で閉じられます。**内閉鎖筋**の起始は扇の形をしていて、閉鎖膜の内側面を覆います。

ちなみに、梨状筋っていう名前、日本の和梨ではなく、西洋の洋梨からきています。まあ洋梨だとしても、似ていないと思いますけど。英語でいうとピリフォォミス（piriformis）で、音感がちょっとかわいいです。

骨盤底をお椀のような形で塞ぐのが、**肛門挙筋**です。肛門挙筋は、その名前以上の働きをしています。重要なのが、骨盤内臓を下支えすること。また、直腸と肛門の位置を保持します。そして外肛門括約筋になります。いろいろとお世話をしてくれる大切な筋なのです。

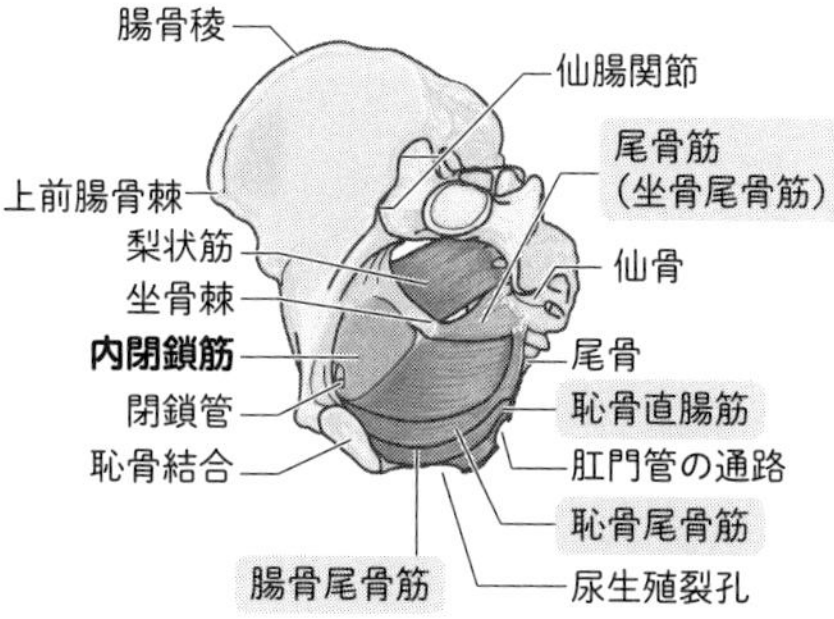

図4　骨盤底

肛門挙筋は、起始停止によって、**恥骨尾骨筋・腸骨尾骨筋・恥骨直腸筋**の3つのパートにわかれます（**図4**）。

恥骨肛門筋は直腸をとり巻いてループをつくります。恥骨直腸筋には穴が2つ空いています。まず、恥骨の後ろのU字型の穴、**尿生殖裂孔**。もう1つの穴が、直腸の終わり、**肛門管**の通る穴です。

尿生殖裂孔の下には**尿生殖隔膜**という別の壁があって尿生殖裂孔を下から塞ぎます。ここには**尿道や女性の膣が通ります**。詳しくはこのあと、会陰のところで。

ヒトの難産と帝王切開と進化

女性の骨盤腔は、出産のときには産道になります。出産前には子宮は上に拡張し、胎児は腹腔にいます。出産のときに骨盤腔を通って外に出ていくわけです。ここを胎児が通れるかどうかが問題です。これには、地域差、人種差、個人差、事例による差も大きいです。

霊長類の中で、ヒトはとりわけ難産だといわれます。産道に対して胎児の頭部が大きく、余裕がないからです。脳が大きくなり知能が高まった反面、二足歩行のために骨盤の形・大きさが規制されているというジレンマが、ヒトにはあるのです[1]。

ヒトの胎児で径の大きい部分が、頭部、肩、骨盤部です。頭部は前後径、他は横径が大きいです。それに対して、産道の入口は横に広い楕円形です。坐骨棘のある中間部が最も狭く、ここは縦長です。出口も縦長です。**正常産では、胎児は頭部から先に産まれてきます**。どうすればうまく通り抜けられるでしょう?

ポイントは「回旋」です。**胎児は回旋しながら産まれてきます**。まず頭部が横向きに産道に入ります。そして、胎児が妊婦のおしりを向くように回転し、産道から顔を出します。ここまでが一番キツいところです。このとき肩が参道の入口に横向きに入ります。肩甲骨はよく動くので、片方ずつ進みます。その後に骨盤が通り、あとはスルッと通り抜けます。

こんなふうに回旋しながら胎児が出てくるのは、ヒトだけです。サルの胎児は回旋しないし、顔を前に向けて生まれてきます。

産科医は、出産前に産道や胎児の頭の大きさを慎重に測って、通れるかどうかを判断します。もし余裕がなく、つっかえそうなら、開腹手術で胎児を子宮からとり出します。帝王切開です。産道が狭いという理由のほか、日本では**骨盤位（逆子）はすべて帝王切開ですし、前置胎盤も帝王切開になります**。

世界的には、全出産のうち帝王切開になるのは10～15％といわれます。日本では2割、アメリカは3割と、医療の整った先進国で高くなります。ブラジルでは半数が帝王切開です。アメリカでは妊婦の希望によることも少なからずあり、その多くは経膣分娩に対する恐怖心が理由のようです(2)(3)。

会陰は「会陰」より広い

医学でいう**会陰**（えいん）は、両大腿の間にある、菱形の領域です（**図5**）。前方の頂点が恥骨結合、左右の頂点が坐骨結節、後方の頂点が尾骨です。前の2辺は恥骨、後ろの2辺は仙結節靱帯です。一般に「会陰」というと、外陰部と肛門との間を指します。医学の会陰はそれより広いですね。

会陰を2つの三角形に分けます。恥骨結合と左右の坐骨結節で囲まれた三角形を、**尿生殖三角**といいます。坐骨結節と尾骨のつくる三角形を**肛門三角**といいます（**図5**）。この境界はイマジナリーなものではなく、実体があります。会陰の菱形の中心に**会陰体**という結合組織の塊があり、坐骨結節から会陰体に向かって、**浅会陰横筋**があるのです。

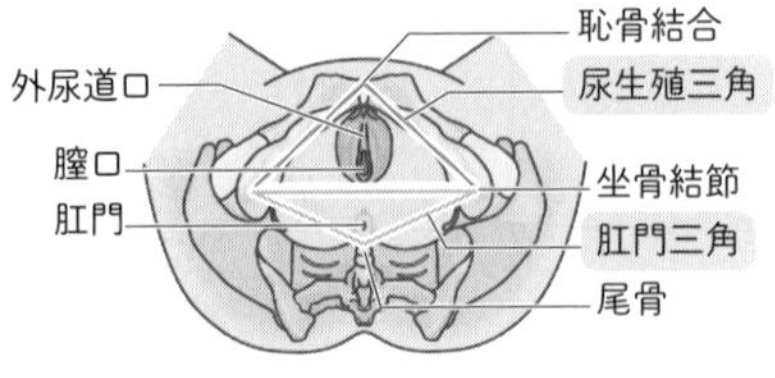

図5　会陰（女性）

尿生殖三角には、**尿生殖隔膜**が張っていて、肛門挙筋の尿生殖裂孔を下からふさいでいます。尿生殖隔膜は、横向きに走る筋線維をうっすら含む壁です。加えて、尿道のまわりに**外尿道括約筋**、女性なら膣のまわりに**膣括約筋**があります。女性には坐骨と尿道の間に尿道圧迫筋もあって、括約筋をたすけています。尿生殖隔膜の後縁には深会陰横筋があります。

肛門三角には肛門があり、それをお椀型の**肛門挙筋**が支えています。骨盤と肛門挙筋との間にはクサビ型の隙間ができます。ここは脂肪組織で埋められています。脂肪が骨盤底のクッションになっているのですね。

このあたりの筋はどれも骨格筋、随意筋で、支配神経は**陰部神経**です。試しに自分でキュッと締めてみましょう。みんな揃って動きますよね。骨盤底筋エクササイズです。

精巣

男性の場合、精巣が腹腔から飛び出て陰嚢内に入っているので、ここで見ておきます。女性の卵巣は、このあと、骨盤腔のところになります。

陰嚢の中には精巣が2つ、精索でぶら下がっています。

精巣は**精巣鞘膜**に包まれています。精巣鞘膜を開くと、内面はツルツル、すべすべです。腹膜からできたものですからね（255頁）。精巣鞘膜の後面は精巣に接しています。後面も切り開くと白い精巣が現れます。

精巣が白いのは、表面を覆う丈夫な結合組織の層、**白膜**のせいです。白膜は内部の隔壁にまで続いています。精巣では絶えず精子がつくられていて内圧があるので、それを白膜が抑えています。フグの白子はふにゃっとしてますが、それと違ってヒトの精巣がコロッと張りがあるのは、白膜のおかげです。精巣の後面には、**精巣上体**があり、精管につながります。精巣上体も白膜に包まれていますが、精巣より張りがなく、ぐにっとしてます。

精巣の中には**精細管**がたくさんあります。精子はこの精細管の上皮からつくられるのです。片方の精巣に精細管が800～1600本あるといわれます。長さにして600mにもなります。ピンセットで精細管を1本つまむと、**ループになっている**のがわかります。精細管でできた精子はいったん網目状の管、精巣網を経て、精巣上体に流れます。精巣上体はまがりくねった1本の管からできています。そこから**精管**につながり、骨盤腔に入ります。

精巣がんは、まず取っちゃう

精巣が腫れてがんを疑われたとき、まず鼠径部で精索を切って、そこから先をまとめて摘出してしまいます。その後でとり出した組織を顕微鏡で調べます。

他のがんならば、まず生検といって組織をちょっとだけ切りとって調べます。その結果によって手術をするかどうかを決めます。ところが精巣は白膜でがっちり包まれているので、生検で傷を付けるとかえってがんを拡げることになるのです。しかも進行が速いので、**摘出が先になります**。

精巣がんだとなったら、転移がないかを調べます。精巣がんは、リンパ管を通って近くのリンパ節に転移することが多いです。そのリンパ節がどこか、考えてみましょう。

精巣はもともと腹腔内にあったのは話しました。そのときにできた血管やリンパ管を引き連れて、精巣は陰嚢まで下降します。精巣動脈は腹大動脈から直接分岐します。リンパ管は動脈に沿っています。つまり、精巣がんがリンパ管を流れて転移するとき、最初の転移先は腹大動脈のまわりのリンパ節になります。直線距離では鼠径リンパ節の方が近いですが、そこではないです。

精巣がんの年間の発生率は10万人に１人で、稀な部類です。しかし、好発年齢は15～35歳で、若い人に多いです。精巣は自分で簡単に触れられるので、お風呂に入ったときにときどき触ってみるのがいいです。しこりがあったり、腫れていたりしたら、泌尿器科で調べてもらいましょう。

男女の生殖器は相同

男女の外生殖器は、形に大きな違いがあります。でも発生の原基は同じなので、相同な部分が多いです。発生も含めて考えると、学びやすいです。女性の方が原基に近いので、ここでは、女性のを先に、男性を後に説明していきます。

変に意識してしまう？　大丈夫、みんなそうです。文学にもなってます。南木佳士『医学生』の登場人物の１人、雄二も、解剖学実習でだいぶキョドっています。

恥骨結節の前方では、浅筋膜が厚くなって膨らみをつくります。**恥丘**(ちきゅう)です。男女同様です。思春期以降はここに恥毛が生えます。

女性では、恥丘に続いて皮膚の膨らみが左右にあります。**大陰唇**です。ここにも恥毛が生えます。大陰唇は会陰体のあたりで左右合わさります。大陰唇の内側(ないそく)に、薄い皮膚のヒダがあります。**小陰唇**です。ここには恥毛はありません。

小陰唇が前方で左右合わさったところに、**陰核**があります。陰核をフードのように保護する皮膚が、陰核包皮です。

左右の小陰唇の囲む領域が**前庭**（ぜんてい）です。ここには尿道口と膣口があります。前庭の表面は皮膚ではなく粘膜で、いつも湿っています。尿道口の左右に**尿道傍腺**（にょうどうぼうせん）、膣口の左右に**大前庭腺**が開き、分泌液が粘膜を保護します。小陰唇は普段は左右閉じていて前庭を乾燥から守ります。

男性の外生殖器は、女性より単純にできている気がします。それは、左右が合わさっちゃっているからです。

陰核のもとの形を生殖結節というのですが、男性ではこれが伸びて**陰茎**になります。小陰唇のもとの形を排泄腔ヒダといい、男性では左右癒合して陰茎の皮膚と包皮になります。女性の前庭のもとは排泄腔膜で、男性では左右が閉じて管になり陰茎の尿道になります。女性の前庭球は、男性では左右癒合して尿道海綿体になります。大陰唇のもとは生殖隆起で、男性では左右癒合し陰嚢になります。そこに精巣が落ちてくるわけです。尿道傍腺に相当するのが前立腺、大前庭腺に相当するのが尿道球腺です。

陰茎に毛がなく、陰嚢に毛があるのは、こんな事情なのでした。陰茎の腹側（陰茎の背腹は勃起した状態でいいます）から陰嚢にかけて縫い目のようなスジ、**縫線**（ほうせん）があるのは、実際に合わせ目だからなんです。

いやあ、漢字と解剖学用語をたくさん使いました。カタカナ語とか4文字語とかと置き換えるとわかりやすいかもしれないですが、各自でお願いしますね。

勃起組織

外生殖器の本体は、**勃起組織**です。勃起組織は静脈の集まりで、性的興奮のときに血液が流れ込んで膨らみます。陰茎の膣への挿入を可能にし、前庭は補強され陰茎を圧迫します。摩擦が増して性的刺激が強まり、オーガズムに導きます。

勃起組織も男女で相同になっているので、まとめて説明しましょう。**女性/男性の順です**。恥骨と尿生殖隔膜が、勃起組織の土台になっています。復習しながら進みましょう。

まず、**陰核脚/陰茎脚**が、恥骨に固定されています。恥骨結合のところで左右が合わさり、下向きに折れ曲がります。そこから先が**陰核海綿体/陰茎海綿体**です。陰核海綿体は少しだけ、陰茎海綿体は大きく伸びて、体表に突出します。

もう1つの勃起組織が、前庭球/尿道球です。これらは**尿生殖隔膜**に載っています。女性の**前庭球**は左右にわかれていて、間に尿道口と膣口があります。前庭球は前方で1つになり、先端が膨らんで**陰核亀頭**になります。陰核亀頭は陰核海綿体と合わさります。

男性の**尿道球**と**尿道海綿体**は、前庭球に相当するものが左右合わさったものです。このとき前庭に相当する粘膜が巻き込まれて陰茎の尿道になります。尿道海綿体の先がキノコの傘のように拡がり、陰茎海綿体の先端を覆います。これが**陰茎亀頭**です。

陰核脚／陰茎脚と、前庭球／尿道球は、陰核／陰茎のリザーバーにもなっています。陰核／陰茎が圧迫されたときの血液の逃げ場です。どれも筋で覆われていて、すぐに血液を絞って陰核／陰茎に戻せます。陰核脚／陰茎脚を覆うのが**坐骨海綿体筋**、前庭球／尿道球は**球海綿体筋**です。男性の球海綿体筋は射精のときにも働きます。

前庭球のすぐ後ろに**大前庭腺（バルトリン腺）**があり、膣口のすぐそばに開きます。男性でこれに相同なのが**尿道球腺（カウパー腺）**で、尿道に開きます。これらは粘液を分泌し、性的興奮のときに**前庭／尿道**を潤します。桑田佳祐さん作詞の歌詞にもありますね♪（※1）

勃起と射精

男性の勃起から射精までは、副交感神経、交感神経、体性神経が順に働きます。説明しましょう。

性的に興奮すると、海綿体の動脈が拡張し、ふだんより多くの血液が海綿体に注がれ、陰茎が拡大していきます。このとき脳は、副交感神経（S2〜S4）を通じて海綿体の動脈を拡張させていきます。また陰茎と脊髄と間の反射だけでも勃起します。

海綿体の周囲は結合組織の被膜が囲んでいて、内圧をおさえています。陰茎海綿体と尿道海綿体の被膜も**白膜**といいます。丈夫な白膜の袋の中で内圧が高まるので、陰茎は硬く勃起できるのです。陰茎海綿体を包む白膜は特に厚く、海綿体から流出する静脈を圧迫するので、血液が流れ出しにくくなります。このために、陰茎海綿体は尿道海綿体より硬くなります。

一方で、平滑筋の働きで、精管、前立腺、精嚢から液体が尿道に押し出されます。これらが混ざって精液になるわけです。これを司るのは、交感神経（Ｔ12～Ｌ２）です。精液は尿道球部の尿道にいったん溜まります。交感神経は内尿道括約筋も閉じて、精液の逆流を防ぎます。

尿道に精液が溜まった感覚が脊髄を経て反射になり、球海綿体筋を拍動させて射精が起こります。この支配神経は**陰部神経**（Ｓ２～Ｓ４）です。陰部神経は、会陰部の感覚と骨格筋を支配する体性神経です。

砕石位

出産や会陰部の手術で使われる体位が、**砕石位**（さいせきい）です。仰臥位で股関節を屈曲・外転させ、下

※１　「恋人も濡れる街角」のことをいっているらしい。

腿を台に載せて固定します。実習の際、解剖体では固定処理のために関節をこんなには動かせないですが、砕石位をイメージして班で協力します。ちょっと関節がミシミシいいますが。

砕石位って、変な名前ですね。ヒポクラテス以前の古い手術法で、会陰から尿路の結石をとり除いていたことに由来しています。截石位（さいせきい）、切石位（せっせきい）ともいいます。載石位、戴石位は誤字です。ちなみに、現在なら内視鏡を使います。

骨盤腔はヒトのはじまりと終わり

さてこれから、骨盤腔の中を見ていきましょう。

解剖学の教科書やアトラスを見ると、骨盤部を左右に分けた断面の図がかならずあります。

解剖学実習でもそうします。視野を確保するためです。

骨盤部を断面でみる

何はともあれ、骨盤部の内臓の位置関係を断面でよく見ます（**図6、7**）。

まず膀胱と周囲との位置関係を見ておきます。空（から）の膀胱は恥骨の裏側に隠れていますが、尿が溜まると恥骨の上にせり上がってきます。汚れていない新鮮な尿が必要なときや、尿道から排尿できない状態のとき、膀胱穿刺といって恥骨のすぐ頭側から膀胱に針を刺すことがあります。女性では膀胱と子宮との位置関係を見ておきます。**子宮内の小さな胎児を腹壁からエコーで調べるとき、膀胱に尿が溜まった状態にすると、胎児がよく見えます。**

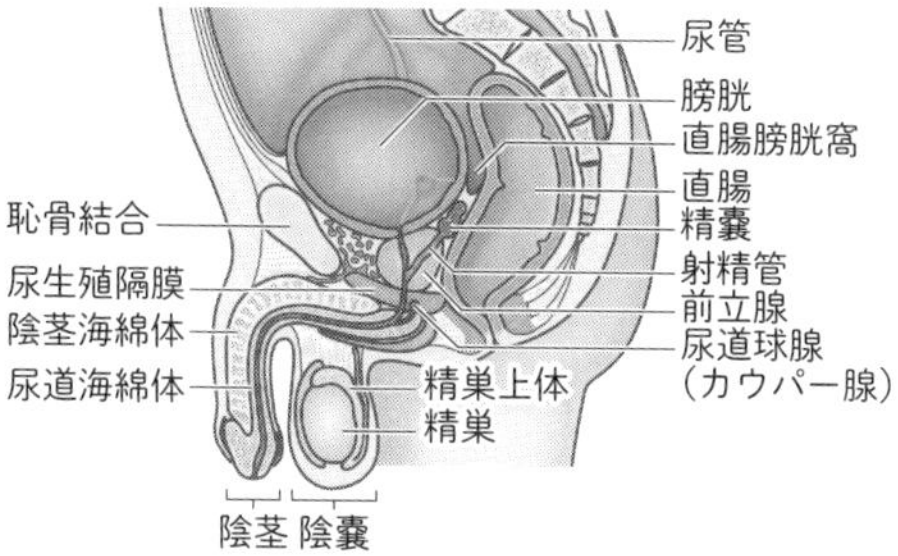

図6　男性の骨盤内臓

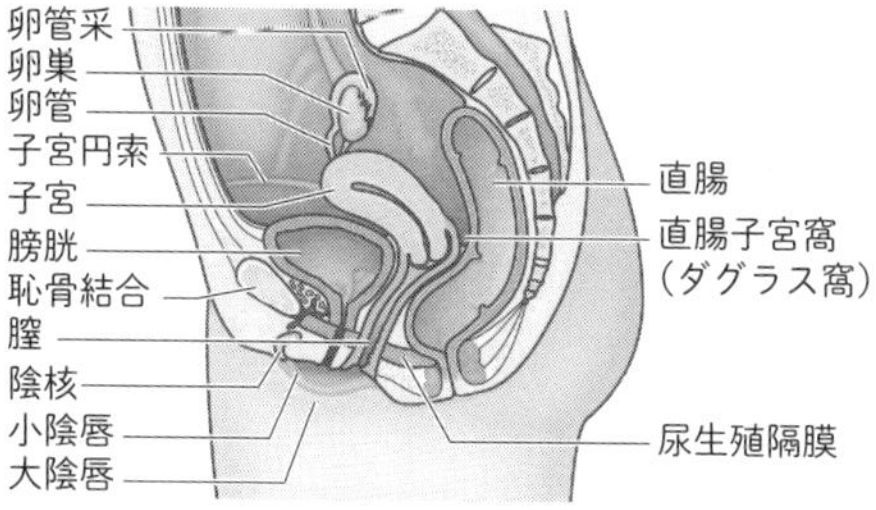

図7　女性の骨盤内臓

尿道の形もみておきましょう。女性の尿道は短くまっすぐなので、カテーテルの挿入は簡単です。男性の尿道は陰茎の分だけ長く、２カ所で曲がっていますし、括約筋を通るところが狭いです。アラよっという感じで、陰茎を引っ張って尿道を伸ばすと、カテーテルがつっかえずにうまく通ります。上手な看護師さんのやってるのを見ると、やっぱり私などはどこかキュンとなってしまいます（胸キュンとは違います）。

男性の尿道は、括約筋の先にも続いています。排尿が終わってもタラタラと少し垂れるのはそのせいです。球海綿体筋が陰茎の尿道に残った尿の排出を助けます。

膣とまわりの構造との位置関係も見ておきます。膣に指を挿入して診察するのを内診といいます。実際にどの範囲に触れられるのかを、自分の指と断面を見比べて確認します。

直腸に指を挿入して診察する方法を**直腸診**といいます。直腸・肛門だけでなく、まわりの構造にも触れられます。直腸の前方に、男性では前立腺が、女性では子宮頸部があります。直腸子宮窩（ダグラス窩）／直腸膀胱窩とも隣り合っています。つまり、前立腺肥大や前立腺がん、子宮頸がん、腹膜腔に生じた異変を直腸診で調べられることになります。また、エコーのプローブを直腸に挿入すると、前立腺の鮮明な画像を撮れます。

ところで、解剖体の直腸を調べるとき、なかみはペーパータオルで拭いとります。だいじょうぶ、ホルマリンとエタノールで処理されているので、細菌学的には何の問題もないです。

内生殖器の発生

男女の内生殖器は、３つの原基からできます。

１つは**尿生殖洞**。これは腸管の尾側端が腹側に伸びたもので、**内胚葉**です。女性では前庭、膀胱、尿道、膣（上端部を除く）、男性では膀胱から尿道までが、尿生殖洞からできます。尿道傍腺／前立腺、大前庭腺／尿道球腺も尿生殖洞です。

残りの2つは中胚葉で、**中腎管**、**中腎傍管**といいます。この名前よりも、**ウォルフ管**、**ミュラー管**という別名の方がよく知られています。これらは、左右の対になっていて、男女別々に発達していきます。

女性では主にミュラー管が発達し、子宮と卵管になります。ウォルフ管は尿管として残ります。あとは卵巣のまわりに遺残物がちょっと残るだけです。

男性の内生殖器は精巣上体、精管、精嚢まで、大部分がウォルフ管です。ミュラー管は精巣の近くにちょっとだけ残ります。あとは、そう、前立腺を通る尿道にちっこい凹みができるのですが、子宮に相当します。**前立腺小室**といって、べつに何もしていません。

中腎管と中腎傍管、ウォルフ管とミュラー管、いつもどちらが女性でどちらが男性か、わからなくなるんですよね。「**男はウルフ（狼）、女はミラー（鏡）**」っていう覚え方があります。すいません、医学系の語呂ってこんなのばっかりで。

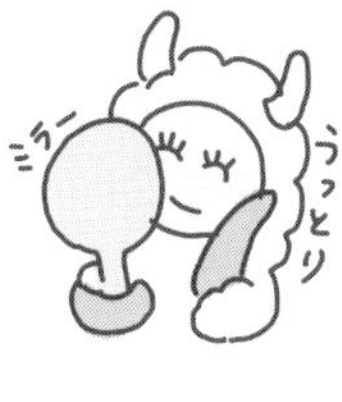

男性の内生殖器

誤解しがちなので、最初に――**精嚢は精子を溜めているわけではない**です。射精管は精液を打ち出していません。ということで、精子ができて尿道に達するまでを見ていきましょう。

精子は精巣の中の**精細管**の上皮でつくられます。精細管は、精巣の後ろにある**精巣上体**に合流します（**図6**）。精巣上体は曲がりくねった1本の管でできていて、全長6ｍもあります。精子はここを数日間かけて通ります。精巣でできたばかりの精子はまだ泳げないのですが、精巣上体を通る間に成熟が進んで泳げるようになります。ただし精巣上体にいる間は、まわりの液の作用で精子はじっとしています。性的興奮時に精巣上体が収縮し、精巣上体液といっしょに精子が**精管**へ送られます。

男性では膀胱の下に**前立腺**があります。膀胱から出た尿道が前立腺を通ります。前立腺の腺組織は、この部分に開口しています。前立腺には精管も通り、尿道に合流します。この部分の精管を**射精管**といいます。射精管の手前で、**精嚢**も合流します。

精嚢はフルクトース、プロスタグランジン、フィブリノゲンなどを含む粘液を分泌し、性的興奮時に収縮して射精管に注ぎます。フルクトースは精子のエネルギー源になります。プロスタグランジンは精子が通りやすくなるよう、女性生殖器に作用します。フィブリノゲンは、射精された精液を一時的に凝固させ、膣内に留まりやすくします。

前立腺は乳白色の液体を分泌し、性的興奮時に収縮して尿道に注ぎます。前立腺液は弱アルカリ性で、弱酸性の精液の他の成分や、酸性の膣内を中和し、精子の運動を強めます。

女性の内生殖器

女性の生殖器の大部分は骨盤腔にあります。見ていきましょう（**図７**）。

子宮は厚い平滑筋でできた袋で、内面は**子宮内膜**という特殊な粘膜でできています。内膜は月経周期ごとに増殖と崩壊をくり返します。崩壊した内膜が血液とともに排出されたのが経血です。

子宮の逆三角形の部分を**子宮体部**といい、その下につながる部分を**子宮頸部**といいます。**頸管粘膜**は粘液を分泌しています。子宮頸部は膣につながり、先端が膣内に突出します。

膣は平滑筋でできた管です。内面の粘膜は重層扁平上皮です。皮膚や口腔粘膜、食道上部などと同じタイプで、摩擦に強いです。ここには腺はありませんが、上皮の下の豊富な血管から粘膜を通じて水分が滲み出ています。

子宮の両側に**卵巣**があります（１６２頁、図３）。卵巣も白膜で覆われていて、みかけは白いです。ここには卵子のもとになる卵母細胞があり、一つひとつを支持細胞が囲みます。これを卵胞といいます。これがいくつあるかというと、両方の卵巣を合わせて、出生時には約200万個、思春期には4万個ほどになります。女性が一生で排卵するのが400個くらいです。

子宮体部の両端に**卵管**がつながります。卵管の先端はラッパのように拡がります。ここを**膨大部**といいます。その先はヒドラの触手のようなビラビラになっていて、**卵管采**（さい）といいます。そこに卵管が開いています。卵管采は卵巣に接しています。そして排卵のときに、卵胞に接する部分が充血して腫れ、卵巣から飛び出た卵子がこぼれるのを防ぎます。

ここまでの説明で気づいたでしょうか？

卵巣と卵管は連続していません。**女性の場合、卵管を経由して外界が腹膜腔に開いています**。膣にはいろいろ入ってくることもあるわけですが、そのために腹膜炎になったりしないのでしょうか？

女性には膣からの感染を防ぐしくみがあります。**まず膣自体。酸性度がpH4くらいあります**。そのため、乳酸菌や結核菌など特別に酸性に強い菌以外は、生きていけません。上皮細胞にグリコーゲンが多く含まれていて、これを栄養にして乳酸菌が棲みついています。その乳酸によって膣内は酸性なのです。

次に頸管粘液。粘性があり細菌は通り抜けられません。頸管粘液や膣からの浸出液がつねに体外に流れていて、膣内を洗い出します。それが、おりもの（帯下（こしけ））です。透明から乳白色で、1日にティースプーン1杯くらいの量になります。月経周期によって量や性状は変化します。

卵管采にとり込まれた卵子は卵管に送られます。タイミングよく性交があれば、精子は膣、子宮、卵管と遡上してきます。受精が起こるのは、たいていが卵管膨大部です。受精が起こると、接合子は約1週間かけて子宮に送られ、子宮体部で着床します。これが妊娠です。

女性をみたら妊娠と思え

ごめんなさい、セクハラのつもりではないのですが、医学生や研修医は、「女性をみたら妊娠と思え」と習います。具合が悪いという女性を診たら、妊娠の可能性は考えておかないといけないです。一般には妊娠しそうにない年齢でもそうです。子宮外妊娠といって、子宮の外で胚が着床して育つことがあり、破裂して腹腔に大出血したりするのです。誤診するわけにはいかないですからね。また、妊娠していたらお薬の処方も配慮しないといけません。

ワクチンの問診票に、「現在妊娠している可能性はありますか」という欄がありますよね。この部分、全員記入することになっています。外見や法的な性別、あるいは見た目の年齢に関係なく、妊娠可能な身体をお持ちの方がいらっしゃるためです。奇異に思うこともあるかもしれないですが、ご記入よろしくお願いします。

生まれる前から〆切ギリギリ

精子も卵子も、減数分裂でできます。ええと（パラパラ…4章を確認…）説明済みですね。でも卵子の減数分裂は、だいぶ変です。

減数分裂は、第1減数分裂・第2減数分裂の2段階で起こります。卵子の減数分裂は、じつは胎児のときにはじまっていて、生まれるまでに第1減数分裂の途中までいって、いったん止まります。この状態が**卵母細胞**です。子どものころはずっとそのままです。

思春期になって初潮がくるという時期に、両卵巣で1つずつ、減数分裂が再開します。排卵になってやっと第1減数分裂から第2減数分裂に進みますが、ここでまた途中で止まってしまいます。再開するのは、受精が起きてから。もうほんとうにギリギリ、精子の核と合体する直前で完了します。学校の宿題でいったら、回収する先生の手の中でやっと仕上げるという感じ。

いつも〆切ギリギリだったり、しません？　生まれる前からそんな感じだったんで、しかたないです。ウソです。〆切は守りましょう。

上に行ったり下に行ったり

男性の場合、**精管はいったん尿道の上を跨いでから**、前立腺まで降りて尿道に合流します。尿道は斜めにまっすぐ膀胱まで進み、膀胱の壁を斜めに入ります。

女性の場合、**尿管は子宮動脈のすぐ上を交差**して膀胱に達します。この交差部は、子宮を支える太い**基靭帯**の中にあります。

こうした交差部って、手術のときの注意ポイントです。例えば、子宮を手術で摘出するとき。子宮動脈を結紮（けっさつ）してから切り、基靭帯を切って子宮を骨盤から切り離します。このとき、尿管を傷つけたり、動脈と間違えて結紮してしまったりしないよう注意します。子宮摘出は膣からアクセスして傷を小さくすること（膣式子宮摘出手術）も少なくないのですが、この交差が見づらくはなります。お腹側から腹腔鏡をいれてサポートすることもあります。

膀胱

膀胱は平滑筋でできた袋で、内面は移行上皮といって伸縮性のある膜で覆われています。尿は腎臓で常時つくられていますが、膀胱にいったん溜めておくのです。通常の膀胱容量が３００～５００mlで、尿意を催すのが２００～３００ml。

膀胱の出口には括約筋が二重にあります。１つは膀胱の壁が厚くなってできた**内括約筋**。もう１つは、尿道が会陰隔膜を貫くところにある**外括約筋**です。内括約筋は平滑筋でできた不随意筋で、外括約筋は横紋筋でできた随意筋です。

ふだんは内外とも括約筋が締まっていて、尿が出るのを防いでいます。膀胱に尿が溜まってくると、壁の拡張が刺激になって、脊髄を介して反射します。そして内括約筋が緩みます。しかし、排尿してよい状況になるまで、脳が外括約筋を締めてせき止めます。便器に腰掛けてもう大丈夫となれば（男性の皆さんも家では座ってしまいますよね？）、外括約筋も緩んで、排尿です。

膀胱の内面を見ると、尿管の入口と尿道の出口を結んだ三角形の**膀胱三角**は、他と違っていて平滑です。じつは、尿管だったものが膀胱にとり込まれたできた部分で、中胚葉由来です。他は尿生殖洞で内胚葉です。膀胱粘膜からできる移行上皮がんは、膀胱三角にできやすいです。

直腸と肛門

直腸は仙骨のすぐ前にあります。S状結腸には間膜がありますが、直腸から腹膜後になります。S状結腸と直腸の境目はちょっとした角度が付いていて、便の流れを遮る働きがあります。つまり、**便が詰まっているのはふだんは結腸までで、直腸は空**なのです。

下行結腸に便が溜まってくると、結腸全体がキュキュッと収縮します。**大蠕動**（ぜんどう）といいます。

それによって、便が直腸に押し出されます。直腸が拡張された感覚が脳に伝わり便意になります。

直腸に続く肛門には括約筋が二重にあります。直腸の内輪層が厚くなった内括約筋と肛門挙筋の端が厚くなった外括約筋です。内括約筋は平滑筋でできた不随意筋で、外括約筋は横紋筋でできた随意筋です。

さあ、直腸にはもう便が詰まっています。その刺激が仙髄（S２～S４）で反射になり、副交感神経を経由して内括約筋を緩めます。おっと、まだ便を出すタイミングじゃないですね。ここで脳は陰部神経（S２～S４）を介して外括約筋をギュッと締め付けます。一方で、腸の方では蠕動が続いていて便を押し出そうとします。ピンチです。

トイレに駆け込んで、下着を下ろして、便座に腰掛けました。はあ。もう外括約筋を締めなくてもだいじょうぶ。内外とも緩んで排便になります。

坐薬は奥に入れすぎない

直腸は、下大静脈系の静脈と、門脈系の静脈とが吻合する場所でもあります。

直腸の上の方では、上直腸静脈から肝門脈へと血液が還流します。下の方では、中直腸静脈と下直腸静脈を経て下大静脈に血液が流れます。直腸の壁には静脈叢があり、これら２系統をつないでいます。門脈圧亢進症で痔核ができるのは、説明しましたね（294頁）。

静脈叢は直腸の粘膜下組織内、そして筋層をとり巻く外膜の中にあって、クッションになっています。通常時は肛門を柔らかく閉じ、便通時には圧力を柔らかく受け止めます。

これに関するポイントの1つが、坐薬の入れる深さです。坐薬って、すべすべしていてプリッと出てきそうで落ち着きませんね。かといって奥に入れすぎると、せっかくの薬剤が門脈系に回ってしまい、肝臓で代謝されて薬効が目減りします。**括約筋を入ってすぐくらいのところで静かに溶けるのを待てば、薬剤を下大静脈系に回せます。**

3時、7時、11時

おやつと夕食と夜食の時間でしょうか、いいえ痔核です。

患者を砕石位にして診察したとき、**腹側を時計の12時とすると、3・7・11時方向に痔核ができやすい**のです。

直腸の末端の内腔に、粘膜がギザギザになっているところがあります。**櫛状線**（しつ）（歯状線）といいます。発生時に直腸が肛門と通じたときにできたもので、ここより中が内胚葉由来、外が外胚葉由来です。櫛状線より中にできる痔核を内痔核、外にできるのを外痔核といいます。3・7・11時は、内痔核です。

櫛状線より中は痛覚線維が少ないので内痔核は痛くないのですが、急に痛み出すことがあります。静脈に血栓ができたときです。切開して血栓をとり除きます。

痔核は医療が介入すればすぐよくなるんで、恥ずかしがらずに専門医に相談しましょうね。だいじょうぶ、専門医は見慣れてるので、なんとも思わないです。

骨盤部の動脈は３系統

腹大動脈は骨盤腔の手前で左右に分岐し、総腸骨動脈になります。総腸骨動脈はすぐに、**外腸骨動脈**と**内腸骨動脈**にわかれます（52頁、図18）。内腸骨動脈の枝は、大きく**臓側枝**と**壁側枝**にわかれます。

外腸骨動脈は下腹壁動脈などを分岐したあと、鼠径靱帯をくぐって大腿動脈になります。

内腸骨動脈の臓側枝は骨盤内臓を栄養します。閉鎖孔を通る閉鎖動脈、勃起組織に血液を送る内陰部動脈、先ほど説明した子宮動脈も、臓側枝になります。

壁側枝は、主に骨盤壁や殿部を栄養します。大坐骨孔で梨状筋の上を通る枝が上殿動脈、梨状筋の下を通るのが下殿動脈です。

死冠

腸骨動脈系を剖出していてしばしばみつかるのが**死冠**という変異です。死の冠…なんか恐ろしげな名前ですね。閉鎖動脈と下腹壁動脈との間に吻合がある形をいいます。おおむね、4～6割の人に見られるというので、普通にあると思った方がいいです。これより少ないながら静脈でもみられます[4]。

なんで「死」なのかというと、この吻合動脈が鼠径ヘルニアや大腿ヘルニアの近くを通るからです。ヘルニアの手術のときに切ってしまうと、腹腔に大出血して致死的になります。このあたりの他の手術でもリスクになります。血管造影のないむかしは、大問題でした。

骨盤部の神経叢

仙骨の手前に、それはもう、細かく多数の神経が集まった神経叢があります。**下下腹神経叢（骨盤神経叢）**です。下・下腹神経叢と読んでください。腹部の椎骨の前にある椎前神経叢、第5腰椎の前の上下腹神経叢から続いている、自律神経系の神経叢です。交感神経幹も仙骨前まで降りてきていて、最後に不対神経節で終わります。

下下腹神経叢を学んだら、残りは体性神経の神経叢、**仙骨神経叢**と尾骨神経叢です。仙骨神経叢はＳ１～Ｓ４の前枝と、腰仙骨神経幹を介して合流するＬ４～Ｌ５前枝からなります。枝を見ていきましょう。

坐骨神経はヒトで最も太い神経で、鉛筆の太さくらいはあります。大坐骨孔の梨状筋の下方の隙間を通って殿部に出ます。坐骨神経は**総腓骨神経**と**脛骨神経**とが合わさって１本になったものです。大腿の後ろを走る途中で２本にわかれます。

上殿神経は大坐骨孔の梨状筋の上方を通り、下殿神経は梨状筋の下方を通って、どちらも殿部の筋を支配します。

陰部神経は会陰の小ボス

陰部神経は、太くはないですが重要です。下直腸神経・会陰神経・陰茎（陰核）背神経にわかれて、会陰全般に分布しています。

外肛門括約筋や肛門挙筋を支配します。外尿道括約筋や会陰の骨格筋も支配します。会陰の皮膚や外生殖器の感覚を伝えてもいます。もし麻痺したら、いろいろと困るの、わかりますよね。

坐骨神経や下殿神経と同じく、陰部神経も梨状筋の下の隙間を通って殿部に出ます。でもすぐに仙棘靱帯をまわって小坐骨孔から骨盤腔に戻ります。内閉鎖筋の筋膜に陰部神経管というトンネルをつくって会陰に向かいます。途中で肛門三角に分岐していろいろ支配します。陰部神経管を抜けると尿生殖三角に分布していろいろ支配します。出たり入ったりトンネル内を進んだり、剖出の大変な神経なんですけどね。

陰部神経には、内腸骨動脈から分岐した内陰部動脈も伴走します。会陰を栄養し勃起組織に血液を送る、重要な動脈です。

脊髄損傷と排尿・排便障害

排尿・排便では、尿意・便意を伝える感覚神経、内括約筋を調節する交感神経・副交感神経、外括約筋を締める運動神経がかかわってきます。

内閉鎖筋を締める交感神経はT10～L2の髄節がもとになります。排尿・排便を促す副交感神経線維は下下腹神経叢にあり、S2～S4です。外括約筋はどちらも陰部神経支配で、S2～S4です。膀胱や直腸からの内臓感覚は、副交感線維に伴走します。

脊髄損傷や神経根の障害があると、これらの働きがうまくいかず、尿や便を排出できない、漏れるなどの障害が生じることがあります。損傷のレベルや範囲によって、障害の様子が異なります。

なかなか健常な人にはいいだせないし理解してもらいにくいことなので、困ってしまう方が少なくないです。身近にいたり、街中で見かけたりすることがあるかもしれません。資料がネットで見つかると思います。今日学んだことをもとに理解できると思います。

骨盤部もまとめてみましょう。男女あったので、たいへんでしたね。

参考文献

（1）Gruss LT & Schmitt D：The evolution of the human pelvis: changing adaptations to bipedalism, obstetrics and thermoregulation. Philos Trans R Soc Lond B Biol Sci, 370：20140063, 2015

（2）厚生労働省：医療施設の動向「平成25年　わが国の保健統計」（https://www.mhlw.go.jp/toukei/list/130-25.html）

（3）Reyes E & Rosenberg K：Maternal motives behind elective cesarean sections. Am J Hum Biol, 31：e23226, 2019

（4）Sanna B, et al：The prevalence and morphology of the corona mortis（Crown of death）: A meta-analysis with implications in abdominal wall and pelvic surgery. Injury, 49：302-308, 2018

まとめ

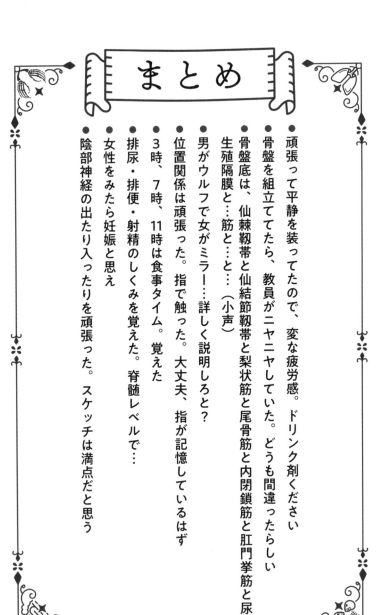

●頑張って平静を装ってたので、変な疲労感。ドリンク剤ください
●骨盤を組立ててたら、教員がニヤニヤしていた。どうも間違ったらしい
●骨盤底は、仙棘靱帯と仙結節靱帯と梨状筋と尾骨筋と内閉鎖筋と肛門挙筋と尿生殖隔膜と…筋と…と…（小声）
●男がウルフで女がミラー…詳しく説明しろと？
●位置関係は頑張った。指で触った。大丈夫、指が記憶しているはず
●3時、7時、11時は食事タイム。覚えた
●排尿・排便・射精のしくみを覚えた。脊髄レベルで…
●女性をみたら妊娠と思え
●陰部神経の出たり入ったりを頑張った。スケッチは満点だと思う

第8章 下肢

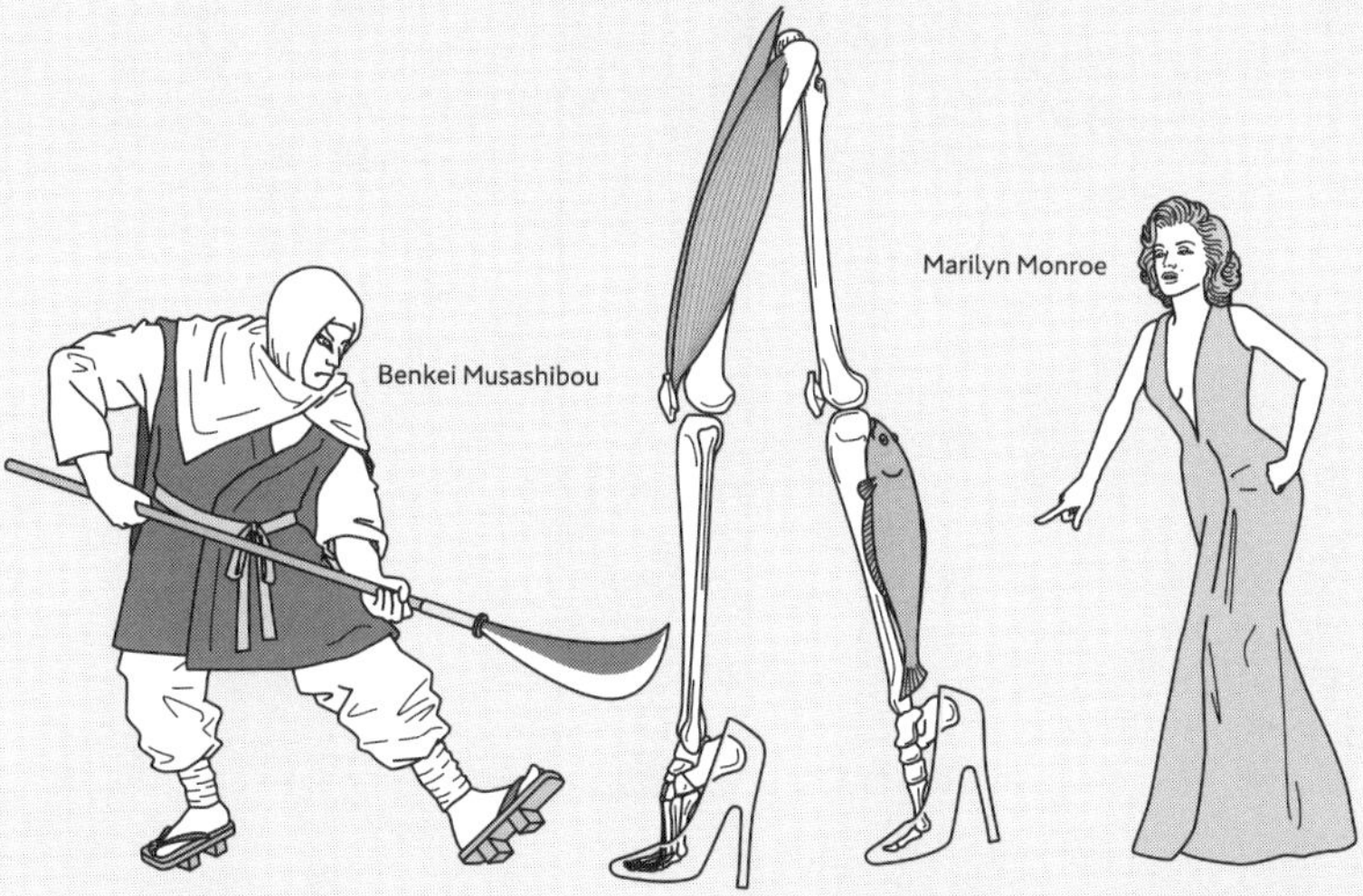

この章では下肢を学びます。立つ・歩く・走るが、下肢の重要な機能です。胸腹部とは打って変わって、骨格・関節・筋・神経が学びの要点になります。

いつもどおり下肢の骨格から学んでいきます。そうそう、もうずいぶん前のことのように感じられるかもしれませんが、すでに学んだ**上肢と比較しながら**下肢を見ていくといいです。似ている部分、異なっている部分があるので、記憶のキーになってくれます。

下肢の骨格でロック♫

下肢の骨格は、**下肢帯**と**自由下肢**からなります（**図1**）。下肢帯は寛骨で、骨盤部のところで仙骨といっしょに骨盤の一部として学びました。自由下肢は、大腿骨、脛骨と腓骨、足の骨からなります（**図1**）。順に見ていきましょう。あ、膝蓋骨もですね、忘れるところでした。

寛骨

寛骨を見ていきます。同じ肢帯の骨でも、肩甲骨と違って体幹にがっちり固定されています。仙腸関節とそのまわりの靱帯です。骨盤のところで学びましたね（7章）。下肢のはじまりの骨として，寛骨には関節があり，筋の付着部があります。また，骨盤腔と下肢とをつなぐ血管や神経の通る隙間もあります。

まず目立つのが，寛骨の外側面にある，お椀のような大きなくぼみです。**股関節の関節窩**です。ここに大腿骨頭がはまり込みます。そして，ここはちょうど，腸骨・恥骨・坐骨の境界の交点でもあります。関節面の下の方に切り欠きがあり，大腿骨頭靱帯が通ります。

寛骨には，股関節や膝関節を動かす筋が，多数起始します。

骨盤には隙間があります。**一番大きな隙間が，鼠径靱帯と寛骨との間**です。大腿に向かう太い血管や神経やリンパ管，さらに腸腰筋も，ここを通ります。**閉鎖孔，大坐骨孔，小坐骨孔**にも，神経や血管が通ります。

ネタバレしておくと，穴に何かが通る話って，試験問題にしやすいんですよね。

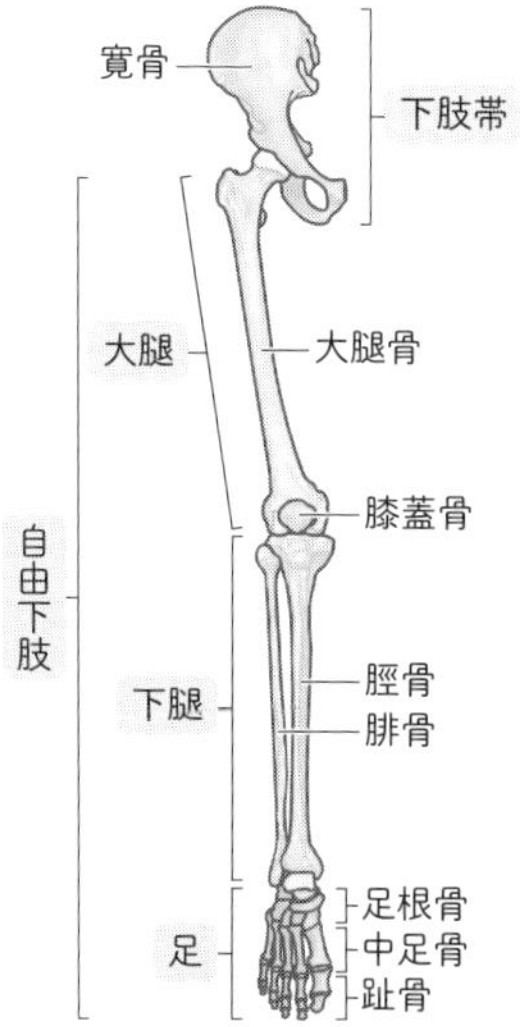

図1　下肢の骨

大腿骨

大腿骨は，ヒトの体で最も大きく長い骨です（**図2**）。見どころがたくさんあります。

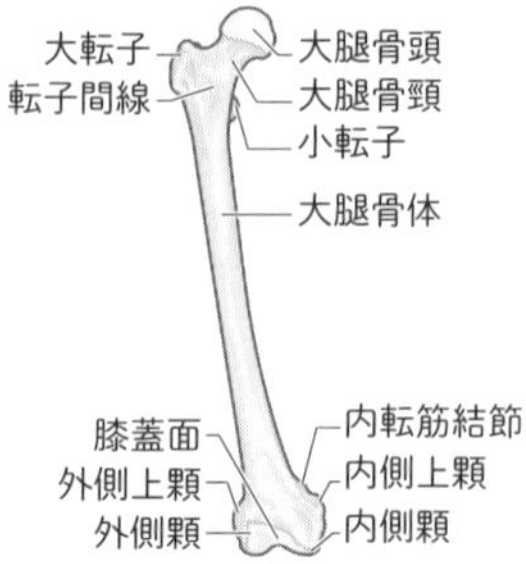

図2　大腿骨（前面）

大腿骨頭は、半球状の丸い形をしています。これが寛骨の関節臼にはまり込み、股関節をつくります。骨頭の先端にはえくぼのようなくぼみがあります。大腿骨頭靱帯がつくところです。

大腿骨頭をすぎてスッと細くなる部分が、**大腿骨頸**です。大腿骨頸は大腿骨体から内側に折れています（125〜130度）。少し後方にも向いています（15度）。この配置によって、筋の力の向きが大腿の長軸から外れて、力が入りやすくなります。また、関節を曲げたときの筋の逃げにもなっています。

この折れている部分に突起が2つあります。**大転子**と**小転子**です。それぞれ、筋の停止部になっています。大転子には殿部の筋がいくつか停止して、大腿を外転・外旋させます（373頁）。小転子には腸腰筋（大腰筋＋腸骨筋）が着いて、股関節を屈曲させます。大腿骨体の後面には、**粗線**という稜線が縦に走っています。粗線には、ハムストリングスと内転筋群が停止します。それ以外の骨幹部には、大腿四頭筋のうちの外側広筋・中間広筋・内側広筋が起始しています。

大腿骨の遠位端は、楕円形のローラーが2つ並んだ形になっています。**内側顆**と**外側顆**です（**図2**）。これらが脛骨上端と膝関節をつくります。詳しいことは膝関節のところで説明しますね。

股関節

股関節は、大腿のつけ根にあります。肩関節と同じく球関節で、いろいろな向きに動かせます。しかし、動く範囲は肩関節より狭いです。**股関節は体重を支えてもいるので丈夫にできている**からです。

まず、**関節臼が深い**です。さらに股関節を丈夫にしているのが、股関節を補強する強靱な靱帯。大腿骨頸を関節窩周囲に結びつけます。なかでも**腸骨大腿靱帯**が特に強靱で、ヒトの体の中でも**最強の靱帯**といわれます。

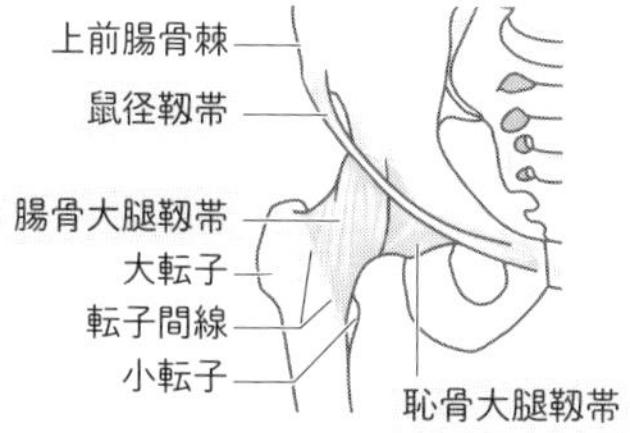

図3　股関節の靱帯

図3をよく見てください。股関節の靱帯は、全体にねじれています。股関節を伸展（大腿を後ろに振る）、内旋（大腿を内向きに回す）させると靱帯のねじれが強まり、大腿骨頭を関節臼に押しつけます。逆に、股関節を屈曲・外旋させるとねじれが緩みます。つまり、股関節は気をつけの姿勢で立つと安定するようになっていて、少ない筋力で体を支えられるのです。

下肢の関節にはどれも立位で安定するようなしくみが備わっています。これを**ロック機構**といいます。この靱帯のねじれがまさに、股関節におけるロック機構です。

柔軟体操の1つに股割りがありますよね。大腿の筋のストレッチなのですが、最後に開脚を制限するのは股関節の靱帯になります。立った姿勢からよりも座った姿勢からの方が、広く開脚できます。股関節の靱帯に余裕があるからです。

ムリをして股関節を開脚させると、筋だけでなく股関節の靱帯まで傷めてしまいます。すると過伸展といって、立ったときに股関節が伸びすぎ、脚が後ろに、腰が前に倒れてしまいます。アスリートは目的があってのことですし、関節を支える筋も鍛錬しているのでいいですが、股割りだけをトレーニングするのは危ないです。

先天性股関節脱臼と赤ちゃんの服

先天性股関節脱臼というのは、赤ちゃんのときから大腿骨頭が関節臼によくはまっていない状態をいいます。「先天性」とありますが、要因は多くが絡んでいます。遺伝的素因、女児、骨盤位（逆子）など先天的なリスクのほか、じつはそれを後天的に助長する要因も知られています。しかもそれが**育児に関連する**のです。

新生児や乳児を裸で寝かせると、自然に**上肢がW字型**、**下肢がM字型**になります。まだ骨格の固まっていない赤ちゃんには、それが無理のない体位なんです。ここから寝返りやハイハイやおすわりやたっちをしながら、骨格も成長していきます。

むかしは、赤ちゃんを毛布でミノムシのようにつつむ「おくるみ」を着させていました。同じ習慣が海外にもあり、スワドリング（swaddling）とよばれます。しかし、**おくるみは赤ちゃんの股関節には物理的なストレスになり、先天性股関節脱臼を助長します**[1]。暖かい地域に先天性股関節脱臼が少なく、寒い地域に多いのは、おくるみの使用頻度が関係していま す。4カ月健診のときに、先天性股関節脱臼のチェックがあります。だいたい3カ月までに発症するからです。

脛骨と腓骨

下腿の骨は2本、**脛骨**（けいこつ）と**腓骨**（ひこつ）です（**図1**）。前腕の骨が2本なのと同じです。2本のあいだに骨間膜があるのも同じ。でも、同じなのはここまでです。

脛骨は太く丈夫で、それに比べて腓骨は細くて頼りない感じがします。上肢と違って、**下腿の骨は交差せず、回旋もしません**。体にかかる**重力を大腿骨から足の骨に伝えるのは脛骨だけ**です。腓骨は膝関節には参加しないし、足関節では外側面を支えるだけです。肘関節から尺骨～骨幹膜～橈骨～手根骨と力が伝わる上肢とはしくみが違います。

脛骨の上端は平らで水平になっています。**脛骨プラトー**といいます。この内側部と外側部には、浅いくぼみがあります。ここに大腿骨の内側顆と外側顆が乗っかります。その間にはツノのようなでっぱりが2つあります。関節内にある2つの十字靱帯が付着するところです。腓骨の上端はとんがっていて、脛骨上部の後外側面に関節します。

脛骨と腓骨の下端は関節で組合わさり、カタカナの「コ」を下に向けた形になります。ここに足根骨の距骨がはまり込みます。

膝蓋骨

膝蓋骨、普通にいうと「膝のお皿」は、大腿四頭筋の腱の中にできた種子骨です（**図1**）。栗を逆さまにしたような形です。関節が曲がるときに腱が膝関節にこすれないようにしています。

手足には種子骨が多いですが、豆状骨以外はどれも数ミリです。種子骨を英語でいうと、セサモイド・ボーン。「ゴマ粒のような骨」という意味です。

というわけで、**膝蓋骨は人体で最大の種子骨**で、あり得ないほど巨大なゴマ粒なんでした。

膝関節

膝関節（※1）は人体で最も大きく、複雑な関節です。荷重が大きいわりに可動域が広い

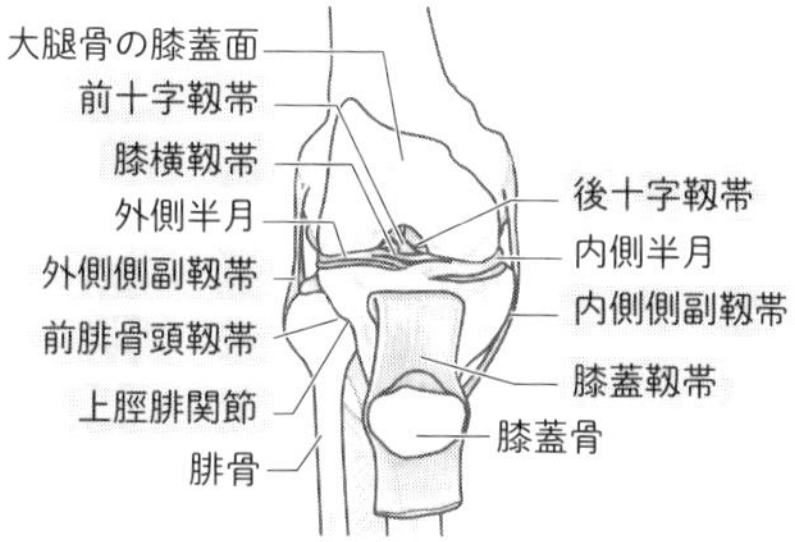

図4　膝関節の靱帯

ので、怪我が多いです。

膝関節をつくる骨は、大腿骨と脛骨、そして膝蓋骨です（**図1**）。まず、脛骨上端の**脛骨プラトー**に大腿骨下端の内側顆と外側顆が載ります。骨標本を組合わせてみたらわかるのですが、骨だけでは何の支えもなくグラグラです。しかし、生体では屈曲・伸展しかしません。それは、靱帯や軟骨が膝関節を支えているからです。

まず、両側面を支える靱帯が、**内側側副靱帯**（ないそくそくふくじんたい）と**外側側副靱帯**（がいそく）（**図4**）。内側側副靱帯は幅広で、大腿骨と脛骨を結びます。外側側副靱帯は細く、大腿骨と腓骨を結びます。これらの靱帯が膝が側方に折れるのを防ぎ、回旋も抑制しています。

関節の中にも靱帯があります。**前十字靱帯**と**後十字靱帯**です。これら2本が交差していて、大腿骨と脛骨とを結んでいます。前十字靱帯は脛骨が前にずれるのを、後十字靱帯は後ろにずれるのを抑えています。

膝関節にある最大の靱帯が、膝蓋骨と脛骨とを結ぶ、**膝蓋靱帯**で

※1　ひざかんせつとも読みます。

いつも履いているスニーカーから中敷きをとり出してみましょう。ちょうどそのあたりがへタっていますよね。

足弓を支えているのは靱帯と腱です。底側踵舟靱帯、底側踵立方靱帯（短足底靱帯）、長足底靱帯、足底靱帯が縦足弓をつくります。このなかでも**底側踵舟靱帯**が最も強靱で、**ばね靱帯**ともよばれます。損傷すると縦足弓が保たれず、扁平足になります。

また、下腿からくる筋も動的に足弓をつくります。前脛骨筋・後脛骨筋・長腓骨筋は、いずれも母趾のMP関節付近に停止していて、全体として足底を後方から引っ張るスリングになっています。これによって横足弓ができ、縦足弓も支えられます。

足関節

足関節（そくかんせつ）（※2）は足首の関節です。脛骨・腓骨・距骨でできます（**図5**）。**距腿関節**（きょたいかんせつ）ともいいます。

距骨の上面がローラーのようになっていて、そこに脛骨端が載ります。脛骨の内果と腓骨の外果とが、距骨を両側から挟み込みます。これによって蝶番関節ができます。

距骨の関節面を上から見ると、前が広く後ろが狭い台形になっています。これが足関節のロック機構です。

足を背屈させたとき（上向きに曲げたとき）には、距骨の広い側が外果・内果を押し広げながらがっちりハマります。足関節が安定します。反対に、足を底屈させたとき（下向きに曲げたとき）には、距骨の狭い部分が当たるので、足関節には隙間ができます。足関節を軸に、少し内反（足底を内側に向ける）・外反（足底を外側に向ける）・回旋もできます。

ちょっと自分で試してみましょう。踵をつかんで、内反・外反・回旋させてみます。底屈位のときだけ、これができるはずです。ちなみにショパール関節などで足自体をねじることができるので、つま先だけなら背屈位でも内反・外反・回旋できます。

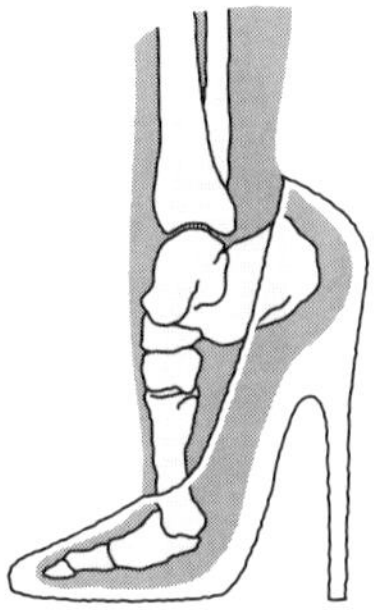

図７　ハイヒールを履いた足

足の捻挫

ハイヒールを履くと足関節は底屈位になります（**図７**）。荷重がつま先に集中するのに加えて、足関節が不安定になるので、慣れない人がハイヒールを履くと、足がガクガクします。私はハイヒールを履いたことがないので、よく知りませんが。

※2　あしかんせつとも読みます。

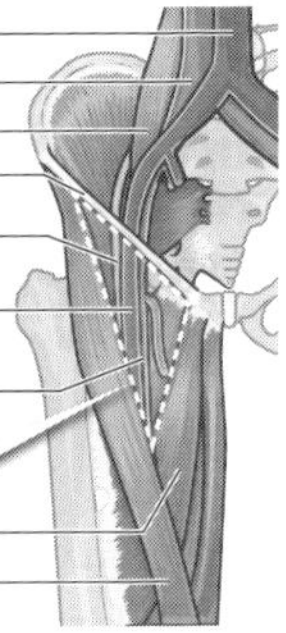

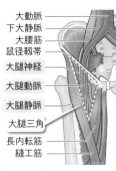

図11　大腿三角

骨盤腔と大腿とを行き来するものが並んでいます。

このあたりの位置関係は、医療関係でよく使います。覚えてます？　ここにもＶＡＮです。内側(ないそく)から順に、**大腿静脈**（Ｖ）、**大腿動脈**（Ａ）、**大腿神経**（Ｎ）です。大腿静脈のさらに内側にはリンパ管が通っていて、リンパ節が集まっています。

大腿動脈の脈拍は、体表から触れられます。股関節を伸展させて鼠径靱帯の中点を見つけ、その数センチ下を触れるとわかります。

大腿の内側コンパートメント

大腿の内側コンパートメントの筋は、どれも股関節を内転させます。内転筋群といいます。起始は恥骨、停止は大腿骨の後面にあるスジ、粗線です。支配神経は**閉鎖神経**です。「股を閉じるから閉鎖神経」と覚えましょう。上から順に恥骨筋、短内転筋、長内転筋があり、最内側にあるのが、薄筋です。これらの後ろに大内転筋があります。筋トレで疎かになりがちなので、意識してみてくださいね。

ハムストリングス

大腿の後部コンパートメントの筋（太ももの裏側あたり）は、まとめて**ハムストリングス**といいます。サンドイッチの具材っぽくておいしそうな名前ですね。でも、もともとは「膝のうらのくぼみをつくる腱」という意味です。英語では動詞としても使われていて、下肢後面の腱を切断して人（捕虜や罪人など）や動物（獲物など）を歩けなくすることをいいます。この場合の腱は、ハムストリングスの腱の場合も、アキレス腱の場合もあります。さらに転じて、「妨害する・挫折させる」という意味もあります。おいしそうだったのに、なんか殺伐としてきましたね（ええと、解剖の話をしないと…）。

起始が共通していて、坐骨結節。停止は下腿骨です。作用は、膝関節の屈曲と、股関節の伸展です。2つの関節に作用しているのは、ハムストリングスが股関節と膝関節を跨ぐ二関節筋だからです。後部コンパートメントの筋の支配神経は、**すべて坐骨神経**です。内側から順に説明していきましょう。

まず**半腱様筋**（はんけんようきん）です。その名前の通り、筋腹の途中に中間腱があります。その奥に**半膜様筋**（はんまくようきん）。確かに平たいですが、「膜」はいいすぎかも。これらは脛骨に停止します。外側にあるのが**大腿二頭筋**。長頭が坐骨結節に、短頭が大腿骨の粗線に起始します。停止は腓骨頭。つまり、この短頭だけ単関節筋です。半腱様筋・半膜様筋の腱と大腿二頭筋の腱とが、膝の両側にわかれ、その間が**膝窩**（しっか）になります。

二関節筋

上肢や下肢の筋には、関節を2つ跨ぐものが多いです。**二関節筋**といいます。

ちょっと体感してみましょう。立ち上がって、片手を壁やテーブルについて体を安定させます。片脚の大腿をお腹に付くくらいに、いっぱいまでもち上げてください。膝を曲げて足は垂らします。そのまま、膝だけを伸ばします。どう頑張っても、大腿は少し下がってしまいます。

ハムストリングスのせいです。膝が曲がっているとハムストリングスが緩むので、股関節の屈曲を制限しません。ところが膝を伸ばすとハムストリングスが下腿に引っ張られ、それにつられて股関節を伸展させようとします。

1つの筋が2つの関節を動かすなんて、関節のコントロールを難しくするだけな気がしますね。

よくよく考えると、関節ごとに、屈側と伸側にそれぞれ二関節筋と単関節筋とが揃っています。下肢の関節でまとめると、こんな感じ（**表1**）。

関節が屈曲するときも伸展するときも、拮抗するすべての筋が同時にいいぐあいに緊張し

表1　下肢の関節

		単関節筋	二関節筋
股関節	屈筋	腸腰筋	大腿直筋
	伸筋	大殿筋	ハムストリングス
膝関節	屈筋	大腿二頭筋短頭	ハムストリングス
	伸筋	内側広筋・中間広筋・外側広筋	大腿直筋
足関節	底屈筋	ヒラメ筋	腓腹筋
	背屈筋	前脛骨筋	—

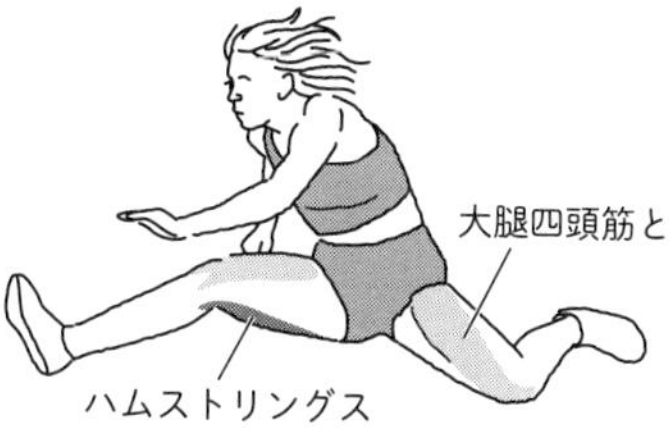

図12　ハードルを飛ぶ選手

てスプリングのような働きをしています。このしくみが、神経系の制御を精密にしなくても、複数の関節を連動させて下肢をスムーズに動かせるのに役立っていると考えられています。

このことは、ハムストリングスが肉離れを起こしやすいのとも関係します。

ハムストリングスは、股関節が屈曲、膝関節が伸展した位置で、最も引き伸ばされます。例えばハードル走のとき。この姿勢（**図12**）には、腸腰筋と大腿四頭筋が主動筋になります。ハムストリングスには不都合な状況で、もしハムストリングスまでへタに収縮したら、自分で自分をちぎってしまいます。

つまり、怪我をしないために大切なのは、ストレッチ、ウォーミングアップ、そして、適切なフォームと筋収縮のシークエンスを体に（神経科学的にいうと、小脳に）覚えさせるための走り込みです。…私はハードル走の練習はやったことないんで、知らないですけど。

下腿の切れ上がりと泣き所

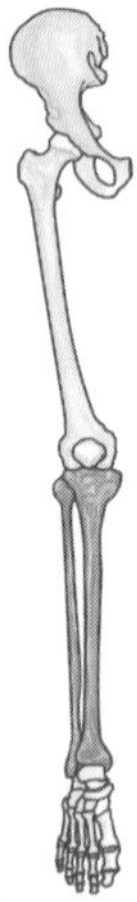

下腿の深筋膜は、四肢のなかでも特に強靱です。浅筋膜を剥離すれば、光沢のある筋膜が下腿を覆っている様子を見られるはずです。

下腿の筋も筋膜でコンパートメントに仕切られています。筋の数が多くて話が散漫になりがちですが、コンパートメントで整理しながら学びましょう。

「弁慶の泣き所」っていいますよね。脛骨の前面では、皮膚のすぐ下に骨膜があります。そのせいで、ぶつけると直接骨膜に響いて痛いんです。でも、本当の「泣き所」はコンパートメントです。後で説明しますね。

下腿の外側コンパートメント

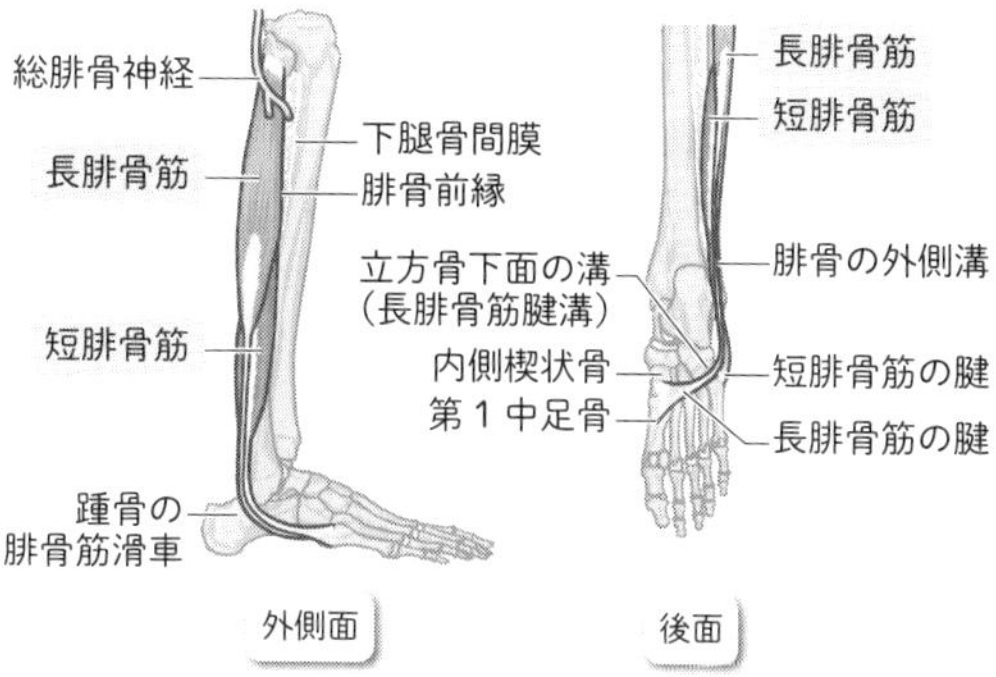

図13　下腿の外側コンパートメント

外側コンパートメントを最初に説明します。理由は2つ。筋が2つしかないので話が簡単なこと（覚える数が少ないっていいですよね）。もう1つは、注意したい神経の分岐があること。

ここにある筋は、**長腓骨筋**と**短腓骨筋**の2つです（**図13**）。短腓骨筋は足の外側を、長腓骨筋は足底を回り込んで内側を引っ張ります。脚の底屈（つま先を伸ばす）と外がえし（足を外側にひねる）になります。

支配神経は**浅腓骨神経**です。じつは、**坐骨神経**からわかれた**総腓骨神経**が深・浅腓骨神経に分岐するんですが、それが長腓骨筋の中なんです。この部分は体表と骨に近いために圧迫されやすく、麻痺を起こしやすいポイントです。外傷のほか、ブーツ、キツいストッキング、脚を組んだ姿勢でも起こります。足を動かしにくくなります。

10％くらいの人で欠損してます。他の哺乳類には、足底筋が足底腱膜につながっているのもいます。ここら辺の事情は、長掌筋に似てます。

膝窩にあるのが、**膝窩筋**。下腿を内旋させて膝関節のロックを外す筋でしたね。下腿三頭筋に隠れているのが、**長趾屈筋**、**後脛骨筋**、**長母指屈筋**です。足根管（※3）を通って、足の底屈や内反、指の屈曲に働きます。後脛骨筋は、前脛骨筋・長腓骨筋とともに、足弓維持にも役立っています。

コンパートメント症候群

高校の男子サッカー部の2年生。練習試合中、相手選手のスパイクが脛に当たり、痛みのために退場になりました。すぐに氷枕で冷やして痛みはいったんおさまったといいます。帰宅後、痛みが増してきたので氷枕を外してみると、下腿がパンパンに硬く腫れ、痛みがどんどん増しています。心配した家族が救急車をよびました…。

コンパートメント症候群です（お話は架空です）。下肢の深筋膜は、他の部位に比べて特に厚くて強靱です。それがさらにコンパートメントに区切られています。そこに打撲や骨折が起こると、中の筋が炎症で腫れてきます。しかし丈夫な筋膜のために、腫れで生じた内圧の逃げ場がありません。いずれ血管が圧迫されて血流が途絶えてきます。虚血によってさらに炎症が助長され、またさらに圧力が高まります。しまいには神経や筋が障害されてきます。悪循環です。止められません。悪くすれば、脚を失うことになります。横紋筋壊死といって、筋が一気に壊死すれば命にもかかわります。筋細胞から血中に漏れたタンパク質が腎臓に詰まって急性腎不全になり、漏れたカリウムによって心臓が止まります。

下腿の最初のところで予告した、**本当の泣き所**です。

筋膜で囲われた空間であればどこでもコンパートメント症候群は起こり得ます。筋膜が厚くコンパートメントが狭く、外傷を受けやすい下腿は、特にこれを起こしやすいです。筋を鍛えているアスリートでは慢性的にコンパートメント内圧が高いので、特に高リスクです。マラソンなど激しい運動で筋が障害されても起こり得ます。

治療の話は、ちょっと恐いかもしれないので、次の行からうす目で読んで下さい。

急いで麻酔・消毒して、皮膚を切り、深筋膜を切り開きます。筋膜切開、減張切開という治療法です。すると内圧が逃げて、腫れた筋がモリモリと切り口から盛り上がります。腫れが引くまで傷を開いたまま濡れたガーゼを当ててカバーしておきます。

※3　脛骨の内果と踵骨との間のくぼみ。足底に向かう腱、血管、神経が通り、靱帯が束ねている。

足の中の手の名残り

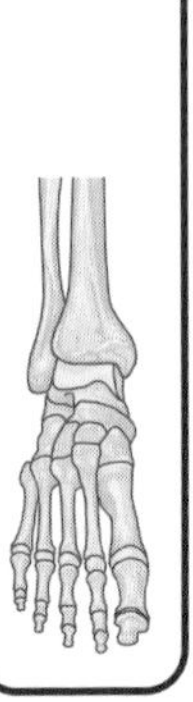

足は手ほどには器用に動かせませんね。でも、ヒトの進化の過程でそうなっていっただけで、構造は手と似た形が保たれています。比べながら学ぶといいです。

足底

足底からみていきましょう。筋や腱がたくさんありますが、層ごとに整理してみていくと面倒がないです。

足底の皮膚は厚くて丈夫です。浅筋膜は線維のメッシュワークと豊富な脂肪でできていて、クッションになっています。解剖しようとすると硬くてたいへんですが、根気よく剥がします。

まず現れるのが、**足底腱膜**です。踵骨から趾の先まで縦に走っています。足底を保護し、縦足弓を維持します。「腱膜」といっても筋はつながっていません。ヒトでは足底筋が距骨で終わってしまうからです。

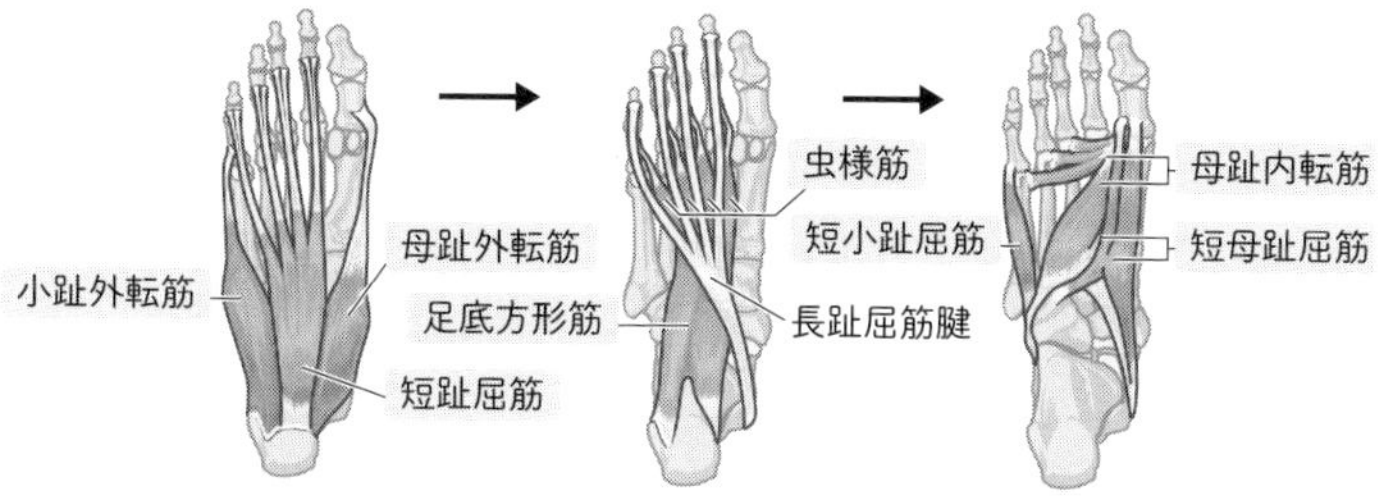

図16　足底の筋

足底腱膜を剥がすと、筋が見えてきます。4つの層に分けてみていきましょう。

最初の層にあるのが、踵骨に起始する**母趾外転筋**、**短趾屈筋**、**小趾外転筋**です（**図16左**）。手には母指対立筋、小指対立筋がありましたが、それに相当するのは足にはないです。進化の過程で失われ、ヒトは足でものを掴めなくなりました。

次の層には**長趾屈筋腱**が現れます。それと踵骨との間に、**足底方形筋**があります（**図16中央**）。足底方形筋が力の方向を変えています。

3つ目の層には、**短母趾屈筋**、**母趾内転筋**、**短小趾屈筋**があります（**図16右**）。長趾屈筋腱が趾にわかれるところに**虫様筋**があります。

最後の層が、**骨間筋**。背側骨間筋が趾の外転、底側骨間筋が内転に働くのは、手と同じです。また、前脛骨筋腱、後脛骨筋腱、長腓骨筋腱が、母趾の足根手根関節（TM関節）のまわりに停止するのも見えます。これらが足弓を維持する話、覚えてますか?

足底に分布する神経は下腿の後部コンパートメントから入ります。

足背

足背の話はすぐすむと思います。下肢はあとこれだけなんで、あとちょっとですよ。下腿の前部コンパートメントからやってくるのが、**長指伸筋**と**長母指伸筋**。踵骨に起始しているのが、**短母趾伸筋**と**短趾伸筋**。これらはいずれも深腓骨神経が支配します。深腓骨神経麻痺では足関節も趾も背屈できなくなるの、これでわかりますね。歩くときにつま先が落ちてしまい、抜き足差し足しているようになります。**下垂足**といいます。

話は以上です。

いやあ、下肢の勉強は、骨と筋と神経くらいのはずでしたが、なかなかたいへんでしたねえ。皆さんの脳内の脚も、うまく立ったり歩いたりできるといいんですが。

参考文献

（1）Ulziibat M, et al : Traditional Mongolian swaddling and developmental dysplasia of the hip: a randomized controlled trial. BMC Pediatr, 21 : 450, 2021
（2）古賀英之：ＡＣＬ損傷の受傷メカニズム．日本臨床スポーツ医学会誌，27 : 351-356，２０１９
（3）「ＰＴ・ＯＴビジュアルテキスト専門基礎　解剖学」（坂井建雄／監，町田志樹／著），羊土社，２０１８

まとめ

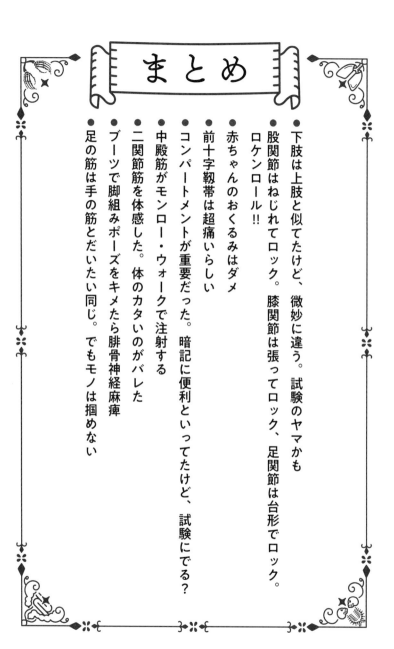

- 下肢は上肢と似てたけど、微妙に違う。試験のヤマかも
- 股関節はねじれてロック。膝関節は張ってロック、足関節は台形でロック。ロケンロール!!
- 赤ちゃんのおくるみはダメ
- 前十字靭帯は超痛いらしい
- コンパートメントが重要だった。暗記に便利といってたけど、試験にでる？
- 中殿筋がモンロー・ウォークで注射する
- 二関節筋を体感した。体のカタいのがバレた
- ブーツで脚組みポーズをキメたら腓骨神経麻痺
- 足の筋は手の筋とだいたい同じ。でもモノは掴めない

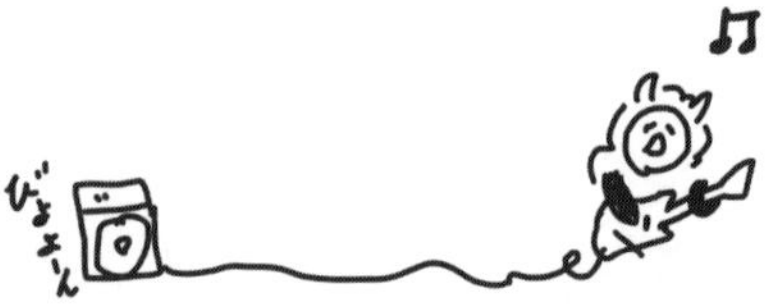
びょょ〜ん

第9章

頭頸部

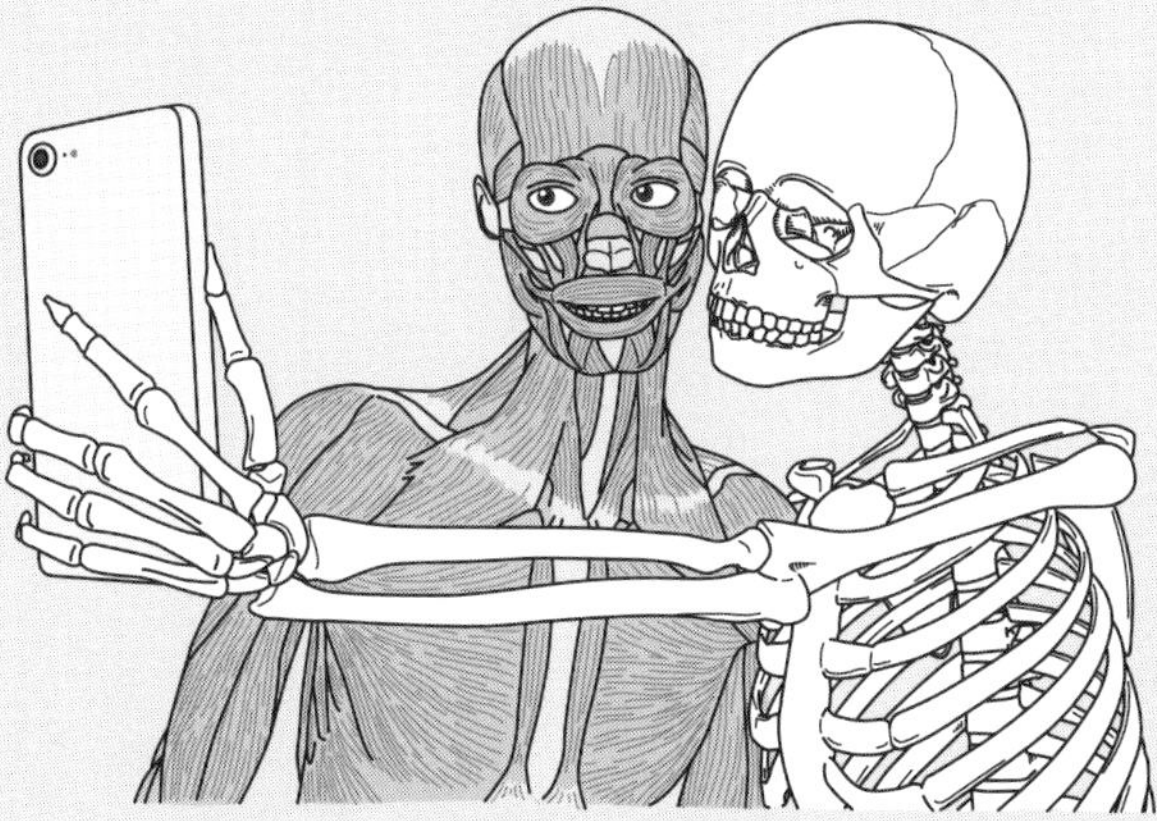

解剖学も残すところ頭頸部。解剖学の教科書には、頭頸部だけで全体の3分の1くらいになるのもあります。つまりここがラスボス中のラスボス。休憩して、これまでの成果をふり返り、ライフを増やしましょう。

いつもどおり、骨格からです。

頭蓋骨はパズル仕立て

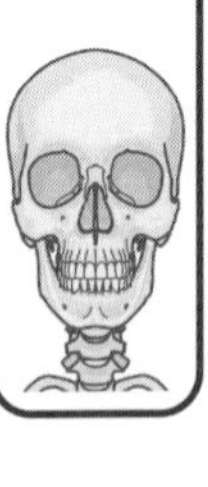

医学関係では、**頭蓋骨**を「とうがいこつ」と読みます。頭蓋（とうがい）だけでも同じ意味です。

頭蓋骨は、多数のパーツが組合わさってできています（**図1**）。**下顎骨**は顎関節（がくかんせつ）で、舌骨は靱帯と筋でつながっていて、可動です。他はすべて**縫合**（ほうごう）で結合していて動きません。縫合は、ジグソーパズルのようなギザギザの曲線で骨同士が噛み合っている結合です。

頭蓋骨は、全体を見ても、パーツ個々でみても、穴や管があったり突起があったり、複雑な形をしています。ここはまず、頭蓋骨を大きく2つに分類してみましょう。脳頭蓋と顔面頭蓋です。**脳頭蓋**の中には脳が入っています。脳頭蓋がガチャのカプセルだとしたら、てっぺんの丸い蓋の部分を**頭蓋冠**（とうがいかん）といいます。**顔面頭蓋**は脳頭蓋の前にあって、いろいろな臓器

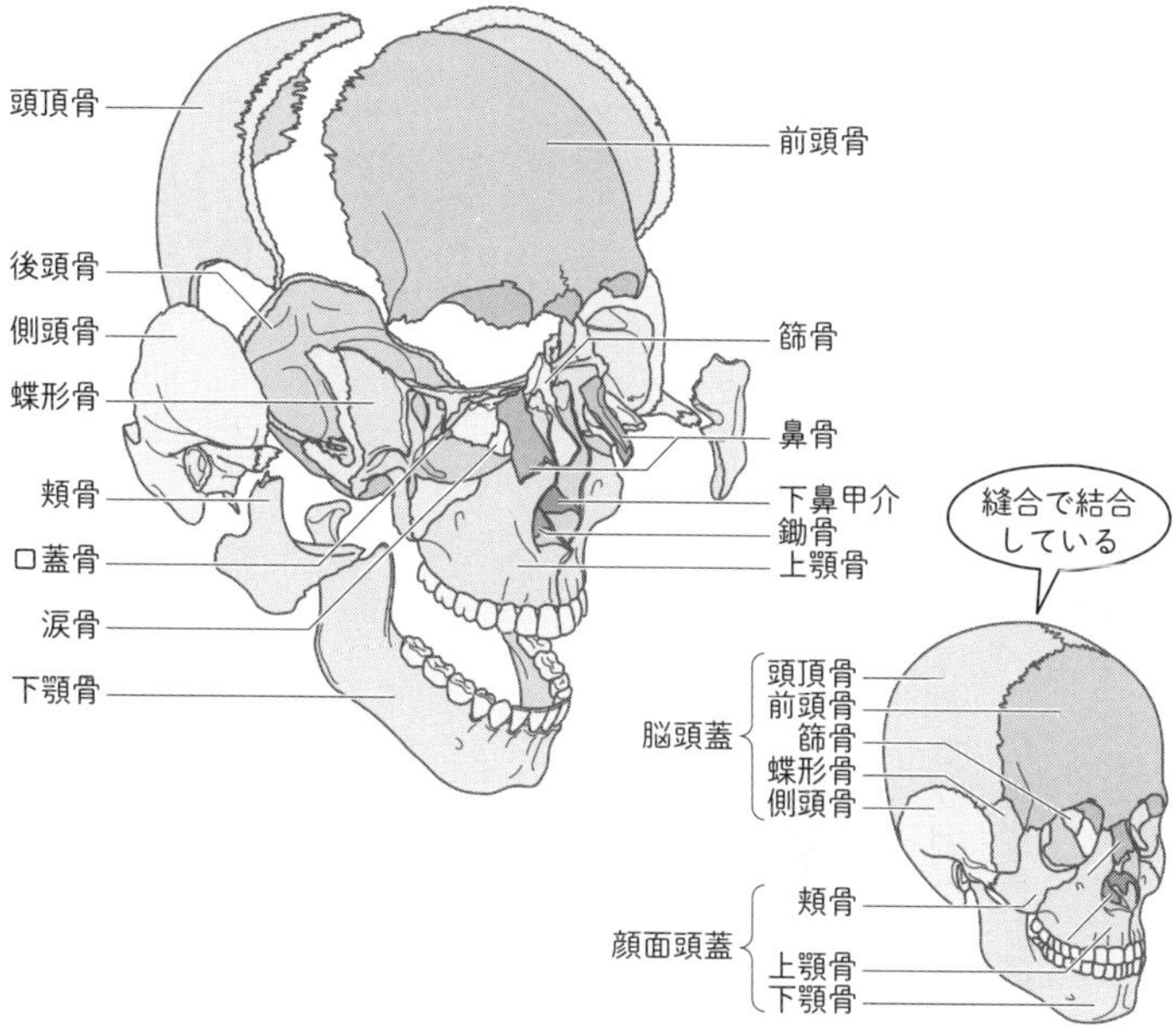

図1　頭蓋骨

参考文献1、2をもとに作成

や感覚器を納めています。

頭蓋骨の穴はたくさんあって…

頭蓋骨をみると、いろいろな大きさ・形の穴がたくさんあります。それぞれに決まった血管や神経が通っています。それを知っていると、穴に何かあったときにどんな症状が出るか、逆に症状からどの辺りに問題があるか、推測できます。

頭蓋の底のまんなかにひときわ大きな穴が空いています。**大後頭孔**（だいこうとうこう）です。ここは頭蓋腔から脊柱管に続く穴で、脊髄が通ります。

この他にも小さな穴がたくさんあ

ります。名前のある穴だけでも、正中に1つだけあるのが3つ、左右にあるのが片側30余り、小さな穴の集合体が片側1になります。顔面の神経でちょっと練習してみましょうか。

脳神経の5番目、**三叉神経**（CN・V）は、その名のとおり3本に枝分かれします。**眼神経**・**上顎神経**・**下顎神経**です。V_1・V_2・V_3というように下付数字であらわします。それぞれ通る穴が決まっていて、**上眼窩裂**・**正円孔**・**卵円孔**といいます。三叉神経の枝はこれらの穴を通って、それぞれ額、頬、下顎の感覚を伝えます。

自分の顔を指で押しても確かめられるので、やってみましょう（※1）。眉のあたりの骨の縁に、押すと痛いところがあります。眼神経です（穴と神経の名前は眼窩上切痕と眼窩上神経に変わります）。その真下の頬の辺りを押すとまた痛いところがあります。上顎神経です（眼窩下孔と眼窩下神経）。その真下の下顎にも、押すと痛いところがあります。下顎神経です（オトガイ孔とオトガイ神経）。頭の奥でこれら3本が合流する様子を想像してみましょう。

それにしても不思議です。小さな穴にピッタリの太さの血管や神経が間違いなく通っています。血管や神経が都合よく穴を見つけて通るんでしょうか？　いや、そんなわけないです。**神経や血管が通るのが先で、その後に骨が周囲にできるんです。**

ガクっとなるからガク関節

…すいません、見出しが寒かったですね。

耳孔の少し前を触りながら、口を軽く開け閉めしてください。骨の動くのがわかります。下顎骨の**関節突起**が、側頭骨の**下顎窩**（かがくか）に接して**顎関節**をつくっているところです。

関節突起に触れながら、口を大きく開けてみましょう。顎（あご）がガクッとなる感じがして、下顎骨が前方にズレます。側頭骨の**関節結節**というでっぱりを下顎骨の関節突起が乗り越える瞬間です。口を軽く開け閉めしている間は関節突起は下顎窩に納まっていますが、関節突起を前方にずらすことによって口を大きく開けられるようになるのです。

このスライディングをうまくやっているのが、関節の中にある軟骨、**関節円板**です。骨どうしの当たりを和らげ、関節の隙間を埋めながらも、いい具合に可動性を増しています。これがうまくいかなくなると、口を開けにくくなる顎関節症（がくかんせつしょう）や、顎が外れやすくなる習慣性顎関節脱臼につながります。

※1　三叉神経の診察にも利用されます。

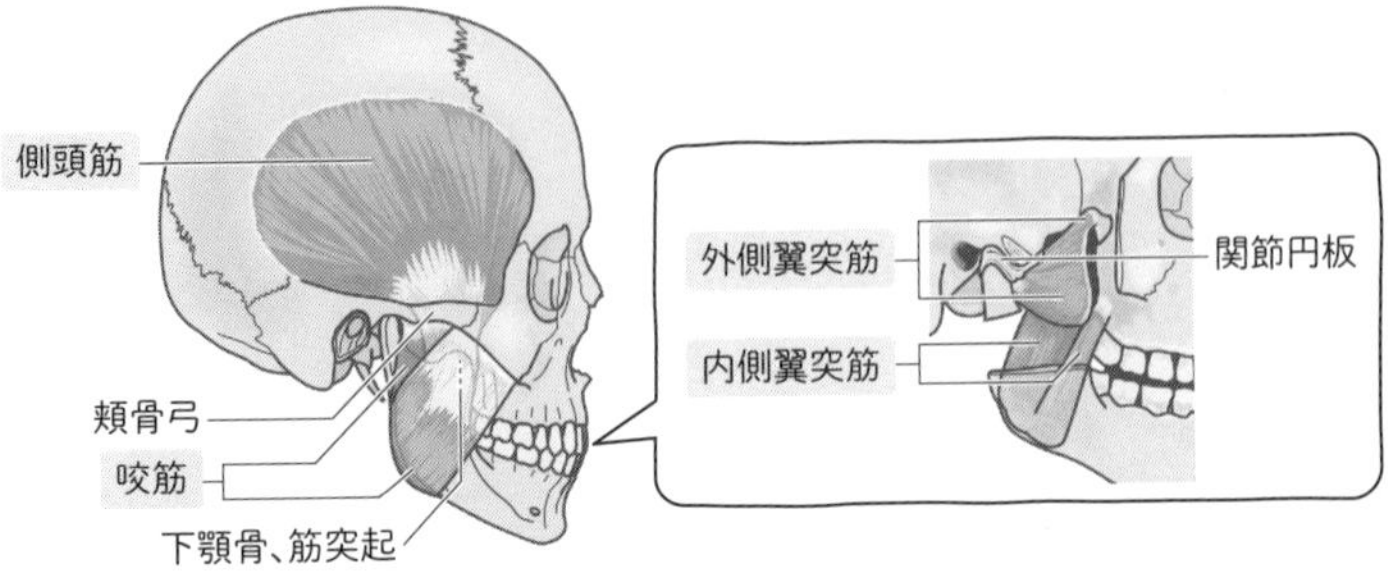

図2　咀嚼筋

咀嚼筋

咀嚼筋（そしゃくきん）は、下顎を動かす筋のうち、三叉神経第3枝、**下顎神経**（CN・V_3）の運動根が支配する筋をいいます。

咬筋と**側頭筋**は体表からも触れられます（**図2**）。ほっぺたやこめかみに触れながら歯を食いしばると、筋の硬くなるのがわかります。

内側翼突筋・外側翼突筋は下顎骨の向こう側にあって触れられません。頭蓋底から起始して、外側翼突筋は顎関節に、内側翼突筋は下顎骨の内側面に停止します。「アイーン」と顎を前に出してみてください。両側の内側翼突筋が下顎骨を前に引き出しています。メジャーリーガーっぽくバブルガムをすりこぎのように噛んでみましょう。内側翼突筋・外側翼突筋が片側ずつ左右交互に働いて下顎骨を左右に動かしています。

口を開ける筋は？　下顎の下にある筋が引っ張っています。支配神経が異なるので咀嚼筋の範疇に入っていないだけです。

頸はアタマと胴のツナギ以上

頸部は頭部と胸部との間ですが、ただのツナギではありません。

顎を上に向けて、頸に「イィ～」と力を入れるとスジが立ちますよね。**広頸筋**です。頸部の浅筋膜の中にある皮筋で、下顎骨に起始し鎖骨の辺りの真皮に停止しています。広頸筋の下に深筋膜があります。頸部も深筋膜がコンパートメントをつくっているので、先にそれをおさえておきましょう。

まず、**浅葉**（せんよう）。頸部全体を包みます。その中にさらに筋膜の鞘（さや）があって、筋・内臓・血管を大まかに区分けしています。頸部の深層の筋を椎骨とともに囲むのが、**椎前葉**（ついぜんよう）です。**気管前葉**は、咽頭・喉頭・気管・甲状腺・食道など、頸部の内臓を包みます。頸部の太っとい血管、総頸動脈・内頸静脈を包むのが、**頸動脈鞘**（しょう）です。頸動脈鞘には迷走神経も通っています。

咽後膿瘍というのがあります。椎前葉と気管前葉との間にある、椎前隙というスキマの細菌感染です。喉や鼻の感染がきっかけになりますが、この空間が胸部までつながっているので危険なのです。

頸部浅層の筋

頸部の浅葉にある筋でまず目立つのが、**胸鎖乳突筋**(きょうさにゅうとつきん)です。起始が胸骨と鎖骨、停止が側頭骨の乳様突起という、そのまんまの名前です。じつは私が最初に覚えた筋の名前がこれで、解剖学楽勝じゃんと思ったものでした。その後絶望していきましたけどね。

胸鎖乳突筋は、鎖骨とともに頸部の魅力的なフォルムをつくります。ちょっと顔を右上に向けてください。左の胸鎖乳突筋の作用です。では、まっすぐ上を向いてください。両側の胸鎖乳突筋が働いています。胸鎖乳突筋は僧帽筋と発生もとが同じなので、支配神経も同じ**副神経**(CN・XI)です。

胸鎖乳突筋をめくると、頸部から下顎にかけてたくさんの筋が見えてきます。舌骨の下の筋をまとめて**舌骨下筋**、上のを**舌骨上筋**といいます。舌骨と喉頭をこれらの筋が吊していて、支えになり、動かしています。顎舌骨筋、胸骨舌骨筋というように、たいていは起始停止が筋の名前になっています。

頸神経叢

広頸筋を剥がすあたりで少しずつ神経が見えてきているのですが、そのもとになるのが**頸**

神経叢です。頸神経のＣ１～Ｃ５の前枝からできます。腕神経叢や腰神経叢と比べると小さな神経叢です。

とはいえ、いくつか重要な枝があるのでおさえておきましょう。まず、ダントツに重要な**横隔神経**。Ｃ３～Ｃ５由来で、縦隔を通って横隔膜を支配します。次が**頸神経ワナ**。舌骨下筋を支配します。神経がループ状になっていて、上手に剖出できると印象的です。スケッチ課題のネタによく使われます。

感覚神経でいうと、**小後頭神経**と**大耳介神経**。大後頭神経と合わせて、後頭部の知覚を支配しています。後頭神経痛というのがあって、これらが原因になります。

頸動脈でドキドキ

喉頭のわきにそっと指を当てると、元気な拍動に触れられます。**総頸動脈**です。救急で脈があるかをみるときに最初に試すポイントです。総頸動脈に並んでいるのが**内頸静脈**。それらの間には、迷走神経（ＣＮ・Ｘ）が通っています。これらを束ねているのが、**頸動脈鞘**です。

総頸動脈の拍動に触れながら上に辿ると、少し膨らんだ部分があります。総頸動脈が内頸動脈と外頸動脈に分岐するところです。**内頸動脈**は頸動脈管を通って頭蓋内に入り、脳を栄

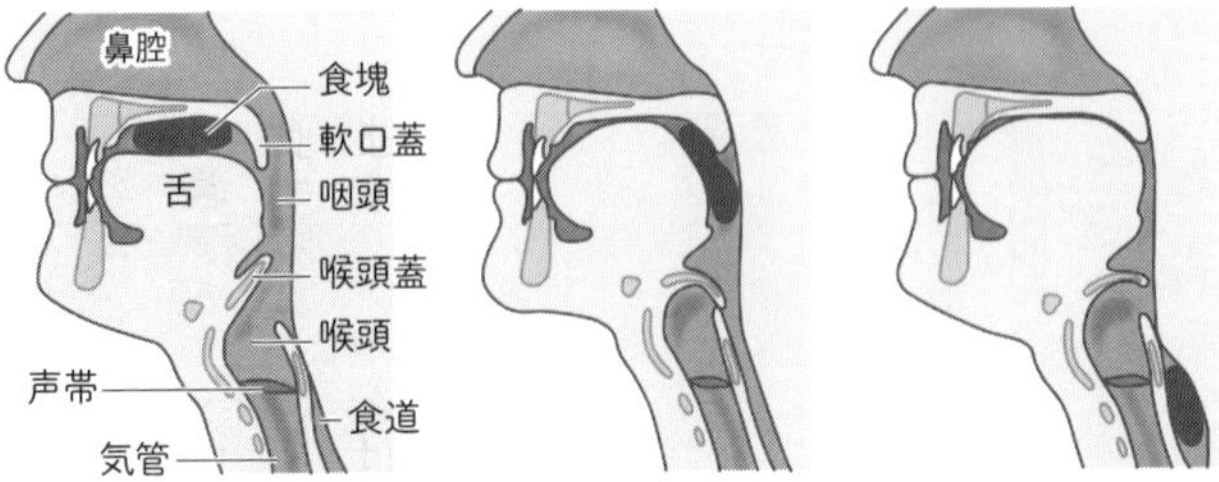

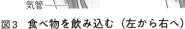

図3　食べ物を飲み込む（左から右へ）

養します。**外頸動脈**は頭蓋の外と、頭蓋内でも硬膜だけ栄養します。役割分担がハッキリしてます。

　この分岐部にはセンサーがあります。米粒くらいの塊が、**頸動脈小体**（しょうたい）。血中の酸素・二酸化炭素・pHを感知します。また、内頸動脈起始部の膨らんでいる部分を**頸動脈洞**（どう）といい、血圧を感知します。よく見るとこのあたりに細かな神経がきているのがわかるはず。**舌咽神経**（Ⅸ）の枝です。

喉頭

喉頭（こうとう）は、いくつかの軟骨に支えられた管です（**図3**）。上は咽頭（いんとう）に、下は気管につながります。消化器系と呼吸器系が、咽頭から喉頭にかけて交差しています。**咽頭交差**といいます。気道と消化管が同じ管を交差するので、呼吸と嚥下は同時にはできません。やったら誤嚥（ごえん）します。

　つまり、喉頭の大切な役割は、咽頭交差をうまくやることです。食べ物と空気とを交通整理するわけです。そもそもなんで交差してるんだ？と思いますが、進化の成り行きでそうなっちゃったんです。
呼吸しているときには、**軟口蓋**が下がって、鼻腔から咽頭へ空気が流れます（**図3**）。喉頭は全体に下がり、**喉頭蓋**が開きます。声帯も開いて空気を咽頭から気管へ通します。
嚥下のときには、**口蓋垂**（ノドチンコ）といっしょに軟口蓋が咽頭後壁に押しつけられ、食べ物が鼻腔に入るのを防ぎます。喉頭が引き上げられ、喉頭蓋が倒れて喉頭の入口を塞ぎます。食べ物は喉頭蓋の両脇にある**梨状陥凹**という隙間をすり抜けて、食道に向かいます。万一、食べ物が喉頭にまぎれ込んでも、すかさず**声帯**が閉じてガードし、咳で押し戻します。つまり声帯の働きはもともと、誤嚥を防ぐシャッターなのです。
声帯を動かしている筋を支配するのが、迷走神経（CN・X）からくる**上喉頭神経**と**下喉頭神経**（反回神経）です。反回神経は胸部を遠回りしてくるので、胸部の病変（肺がんや大動脈瘤）で麻痺することがあります。声帯が開きにくくなり、片方だと嗄声（声がれ）、両方だと呼吸困難になります。

赤ちゃんは呼吸と嚥下を同時にできる？

赤ちゃんは息をしながらおっぱいを飲める、といわれることがあります。新生児は成人より喉頭の位置が高いために、喉頭蓋が口蓋垂に後ろから連結し気道を分離するといいます。

「同時息おっぱい仮説」としておきましょう。1969年に記載されてから広く知られるようになりました。[3]

実際には赤ちゃんは、おっぱいを吸う・飲み込む・息をするという一連の反射で、おっぱいを飲んでから息をしています。[4] 研究対象が赤ちゃんなので検証困難なところはありますが、実際にX線やエコーで確認すると、赤ちゃんの喉頭蓋が口蓋垂に届くことはなく、嚥下のときには軟口蓋が鼻腔を閉じています。大人と基本は同じで、「同時息おっぱい仮説」は否定的です。[5]

今の教科書や専門誌にも「同時息おっぱい仮説」をみかけることがあります。検索するとネットにも少なくないです。インターネットミームってやつですね。

喉にボールペンを刺してはいけません

「のどぼとけ」に触れてください。**甲状軟骨**です。頸部の目安によく使われますが、男性の方が目立ちます。思春期以降に男性ホルモンに反応して大きくなるのです。中にある声帯も大きくなるので、声が低くなります。声変わりですね。女性でも小さいながら同じ変化は起こります。

ちなみに、火葬後の遺骨にも「のどぼとけ」がありますが、そちらは軸椎です。歯突起の突き出ている様子が、座禅している仏様に似ていることからそうよばれています。甲状軟骨の方は燃えてしまうので残りません。とはいえ、火葬ではコラーゲン線維が燃えてしまうので軸椎も脆く崩れやすくなります（解剖の話をしないと…）。

甲状軟骨から指をそのまま下に滑らせると、小さなくぼみのあとにまた硬いものに触れられます。**輪状軟骨**です。その先は弾力のある軟骨が続きます。気管です。

甲状軟骨と輪状軟骨の間のくぼみには**輪状甲状間膜**という線維性の膜が張っています。声帯から上が詰まって呼吸できなくなったとき、緊急的に輪状甲状間膜を穿刺ないし切開してカテーテルを通すことがあります[6]。映画やマンガに、窒息しかかっている人の喉にエイヤッとボールペンを突き刺すシーンがありますが、誤りです。カテーテルの代わりになるというんですが、実際にはムリだし、まわりを傷つけてしまい危険です[7]。

甲状腺と上皮小体

喉頭と気管の移行部に載っているのが、**甲状腺**（こうじょうせん）です。チョウチョの形をした、赤褐色のぷにっとした感触の組織です。甲状腺の裏側を探すと、ちょっと黄色っぽい米粒くらいの大きさのものが、左右2つずつ見つかります。**上皮小体**（じょうひしょうたい）（副甲状腺）です。どれも、ホルモンを分泌する内分泌器官です。

甲状腺ホルモンは体の代謝を高めます。また、甲状腺は血中のカルシウム濃度を下げるカルシトニンも分泌します。上皮小体ホルモンは逆に、カルシウムの血中濃度を上昇させます。甲状腺の代表的な疾患に、バセドウ病と橋本病があります。どちらも喉が甲状腺のチョウチョの形に腫れてきます。バセドウ病は甲状腺ホルモンの分泌が亢進、橋本病は逆に低下します。

ちなみにカエルでは、オタマジャクシからカエルになる変態を甲状腺ホルモンが促進します。同じホルモンなのに作用がヒトと全然違うんですね。

美人というも…

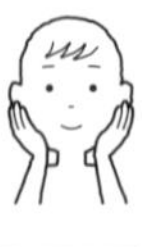

顔面を見ていきましょう。「美人というも皮一重」なんていう成句が日本語にも英語にもありますが、もちろん皮膚だけではありません。いや、心の美しさとかをいいたいのではなく、顔が動くしくみです。実習で皮膚を薄ぅく少しずつていねいに剥がしていくと、**表情筋**（顔面筋）が見えてきます（**図4**）。表情筋は真皮に停止する皮筋です。広頸筋も表情筋の範疇です。**表情筋は哺乳類にだけあります**。マウスやイヌや霊長類も、互いのコミュニケーションに

表情筋を使っています。[8] もっとも、同じ感情でもヒトとイヌとでは表情の形が違うようです。[9] 種を越えて共通する機能は、眼を閉じることと口を閉じることです。

表情筋の支配神経は**顔面神経**（CN・Ⅶ）です。顔面神経は顎の後ろの方にある耳下腺（唾液を分泌します）を貫いて顔面に出てきます。耳下腺の中で、額・頬・下顎と大きく3～4本に枝分かれしています。

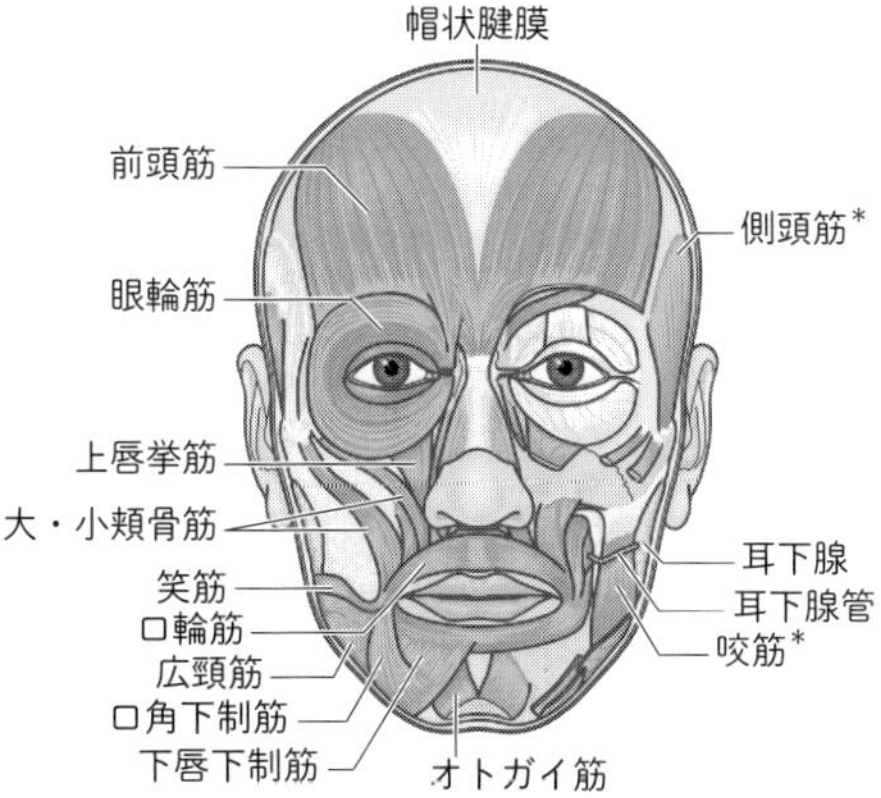

図4　表情筋と咀嚼筋（＊）

そういうわけで、顔面の運動は顔面神経です。一方、顔面の知覚は三叉神経（Ⅴ）です。ただし、咀嚼筋は三叉神経の枝の下顎神経（V_3）です。ややこしいですね。あとでまた整理しますね。

顔面神経麻痺

顔面神経（CN・Ⅶ）のメインの働きは表情筋の支配ですが、運動神経以外の成分も含んでいます。副交感神経の成分は、涙腺、唾液腺、鼻粘膜線の分泌を促します。**舌**（ぜつ）の味覚を伝える感覚神経（**鼓索神経**）も出しています。

顔面神経が麻痺すると、片方だけ顔が垂れ下がり口が開いてきます。歯医者さんで麻酔したときに、うがいの水が口から漏れたことないですか？そんな感じです。ちょっと診断してみましょう。

まず、原因が脳にあるのか末梢神経なのかを区別します。**両方の額にシワを寄せられたら中枢性**で、片方だけ動かなければ末梢性です。額だけ両側の中枢から支配されているからなんです。中枢性の場合、脳梗塞のことが多いです。

骨折など末梢で神経が傷ついた場合、その場所によって症状が変わってきます。ごく末梢の方だと表情筋麻痺だけですが、もとの方になると、唾液や涙が出にくくなったり、味がわからなくなったり、聞こえが変になったりします。

ベル麻痺といって、ウイルス感染や自己免疫で顔面神経が麻痺することもあります。ほとんどの人は数カ月で治ります。この「ベル」は、「ベル＝マジャンディの法則」にも出てくる解剖学者、チャールズ・ベルです。

細かい話で恐縮ですが、顔面神経は耳下腺の中を通過するにもかかわらず、支配する唾液腺は舌下腺・顎下腺だけで、耳下腺は舌咽神経なんですよね。

頭頸部は節だらけ

頭頸部は複雑怪奇な形のものばかりですが、発生をさかのぼって単純な構造から見返すと、理解しやすくなります。ちょっとやってみましょう。

成体になるとわかりにくいですが、発生中の胚の体は節がつらなってできています。体幹部で節をつくっていたのは、**体節**でしたね（86頁）。頸部では体節に加えて、高度に分節した構造が腹側にもできます。**咽頭弓**です。

咽頭弓は、咽頭を囲んでできます。咽頭弓は軟骨や血管で膨らみ、間は溝になります。咽頭内の溝を咽頭嚢、体表の溝を咽頭溝といいます。**咽頭弓は全部で6対**あり、吻側（口に近い方）から第1、第2と数えます。ただし、第5はできかけのうちに消え、第6は第4に合わさってしまいます。

それぞれの咽頭弓から、特定の構造がつくられ変化していきます。成体での形や場所はもとかけ離れていきますが、もとの神経・筋・骨の間の関係は保たれてます。つまり、支配神経を学ぶときに**咽頭弓の番号で分類したら覚えるのがラク**ってことです。人間関係だって、むかしのよしみとかシガラミとかが大切ですよね。いくつか見ていきましょう。

第1咽頭弓から上顎骨の下部・下顎骨・咀嚼筋ができるのは、ぜひ覚えておきたいです。脊椎動物の特徴はいろいろありますが、1つ重要なのは、獲物にガブリと噛みつけることです。これを可能にしたのが、顎を発明したことです。第1咽頭弓には、上顎神経（CN・V_2）と下顎神経（V_3）が通ります。咀嚼筋が下顎神経支配なのはそういう縁なんです。

表情筋は第2咽頭弓からでき、そこを通る顔面神経（Ⅶ）が支配神経になります。**第4～6咽頭弓からは喉頭**の軟骨や筋ができ、迷走神経（Ⅹ）が通ります。迷走神経が遠回りしてでも（反回神経）声帯を動かさなきゃいけないのは、このしがらみなんです。

咽頭弓自体は脊椎動物に特有ではありません。脊索も体節もないような、さらにむかしの新口動物から、咽頭弓はありました。咽頭弓のもともとの働きは、水といっしょに吸い込んだ食べ物を鰓孔（咽頭溝と咽頭嚢がつながったもの）で漉しとる「ろ過摂食」です。

脊椎動物への進化のときに、咽頭弓から顎ができて獲物に噛みつけるようになり（能動的捕食）、ろ過摂食のニーズが減りました。その代わり、咽頭弓の血管が呼吸に使われたり（鰓）、咽頭からできた袋が肺になったりと、いろいろに使い回されていきます。頭頸部が複雑なのは、そんな長年の（というか数億年の）事情があるのです。

頭のない「サカナ」とヒトの頭

脊椎動物の祖先に当たる脊索動物では、体を支えるのが脊索で、椎骨はまだ進化していません。そのなかでも原始的なつくりを今も残している動物に、ナメクジウオがあります。その流線型の体には端から端まで脊索と体節があります。つまり頭がありません。こういう状態から脊椎動物の頭がどう生じたのか？　神経堤細胞が、そのきっかけだと考えられています[10]。神経堤は脊椎動物にだけ生じます。

頭部の神経堤細胞は遊走して頭頸部のいろいろな構造に変化していきます。頭頂骨などの平らな骨は神経堤細胞から膜内骨化でできますし、咽頭弓に遊走した神経堤細胞は軟骨を経て顔面頭蓋の多くをつくります。

頭頸部の断面をみる

咽頭とその仲間たち

咽頭（いんとう）は、横紋筋でできた多機能な管で、いろいろなものとつながっています。まず鼻腔と喉頭につながっているので、気道として働きます。口腔と食道につながっているので、消化管でもあります。口腔と咽頭との境目に**扁桃**（へんとう）というリンパ組織があり、免疫系でもあります。そして咽頭にも味蕾（みらい）があって味覚を感じてもいます。**耳管咽頭口**が**耳管**を経て中耳につながり、中耳内圧の安全弁になっています。ダイビングでやる「耳抜き」は、これを利用しています。

PCR検査や抗原検査、受けたことありますか？　サンプルをどこからとるかは病原体によりますが、インフルエンザの場合は鼻腔の後ろの咽頭から綿棒で粘液を吸いとります。なんとなく鼻から上向きに綿棒を挿しがちですが、それはマチガイ。正解は「顔面に直角に綿棒を挿す（そっとね）」です。

鼻腔

鼻腔（びくう）は鼻の奥に拡がっている空間です。**外鼻孔**（鼻の穴）に続いて左右2つにわかれていて、後方の**後鼻孔**で咽頭につながります。左右を分ける正中の**鼻中隔**はツルッとした壁ですが、外側（耳に近い側）の内壁にはでっぱりが上・中・下の3つあります。**鼻甲介**（びこうかい）といい、鼻粘膜の面積を増やして、吸気を加温・加湿するのに役立っています。鼻腔のてっぺんの壁には**嗅神経**（きゅう）（CN・I）が分布しています。においを嗅ぐときにクンクンするのは、そこに外気を送り込んでいるのです。
外鼻孔の近くは皮膚からの続きで、**鼻前庭**といって鼻毛が生えています。それより奥は鼻粘膜に覆われます。鼻粘膜には細い動脈の吻合が多いです。鼻中隔の前部に特に吻合が多く、鼻出血を起こしやすい場所です。**キーゼルバッハ部位**とよばれています。

鼻甲介の裏とか隅には、**副鼻腔**に続く穴がみつかります。副鼻腔は、前頭洞・上顎洞・篩骨洞・蝶形骨洞というように、鼻腔のまわりの骨の中にある空間です。どれも盲端になっていて、感染すると治りにくいことがあります。

口腔

口腔（こうくう）は、上顎骨と下顎骨に囲われた空間です。他にも、口蓋骨・蝶形骨・側頭骨・舌骨も口腔をつくります。

口腔の上壁を**口蓋**といい、骨のあるところを**硬口蓋**、その後ろの筋でできているところを**軟口蓋**といいます。軟口蓋の後端に**口蓋垂**（ノドチンコ）が下がっています。その両側にある膨らみが**口蓋扁桃**（扁桃腺）です。リンパ組織なので、感染があると腫れてきます。扁桃腺炎ですね。

口腔底（舌と歯ぐきの間のくぼみ）は筋でできています。顎舌骨筋とオトガイ舌骨筋です。その上に載っているのが**舌**（ぜつ）です。舌は横紋筋の集合体で、**舌下神経**（CN・Ⅻ）が支配します。表面には粘膜の凹凸があります。**舌乳頭**です。ここには**味蕾**（みらい）があり、味覚を検知しています。舌の前3分の2の味覚は**鼓索神経**（Ⅶ）、後ろ3分の1は**舌咽神経**（Ⅺ）が伝えます。

舌をもち上げると舌の裏に立ち上がるスジが舌小帯で、その両側の口腔底にボコボコが並びます。よく見ると、ここに**顎下腺**と**舌下腺**が開口しているのが見えます。アクビをしたときに唾液がピュッと出たことないですか？　顎下腺が押されて出るんです。この流れでいうと、ほっぺたのうちがわに、**耳下腺**が開口しています。こちらは自分の口ではわかりにくいです。

上顎と下顎には**歯**が並びます。ヒトは雑食なので、切歯（片側2本）・犬歯（1本）・小臼歯（2本）・大臼歯（3本）と、マルチパーパスなセットになってます。口で獲物を捕まえないので犬歯は小さいですが、かみ合わせを規定するのに役立っています[11]。

脳硬膜の内と外

大学にもよりますが、解剖体ではあらかじめ頭蓋冠が開かれ、脳はとり出されています。固定されにくい脳を別に処理するためです。頭蓋底を覗くと赤黒い膜で内張りされています。**脳硬膜**（のうこうまく）です。脊髄硬膜は骨との間に脂肪と静脈叢がありましたが、脳硬膜は頭蓋骨の内面にしっかり貼り付いています。

硬膜は頭蓋内をいくつかのコンパートメントに分割しています。硬膜が頭頂部の矢状面に張っている部分を**大脳鎌**（だいのうかま）といい、大脳半球を左右に分けています。硬膜が三角形の部屋をつくっているところは**小脳テント**です。小脳と脳幹が納まります。

脳神経の断端がたくさん見えます。硬膜を慎重に骨から剥がすと真ん中にも何かあります。**下垂体**（かすいたい）です。下垂体は11種類ものホルモンを分泌する内分泌器官です。

硬膜の中に静脈が青黒く透けています。**硬膜静脈洞**といい、脳からの静脈血を受けて内頸静脈に流します。硬膜と骨の間の空間、**硬膜外腔**には動脈が通っています。

力石徹はなぜ死んだのか？

ちばてつや（1939年～）作画、高森朝樹（1936～1987年）原作による『あしたのジョー』の矢吹丈のライバル、力石徹は、矢吹との試合直後に倒れ、そのまま亡くなりました。死因はなんだったんでしょう？　作中では、過度の減量、矢吹からテンプル（側頭部）に受けたパンチ、そのときのダウンで後頭部をロープに打ち付けたこと、と説明されています。

そのテンプル、解剖学では**プテリオン**といって、頭蓋骨で骨折しやすいポイントの1つです。前頭骨・頭頂骨・側頭骨・蝶形骨の4つの骨の縫合が集まり、他よりも骨が薄いです。この内面にちょうど中硬膜動脈が通っています。硬膜外腔は通常は隙間のない**潜在空間**になっていますが、骨折で動脈が切れるとそこに血が溜まります。**急性硬膜外血腫**です。

急性硬膜外血腫の特徴は、**受傷から症状の出るまでに時間差がある**ことです。漏れた血液が硬膜外腔に少しずつ溜まって頭蓋内圧が高まり、大脳の一部が小脳テントにはみ出して脳幹が圧迫され（**テント切痕ヘルニア**）、死に至ります。力石の場合は、第6ラウンドでテンプルへのパンチを受け、第8ラウンドで矢吹を倒し、勝利者のコール後の握手のときに昏倒したのです。

ＣＴがあればすぐに診断して治療できたかもしれませんが、力石の亡くなったのが１９７０年、日本に最初にＣＴが設置されたのが１９７５年なんですよね。

眼に物見せられて

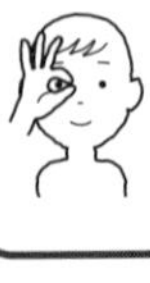

がんばった解剖学実習も終わりに近づいてきました。あとは眼と耳です。どちらも頭蓋骨を少しずつ削らないといけないので、最後になるんです。まず眼の方から。映像を神経の信号に変える器官です。

眼窩を開ける

眼球の納まっているところを**眼窩**（がんか）といいます。大小の骨が組合わさってできていて、四角錐の形をしています。その頂点を視神経が通り、中に眼球があり、底面を眼瞼（がんけん）（まぶた）が塞ぎます。

頭蓋底側から骨を割って眼窩の上壁を開くと、中はふわふわした脂肪で満ちています。眼窩脂肪です。眼は眼窩の中でいろいろに回転しますが、地球儀のような回るフレームはありません。ここでは脂肪が眼のクッションになり、支えて転がしています。どんなに痩せても、この脂肪は最後まで残ります。

外眼筋

眼や視覚の話のときは、外側を**耳側**（じそく）、内側を**鼻側**（びそく）といいます。

眼球を動かす筋を**外眼筋**といいます（**図5**）。全部で6本あります。起始は眼窩の奥にある総腱輪という輪っかで、視神経にはまっています。**外側直筋**（ちょっきん）と**内側直筋**が交互に収縮すると、視線が左右に動きます。[12] ふむ、簡単ですね。でも簡単なのはここまで。

視線を下に向けるのは、**下直筋**と**上斜筋**（じょうしゃきん）です。斜筋って何？って思いますよね。眼球の光

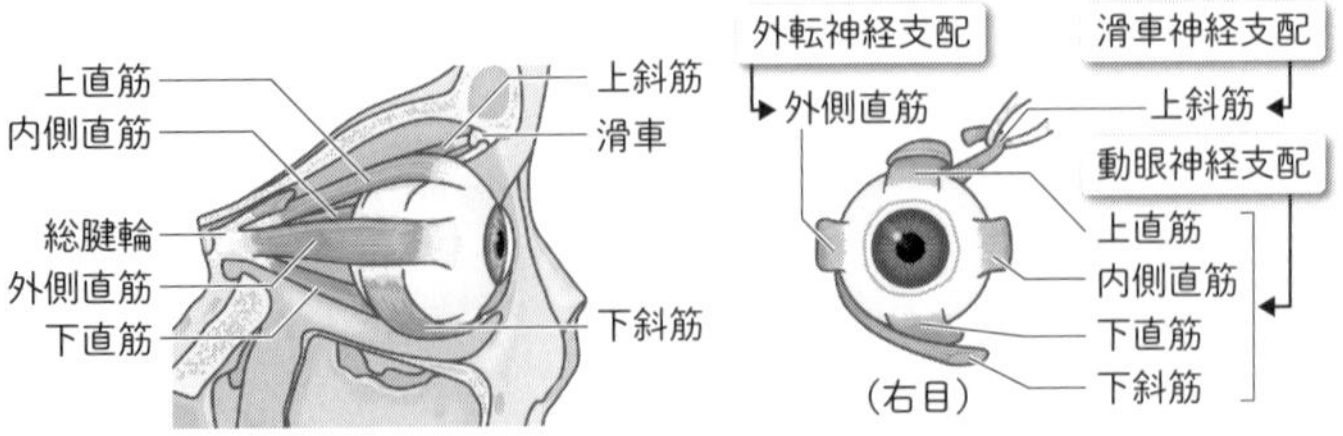

図5　外眼筋

軸と、眼窩の軸（外眼筋の引く向き）とがズレているので斜筋が要るんです。下直筋だけが働くと、視線が下に向きはしますが、同時に眼球が外旋（鼻側が上向きの回転）してしまいます。それをキャンセルするのが上斜筋です。同様に、視線を上に向けるのは**上直筋**と**下斜筋**です。

それぞれの筋の回転力を「力のモーメント」であらわしてベクトル合成してみるとわかります……高校で物理を選択してたらいいんですけど。

とはいえ、外眼筋が麻痺したらどうなるか、考えてみましょう[13]。外眼筋の支配神経の大半は動眼神経で、外直筋の外転神経と上斜筋の滑車神経だけ別になってます。

外転神経（CN・Ⅵ）が麻痺すると視線が耳側を向かなくなります。**動眼神経**（Ⅲ）が麻痺すると、逆に視線が耳側に向きがちになります。ここは簡単。

滑車神経（Ⅳ）が麻痺するとどうなるでしょう。脳神経のうち、滑車神経だけが脳幹の後面からでます。脳幹を迂回して眼窩までくるので、途中で傷つきやすいです。

下直筋は生きているので視線を下に向けられますが、眼の外旋を押さえる上斜筋が働きません。視野が回ってしまい、物が二重に見えてしまいます。階段を降りるとき、症状が強くなるので危険です。

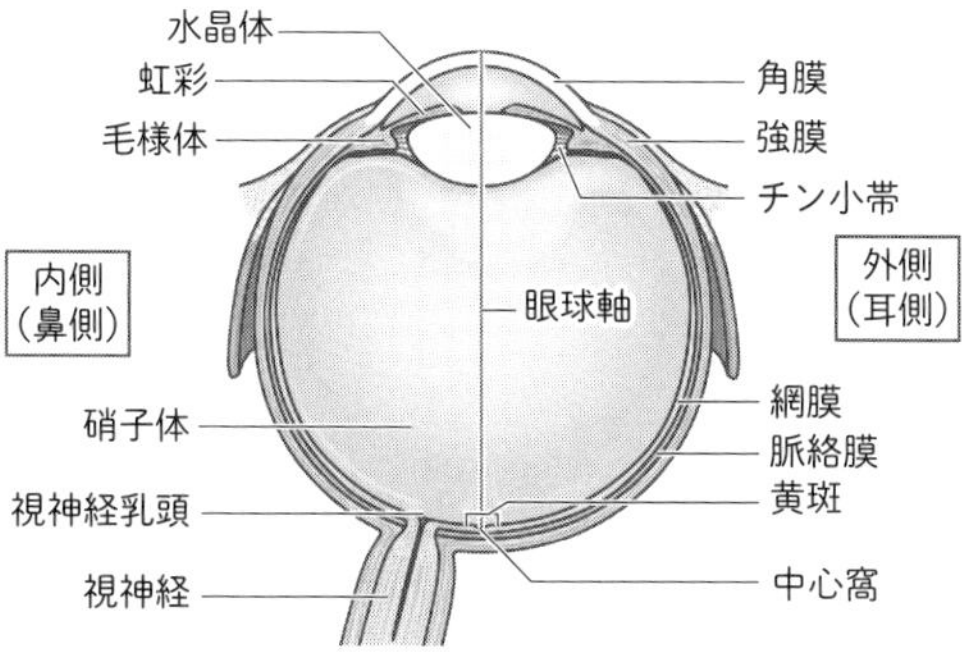

図6　眼球

じっと眼をみる

眼の中を観察して成り立ちを考えてみましょう。ちょうどカメラに似た造作になっています。ほんとうはカメラが眼に似せてできてるんですけどね。

眼の壁は3層からなります（**図6**）。最内層が**網膜**（もうまく）。光刺激を視神経に伝えるセンサーです。

中間層は**脈絡膜**（みゃくらくまく）。血管とメラニン色素が豊富で赤黒いです。網膜をサポートし乱反射を抑えます。前方では**毛様体**（もうようたい）と**虹彩**（こうさい）に続きます。虹彩は口径を変化させて露出調整します。

眼の最表層は丈夫です。瞳の部分は透明な**角膜**（かくまく）で、レンズの働きをします。それ以外は白くて**強膜**（きょうまく）といいます。白眼ですね。

内部にはゼリー状の**硝子体**（しょうしたい）が詰まっています。前方には**水晶体**（すいしょうたい）があり2つめのレンズになります。毛様体と**チン小帯**が水晶体を支えます。毛様体筋が収縮するとチン小帯が緩んで水晶体が厚くなり、焦点距離が短くなって近くにピントが合います。

いま、クスリとしませんでした？「チン」はドイツの解剖学者、ヨハン・ゴットフリート・ツィン（1727～1759年）です。

毛様体には**房水**（ぼうすい）という液体を分泌する働きもあり、血管のない角膜や水晶体を栄養し、眼圧（眼の中の水圧）によって眼の球形を保持します。

網膜を見ると、へこみが2つあります。1つが**視神経乳頭**。視神経が出る部分です。ここは光を感じる**視細胞**がなく、盲点になります。そのすぐわきにあるのが**黄斑**（おうはん）。ちょうど光軸上にあります。黄斑の中央部を**中心窩**（か）といい、網膜で最も分解能の高い部分です。

へこみなのになぜ乳頭かって？　本当はへこんでいるのですが、眼底鏡という診察の道具でみると、錯覚で膨らんで見えるんです。そして、視神経乳頭が本当に腫れてくる場合もあります。腫瘍や出血で頭蓋内圧が亢進すると、圧力が視神経を通って眼まで伝わります。乳頭浮腫といいます。

ヒトの網膜はイカより暗いかも

ヒトの眼のようなのを**カメラ眼**（がん）といい、脊椎動物に共通します。角膜と水晶体とがレンズになって網膜に像を結ぶので、世界を映像としてとらえられます。

ヒトの眼の場合、１００㎛までの小さいものまで見分けられます。トリは水晶体だけでなく角膜も変形させて近くから遠くまでピントを合わせられます[14]。タカの仲間の眼には黄斑が2つあり、正面で立体視しながら側方でより精細にみることができます。ネコの眼のレンズとしてのＦ値（※２）は０・９で、ヒトの眼のＦ2と比べると4倍明るいです。金額に換算した方がわかりやすいかな？　ニコンの標準レンズでＦ2のは3万6千円、Ｆ０・９５になると１１３万円です。

タコやイカなどの頭足類も、同じようなカメラ眼をもっています。脊椎動物と頭足類は分類ではかけ離れていますが、進化の歴史上たまたまレンズ眼が2回生まれたのです。そのため違いもあります。

脊椎動物の網膜では、信号を伝える神経線維がレンズ側、光の受容体がその反対側にあります。そのため、受容体に届く前に網膜自体で光が少し散乱してしまいます。また、網膜を貫いて神経を眼の外に出さないといけないので、そこに盲点ができます。

じつは、カメラの受光素子（ＣＣＤセンサーやＣＭＯＳセンサー）もレンズ側に電線、裏

※2　レンズの焦点距離を口径で割った値。Ｆ値が小さいほど、多くの光がレンズに入るために像が明るく、レンズは大きく重く高価になる。

側に受光部が積層されていて、電線で光が多少散乱します。これと表裏逆になってるのもあって、裏面照射型センサーといいます。裏面照射型センサーは製造が難しく高価で、特殊な高感度カメラにしか使われていませんでした。それを民生向けに量産したのがソニーです。今はスマホのカメラにも使われています。

頭足類の網膜では、この裏面照射型センサーと同じで、受光部がレンズ側を向いています。光が減衰しないので高感度ですし、盲点もありません。脊椎動物の網膜もソニー製だったらよかったんですけどね。

視交叉と両耳側半盲

両方の眼から出た視神経は、いったん合流してからまた分岐して左右の脳に向かいます。ここを**視交叉**（しこうさ）といいます。網膜の耳側（レンズで像が反転するので視野でいうと鼻側）からきた神経はここで交差せずに同じ側の脳に向かい、鼻側（視野でいうと耳側）からきた神経は交差して反対側の脳に向かいます。これによって、両眼とも**左側の視界は右脳に伝わり、右側は左に伝わります**。**半交叉**といいます。これを脳が処理して立体視が可能になります。

このため、眼から脳までの経路のどこが障害されるかによって、視野の障害のされ方が変わってきます。例えば、視交叉が傷つくと、両眼の視野の耳側が欠損してきます。これを**両**

耳側半盲といいます。視野の真ん中は大丈夫なので自分では気づきにくいのですが、なんだか肩をタンスやドアにぶつけるなあ、というのが受診のきっかけになったりします。

視交叉が傷つくなんてありえなそうですが、あるんです。そのすぐ後ろにある下垂体に腫瘍ができると、視交叉を圧迫して両耳側半盲になります。

半交叉の割合は、動物によって違います。眼が前に付いている肉食動物は交差が多く立体視できます。目が側面に付いている草食動物は視界が広い代わりに交差が少なく立体視の範囲が限られます。サカナは交差していません。左右の眼の視線の交点に「ストライクゾーン」があり、そこに獲物が映ると反射的に食いつくようになっています[15]。

耳は聴いたり目を回したり

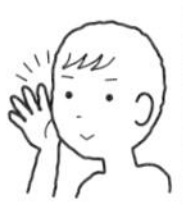

ヒトの耳は3つの部分から成り立っています。外耳・中耳・内耳の3つです（**図7**）。外耳の途中から側頭骨の中にあります。耳は、音を聴くことと、体のバランスを感じることの、2種類の感覚を担っています。そのために、興味深い形をしています。

外耳は、**耳介**（じかい）と**外耳道**です。耳介が外耳道に向けて音を集めます。外耳道は表面近くが軟

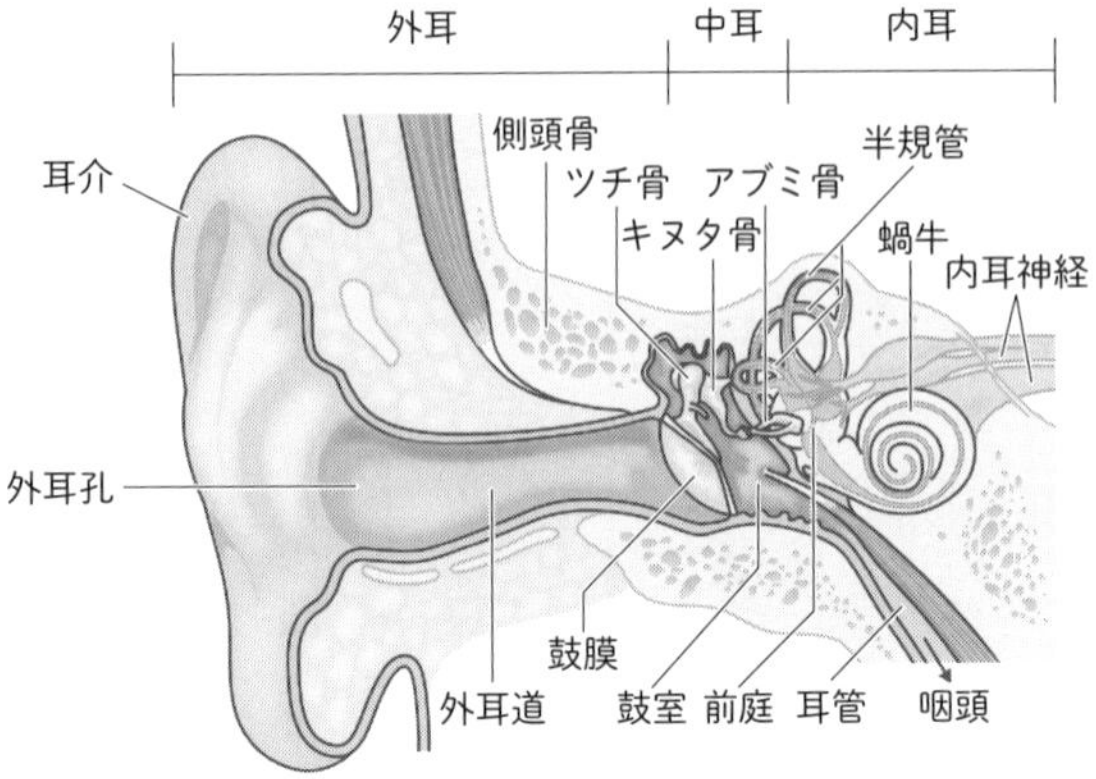

図7　耳の構造

骨、奥が側頭骨のトンネルでできています。その先には**鼓膜**があり、音波を機械的な振動に変換します。

中耳は側頭骨の中にあって、鼓膜と**鼓室**からなります。鼓膜の向こう側の空間が鼓室で、鼓室には**耳小骨**（ツチ骨、キヌタ骨、アブミ骨）があります。鼓膜の内面にツチ骨が付き、振動をキヌタ骨に伝え、キヌタ骨がアブミ骨に伝え、アブミ骨が**前庭窓**（ぜんていそう）を振動させます。

前庭窓の向こう側が**内耳**です。そこには洞窟のような管、**骨迷路**があります。カタツムリのような形ですね。その中に膜でできた**膜迷路**が入っています。

膜迷路は、蝸牛、半規管、卵形嚢・球形嚢からなります。**蝸牛**が音、3つの**半規管**（はんきかん）が頭の回転、卵形嚢・球形嚢が頭の向き・加速度を感知します。これらからの情報を、**内耳神経**（CN・Ⅷ）が脳に伝えます。

膜迷路は**内リンパ**（ない）という液体で満たされています。そのまわりの骨迷路には、**外リンパ**（がい）という組成の異なる液体が満ちています。前庭窓から入る音波が蝸牛に伝わり、そこで神経の信号に変換されます。蝸牛を行き帰りした音波は**蝸牛窓**（かぎゅうそう）から出ていきます。

耳小骨が鼓膜と前庭窓の間に挟まっているのはなぜなんでしょう？　音が媒体を進むとき、媒体によって音の伝わりやすい・伝わりにくいは違います。媒体の波動の伝えにくさを「インピーダンス」といいます。空気から水に音が伝わるとき、インピーダンスに差があるために界面で音が反射して伝導ロスが出ます。耳小骨のリンクがテコをつくり、空気と水のインピーダンス差をマッチングさせているのです。

サカナにも耳はありますが内耳だけで、それも平衡器官しかありません。サカナの周囲には水があり、サカナの体もほぼ水なので、水を伝わる音波はサカナの体をただ通り抜けてしまうのです。その代わりに、サカナは側線という構造で音を検知しています。鰾（うきぶくろ）で音を聴くサカナもいます。

内耳は骨の中

内耳も側頭骨の中にあります。ここでは、形が特徴的な半規管と蝸牛を見ていきましょう。側頭骨の中にできた空洞と、その中の膜の管の話です。

半規管は、片側3つのループ状の管です。それぞれが直交していて、頭部の回転を3次元で検出できるようになっています。半規管の膜迷路には内リンパがあります。頭部が回転すると、慣性のために内リンパがループを相対的に逆方向に流れます。ループの一端でそれを検出するのです。頭が回転し続けると、内リンパ自体も回転するようになります。そこで頭部の回転が止まると、慣性のために内リンパは流れ続け、半規管はもとの向きの回転を検出します。これが目の回った状態です。

蝸牛は、その名前の通り、カタツムリの殻のような形です。その先の方で低音、もとの方で高音を聴いています。うずまきはヒトでは2巻き半くらい巻いていて、伸ばすと3㎝くらいになります。じつは、こんなふうに巻いているのは哺乳類だけです。トリや爬虫類ではまっすぐですが、名称はやっぱり蝸牛です。

側頭骨の頭蓋腔側には内耳道があり、内耳神経が通ります。内耳神経は内耳に内側からつながります。内耳道には顔面神経も通っています。

いやはや、ラスボス中のラスボスと脅かされてましたが、頭頸部もやり過ごせました。最後まで粘りましたね。

参考文献

（1）「PT・OTビジュアルテキスト専門基礎　運動学　第2版」（山﨑 敦／著），羊土社，2022
（2）「グレイ解剖学アトラス（原著第2版）」（Drake RL，他／著，塩田浩平，秋田恵一／監訳），エルゼ

ビア・ジャパン，２０１５
（３）「Anatomy of the Newborn: An Atlas」（Crelin ES），Lea and Febiger, 1969
（４）Sakalidis VS & Geddes DT：Suck-swallow-breathe dynamics in breastfed infants. J Hum Lact, 32：201-211; quiz 393, 2016
（５）Vilensky JA, et al：Infants can breathe and swallow at the same time? Clin Anat, 35：174-177, 2022
（６）佐々木陽典：いざというときの身近な物品を使った緊急気道確保．レジデントノート増刊，24：2951，羊土社，２０２３
（７）Braun C, et al：Bystander cricothyroidotomy with household devices - A fresh cadaveric feasibility study. Resuscitation, 110：37-41, 2017
（８）Dolensek N, et al：Facial expressions of emotion states and their neuronal correlates in mice. Science, 368：89-94, 2020
（９）Caeiro C, et al：Dogs and humans respond to emotionally competent stimuli by producing different facial actions. Sci Rep, 7：15525, 2017
（10）Jandzik D, et al：Evolution of the new vertebrate head by co-option of an ancient chordate skeletal tissue. Nature, 518：534-537, 2015
（11）Zimmerman B, et al：Physiology, tooth. StatPearls [Internet]. Treasure Island（FL）：StatPearls Publishing, 2022

(12) Breinin GM & Moldaver J：Electromyography of the human extraocular muscles. AMA Arch Ophthalmol, 54：200-210, 1955
(13)「研修医のための内科診療ことはじめ　救急・病棟リファレンス」(塩尻俊明／監，杉田陽一郎／著)，羊土社，２０２２
(14) 杉田昭栄：鳥類の視覚受容機構．「バイオメカニズム学会誌」，31：143-149，２００７
(15) Gebhardt C, et al：An interhemispheric neural circuit allowing binocular integration in the optic tectum. Nat Commun, 10：5471, 2019

まとめ

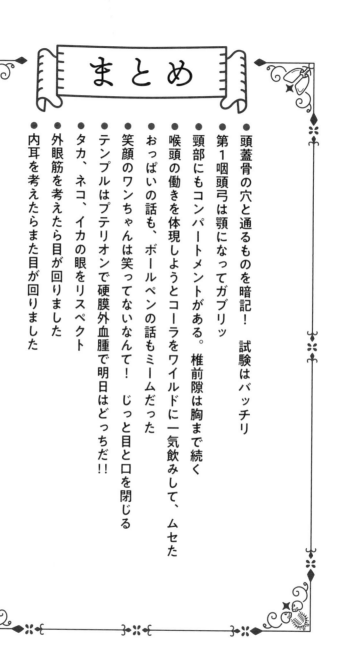

- 頭蓋骨の穴と通るものを暗記！　試験はバッチリ
- 第1咽頭弓は顎になってガブリッ
- 頸部にもコンパートメントがある。椎前隙は胸まで続く
- 喉頭の働きを体現しようとコーラをワイルドに一気飲みして、ムセた
- おっぱいの話も、ボールペンの話もミームだった
- 笑顔のワンちゃんは笑ってないなんて！　じっと目と口を閉じる
- テンプルはプテリオンで硬膜外血腫で明日はどっちだ!!
- タカ、ネコ、イカの眼をリスペクト
- 外眼筋を考えたら目が回りました
- 内耳を考えたらまた目が回りました

あとがき

解剖学はいかがだったでしょうか？

ヒトの体を学ぶと、世界が少しよくわかるようになります。人の世はヒトの体で成り立ち、自分の体がそのインターフェースになっているわけですから。自分自身のことから世界平和まで、ヒトの体を知っていることは確かな支えになります。

今回はヒトの体を解剖学から形を軸に学びました。働きを学ぶ生理学、分子を学ぶ生化学、神経系に特化した神経科学など、ヒトにまつわる基本的なサイエンスは他にもたくさんあります。学びは続きます。そんなときに得意科目が1つあると頼りになります。本書がその助けになればうれしいです。いや、ほんとうは「解剖学が世界だっ!!」くらいな放言をしておきたいですが、誰かに止められるでしょうね。

じつは医学界隈にも都市伝説は少なくないです。怪しい話は原著論文で確かめました。魅力的な逸話は他にもいくつかあったんですが、エビデンスが揃わなくて割愛しました。時代遅れや思い違いや打ち間違いもあると思います。お気づきでしたら、ぜひお知らせください。

解剖学の授業を一緒に担当している同僚や、その授業を受けた学生の海老原さんから、原稿に貴重なアドバイスをもらいました。本書を担当いただいた羊土社編集部の田頭みなみさんにはいつも原稿を褒めてもらい、モチベーションを保てました。クリーンな解剖図を描いてくれた吉田壮さん、楽しい挿絵を描いてくれたアート工房さん、クスッと笑える扉イラストや装幀デザイン担当の鳥山拓朗さん、光栄です。編集部「後輩」さんの「ひつじ社員」のイラスト、校正にくたびれると、まねして落書きしていました。

最後に、医学教育研究のために献体してくださった方、遺族のみなさまには、感謝が尽きません。医学生も教職員もみな同じ気持ちです。ありがとうございます。

２０２３年初夏　村上　徹

村上　徹（むらかみ とおる）
群馬大学大学院医学系研究科准教授。同大学医学部医学科卒業・大学院医学研究科修了。博士（医学）。米国ペンシルバニア大学でポストドクトラルフェロー、ゼブラフィッシュの形態形成を研究。解剖学と発生生物学の研究を行いながら、解剖学の授業を担当し教育改善にとり組む。暗記が苦手で、解剖学がラクでおもしろかったらいいのにと医学生の頃からずっと思っている。解剖ちゃんのメンターのはずだが、本人にはそう思われていない。

解剖ちゃん（Twitter ID：@kaibo_chan）
永遠の医学科5年生。白衣にこだわる系女子。基本ツンデレ。SNSに棲息していて、オフ会は逃げられがち。希望：花粉のない空気。苦手なこと：API変更。

小説みたいに楽しく読める解剖学講義

2023年 7月1日　第1刷発行
2023年10月5日　第2刷発行

著　者　村上　徹
発行人　一戸敦子
発行所　株式会社　羊　土　社
〒101-0052
東京都千代田区神田小川町2-5-1
TEL　03（5282）1211
FAX　03（5282）1212
E-mail　eigyo@yodosha.co.jp
URL　www.yodosha.co.jp/
装　幀　羊土社編集部デザイン室
印刷所　日経印刷株式会社

ISBN978-4-7581-2127-9